常见疾病护理技术与实践

主编◎马　晶　宫　雪　孔晓丹

中国纺织出版社有限公司

图书在版编目（CIP）数据

常见疾病护理技术与实践 / 马晶，宫雪，孔晓丹主编. -- 北京：中国纺织出版社有限公司，2024．12．
ISBN 978-7-5229-2376-5
Ⅰ．R47
中国国家版本馆CIP数据核字第2024C4Z608号

责任编辑：樊雅莉　　特约编辑：张小敏
责任校对：寇晨晨　　责任印制：王艳丽

中国纺织出版社有限公司出版发行
地址：北京市朝阳区百子湾东里A407号楼　邮政编码：100124
销售电话：010—67004422　传真：010—87155801
http://www.c-textilep.com
中国纺织出版社天猫旗舰店
官方微博 http://weibo.com/2119887771
三河市宏盛印务有限公司印刷　各地新华书店经销
2024年12月第1版第1次印刷
开本：787×1092　1/16　印张：13.25
字数：305千字　定价：88.00元

编委会

主　编

马　晶　哈尔滨医科大学附属第一医院
宫　雪　哈尔滨医科大学附属第一医院
孔晓丹　哈尔滨医科大学附属第一医院

副主编

程同贤　山东省东平县中医院
孙　蓓　辽宁省人民医院
李　阳　哈尔滨医科大学附属第一医院
姜崇文　哈尔滨医科大学附属第一医院
毕文智　中国人民解放军32127部队

编　委

王　辛　哈尔滨医科大学附属第四医院
孙书钢　哈尔滨医科大学附属第一医院
王兰艳　哈尔滨医科大学附属第二医院
胡　锐　哈尔滨医科大学附属第二医院
戴雨洋　哈尔滨医科大学附属第一医院
刘倩倩　哈尔滨医科大学附属第一医院
单红梅　哈尔滨医科大学附属第一医院
姜　畅　哈尔滨医科大学附属第六医院
芦洋洋　哈尔滨医科大学附属第一医院
张　璐　哈尔滨医科大学附属第一医院
马铭堃　黑龙江中医药大学附属第二医院
房　瑜　哈尔滨医科大学附属第一医院
杜　妍　哈尔滨医科大学附属第一医院

段宏鉴　　哈尔滨医科大学附属第一医院
王　璐　　哈尔滨医科大学附属第一医院
尹　萍　　哈尔滨医科大学附属第一医院
多佳丽　　哈尔滨医科大学附属第一医院
王　妍　　哈尔滨医科大学附属第一医院
房　丽　　哈尔滨医科大学附属第一医院
栗　丽　　哈尔滨医科大学附属第一医院
刘　晖　　哈尔滨医科大学附属第一医院
赵　爽　　哈尔滨医科大学附属第一医院
李文蛟　　哈尔滨医科大学附属第一医院
周菲菲　　哈尔滨医科大学附属第一医院
张晓宁　　哈尔滨医科大学附属第二医院
李新星　　哈尔滨医科大学附属第一医院
谢晓慧　　哈尔滨医科大学附属第一医院
杨　洋　　哈尔滨医科大学附属第一医院
张　葛　　哈尔滨医科大学附属第一医院
胡晨笛　　哈尔滨医科大学附属第一医院
吕　品　　哈尔滨医科大学附属第一医院

前　言

近年来，随着医学模式的不断转变，护理学的发展日新月异，这就要求护理工作更加规范化、精细化。同时现代医疗技术的发展促进了护理技术的不断更新，也为工作在临床一线的护理人员提供了新的理论指导。为了不断提高临床医务人员的护理服务水平，给患者提供一个高质量的就医环境，促进和谐护患关系的建立，我们特组织了一批具有丰富临床经验的护理专家共同编写了本书。

本书以当前临床护理工作的实际需要为基础，广泛吸取和借鉴了国内外的护理技术操作标准，系统介绍了基础护理操作技术及其临床应用实践，内容涵盖内科、外科、妇产科、儿科等临床重大科室常见疾病。针对各种疾病护理主要从护理评估、护理问题、护理目标、护理措施等方面进行阐述，体现了整体护理思想和护理专业特点。本书内容全面、详略得当、重点突出，具有较强的指导性和操作性，可供各级医疗机构的临床护理工作者参考使用。

由于参编人数较多，文笔不尽一致，加上时间和篇幅有限，书中难免出现谬误和不足之处，望广大读者提出宝贵意见和建议。

编　者

2024 年 10 月

目　录

第一章　基础护理操作

第一节　口服给药

口服给药是一种最常用的给药方法。它既方便又经济且较安全，药物经口服后，通过胃、肠黏膜吸收进入血液循环，起到局部或全身的治疗作用。口服法的缺点：吸收慢而不规则；有些药物到达全身循环前要经过肝脏，使药效受到破坏；有的药物在肠内不吸收或具有刺激性而不能口服；病危、昏迷或呕吐不止的患者不宜应用口服法。因此，护士应根据病情、用药目的及药物吸收的快慢，掌握用药时间。

一、摆药

（一）病区摆药

1.用物

药柜（内备有各种药物、量杯、滴管、乳体、药匙、纱布或小毛巾），发药盘或发药车，药杯，小药牌，服药单（本），小水壶内备温开水。

2.操作方法

（1）操作前应洗手、戴口罩，打开药柜将用物备齐。

（2）按服药时间挑选小药牌，核对小药牌及服药单，无误后依床号顺序将小药牌插入发药盘内配药，注意用药的起止时间，先配固体药，后配水剂及油剂。

（3）摆固体药（片剂、粉剂、胶囊剂）时应用药匙分发，同一患者的数种药片可放入同一个杯内，药粉或含化药须用纸包。

（4）摆水剂用量杯计量，左手持量杯，拇指置于所需刻度，右手持药瓶，先将药液摇匀，标签朝上，举量杯使所需刻度与视线平行，缓缓倒入所需药量（图 1-1），倒毕，以湿纱布擦净瓶口，放回原处。同时服用几种水剂时，须分别倒入不同的杯内。更换药液品种应洗净量杯。

（5）药液不足 1 mL，须用滴管测量，1 mL＝15 滴，滴时滴管须稍倾斜。为使患者得到准确的药量，避免药液附着杯壁，应滴入已盛好冷开水的药杯中。

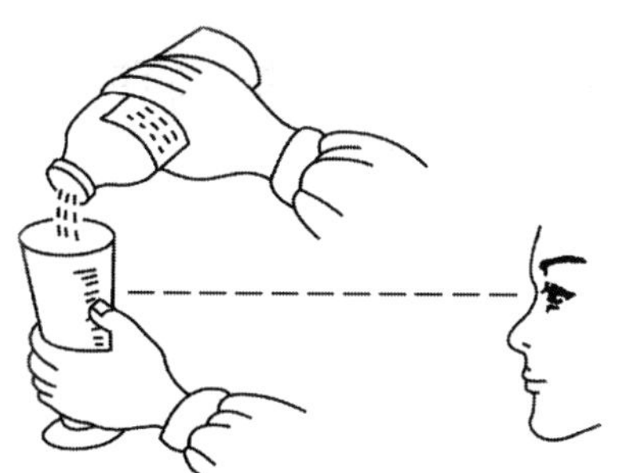

图 1-1　倒药液法

(6)药摆毕，应将药物、小药牌与服药单全部核对一遍；发药前由他人再查对一次，无误后方可发药。

(二)中心药站

有的医院设有中心药站，为住院患者集中摆药。中心药站具有宏观调控全院药品的作用，避免积压浪费，减少病区摆药、取药、退药、保管等烦琐工作。

病区护士每日查房后，将发药盘及小药牌一起送到中心药站，由药站专人负责摆药、核对。摆药一次备一日的量(三次用量)，之后由病区护士核对取回，按时发给患者。

各病区可另设一小药柜，存放少量的常用药、抢救药、针剂和极少量毒、麻、限制类药品等，以备夜间或临时急用。

二、发药

(1)备好温开水，携带发药车或发药盘，服药单进病室。

(2)按规定时间送药至床前，核对床号、姓名，并呼唤患者无误后再发药物，待患者服下后方可离开。

(3)对危重患者给药护士应予喂服，鼻饲患者应由胃管注入。若患者不在病室或因故暂时不能服药者，应将药品带回保管。换药或停药应及时告诉患者，如患者提出疑问，应耐心解释。

三、注意事项

(1)某些刺激食欲的健胃药宜在饭前服用，因其可刺激舌的味觉感受器，使胃液大量分泌。

(2)某些磺胺类药物经肾脏排出，尿少时即析出结晶引起肾小管堵塞，服药后应指导患者多饮水；而对呼吸道黏膜起保护性作用的止咳合剂，服后则不宜立即饮水，以免冲淡药物降低药效。

(3)服用强心苷类药物如洋地黄、地高辛等，应先测脉率、心率，并注意其节律变化，脉率低于60次/分钟或节律不齐时则不可服用。

(4)某些对牙齿有腐蚀作用或使牙齿染色的药物如酸类或铁剂，服用时避免与牙齿接触，可将药液由饮水管吸入，服后再漱口。

(5)抗生素及磺胺类药物需在血液内保持有效浓度，应准时给药。

四、发药后处理

药杯用肥皂水和清水洗净，消毒擦干后，放回原处备用。油剂药杯应先用纸擦净后清洗再消毒，同时清洁发药盘或发药车。

第二节　皮内注射

一、目的

(1)进行药物过敏试验，以观察有无变态反应。

(2)预防接种。

(3)局部麻醉的起始步骤。

二、评估

（一）评估患者

（1）双人核对医嘱。

（2）核对患者床号、姓名、住院号和腕带（请患者自己说出床号和姓名）。

（3）评估患者病情、意识状态、配合能力，了解患者用药史、药物过敏史、不良反应史。

（4）向患者解释操作目的和过程，取得患者配合。

（5）查看注射部位皮肤情况（皮肤颜色，有无皮疹、感染和皮肤划痕阳性）。

（6）协助患者取舒适坐位或卧位。

（二）评估环境

安静整洁，宽敞明亮，必要时可遮挡。

三、操作前准备

（一）人员准备

仪表整洁，符合操作要求。洗手，戴口罩。

（二）按医嘱配制药液

（1）操作台上放置注射盘、无菌治疗巾、无菌镊子、1 mL 注射器、药液、安尔碘、75%乙醇溶液、无菌棉签等。

（2）双人核对药液标签，药名、浓度、剂量、有效期、给药途径。

（3）检查瓶口有无松动，瓶身有无破裂，药液有无浑浊、沉淀、絮状物和变质。

（4）检查注射器、安尔碘、75%乙醇溶液、无菌棉签、包装有无破裂、是否在有效期内。

（5）按正规操作抽吸药液，并贴好标识，置于无菌盘内。

（6）再次核对皮试液，并签名。

（三）物品准备

治疗车上层放置无菌盘（内置已抽吸好的药液）、治疗盘（75%乙醇溶液、无菌棉签）、备用（1 mL 注射器 1 支、0.1%盐酸肾上腺素注射液 1 支，供过敏反应时使用）、快速手消毒剂、注射单，以上物品符合要求，均在有效期内。治疗车下层放置生活垃圾桶、医疗废物桶、锐器盒。

四、操作程序

（1）携用物推车至患者床旁，核对床号、姓名、住院号、腕带和药物过敏史（请患者自己说出床号和姓名）。

（2）选择注射部位（过敏试验选择前臂掌侧下 1/3；预防接种选择上臂三角肌下缘；局部麻醉则选择麻醉处）。

（3）75%乙醇溶液常规消毒皮肤。

（4）二次核对患者床号、姓名和药名。

（5）排尽空气，药液至所需刻度，且药液不能外溢。

（6）一手绷紧局部皮肤，一手持注射器，针头斜面向上，与皮肤成 5°刺入皮内。

（7）待针头斜面完全进入皮内后，放平注射器，固定针栓并注入 0.1 mL 药液，使局部形成一个圆形隆起的皮丘(皮丘直径 5 mm,皮肤变白,毛孔变大)。

(8)迅速拔出针头,勿按揉和压迫注射部位。

(9)20 分钟后观察患者局部反应,作出判断。

(10)协助患者取舒适体位,整理床单位。

(11)快速手消毒剂消毒双手,并签名。

(12)推车回治疗室,按医疗废物处理原则处理用物。

五、20 分钟后判断结果

(1)核对患者床号、姓名、住院号和腕带(请患者自己说出床号和姓名)。

(2)须经两人判断皮试结果,并将结果告知患者和家属。

(3)洗手,皮试结果记录在病历、护理记录单和病员一览表等处。阳性用红笔标记"+",阴性用蓝色或黑笔标记"-"。

(4)如对结果有怀疑,应在另一侧前臂皮内注入 0.1 mL 生理盐水进行对照试验。

六、皮内试验结果判断

(一)阴性

皮丘无改变,周围无红肿,并无自觉症状。

(二)阳性

局部皮丘隆起,出现红晕、硬块,直径>1 cm 或周围有伪足;或局部出现红晕,伴有小水疱者;或局部发痒者为阳性。严重时可出现过敏性休克。观察反应的同时,应询问有无头晕、心慌、恶心、胸闷、气短、发麻等不适症状,如出现上述症状时不可使用皮试药物。

七、注意事项

(1)皮试药液要现用现配,剂量准确。

(2)备好相应抢救设备与药物,及时处理变态反应。

(3)行皮试前,尤其行青霉素过敏试验前必须询问患者家族史、用药史和药物过敏史,如有药物过敏史者不可进行试验。

(4)药物过敏试验时,患者体位要舒适,不可采取直立位。

(5)选择注射部位时应注意避开瘢痕和皮肤红晕处。

(6)皮试时禁用碘剂消毒,对乙醇过敏者可用生理盐水消毒,避免反复用力涂擦局部皮肤。

(7)拔出针头后,注射部位不可用棉球按压揉擦,以免影响观察的结果。

(8)进针角度以针尖斜面全部刺入皮内为宜,进针角度过大易将药液注入皮下,影响结果的观察和判断。

(9)如需进行对照试验,应用另一注射器和针头,抽吸无菌生理盐水,在另一前臂相同部位皮内注射0.1 mL,观察 20 分钟进行对照。告知患者皮试后 20 分钟内不要离开病房。

(10)正确判断试验结果,对皮试结果阳性者,应在病历、床头或腕带、门诊病历和患者一览表上醒目标记,并将结果告知医师、患者和家属。

(11)特殊药物皮试,按要求观察结果。

第三节　皮下注射

一、目的

(1)注入小剂量药物,用于不宜口服给药而需在一定时间内产生药效。

(2)预防接种。

(3)局部供药,如局部麻醉用药。

二、评估

(一)评估患者

(1)双人核对医嘱。

(2)核对患者床号、姓名、住院号和腕带(请患者自己说出床号和姓名)。

(3)评估患者病情、意识状态、配合能力,了解患者用药史、药物过敏史、不良反应史等。

(4)向患者解释操作目的和过程,取得患者配合。

(5)查看注射部位皮肤情况(皮肤颜色,有无皮疹、感染)。

(6)协助患者取舒适坐位或卧位。

(二)评估环境

安静整洁,宽敞明亮,必要时可遮挡。

三、操作前准备

(一)人员准备

仪表整洁,符合操作要求。洗手,戴口罩。

(二)按医嘱配制药液

(1)操作台上放置注射盘、纸巾、无菌治疗巾、无菌镊子、2 mL 注射器、医嘱用药液、安尔碘、75%乙醇溶液、无菌棉签。

(2)双人核对药液标签、药名、浓度、剂量、有效期、给药途径。

(3)检查瓶口有无松动,瓶身有无破裂,药液有无浑浊、沉淀、絮状物和变质。

(4)检查注射器、安尔碘、75%乙醇溶液、无菌棉签等,包装有无破裂,是否在有效期内。

(5)按正规操作抽吸药液,并贴好标识,置于无菌盘内。

(6)再次核对药液,记录时间并签名。

(三)物品准备

治疗车上层放置无菌盘(内置抽吸好的药液)、治疗盘(安尔碘、75%乙醇溶液)、注射单、快速手消毒剂,以上物品符合要求,均在有效期内。治疗车下层放置生活垃圾桶、医疗废物桶、锐器盒。

四、操作程序

(1)携用物推车至患者床旁,核对床号、姓名、住院号和腕带(请患者自己说出床号和姓名)。

(2)根据注射目的选择注射部位(上臂三角肌下缘、两侧腹壁、后背、股前侧和外侧等)。

(3)常规消毒皮肤,待干。

(4)二次核对患者床号、姓名和药名。

(5)排尽空气,取干棉签夹于左手示指与中指之间。

(6)一手绷紧皮肤,另一手持注射器,示指固定针栓,针头斜面向上,与皮肤成30°～40°(过瘦患者可捏起注射部位皮肤,并减少穿刺角度)快速刺入皮下,深度为针梗的1/2～2/3;松开紧绷皮肤的手,抽动活塞,如无回血,缓慢推注药液。

(7)注射毕,用无菌干棉签轻压针刺处,快速拔针后按压片刻。

(8)再次核对患者床号、姓名和药名,注射器按要求放置。

(9)协助患者取舒适体位,整理床单位,并告知患者注意事项。

(10)快速手消毒剂消毒双手,记录时间并签名。

(11)推车回治疗室,按医疗废物处理原则处理用物。

(12)洗手,根据病情书写护理记录单。

五、注意事项

(1)遵医嘱和药品说明书使用药品。

(2)长期注射者应注意更换注射部位。

(3)注射中、注射后观察患者不良反应和用药效果。

(4)注射<1 mL药液时须使用1 mL注射器,以保证注入药液剂量准确无误。

(5)持针时,右手示指固定针栓,但不可接触针梗,以免污染。

(6)针头刺入角度不宜超过45°,以免刺入肌层。

(7)尽量避免应用对皮肤有刺激作用的药物进行皮下注射。

(8)若注射胰岛素,需告知患者进食时间。

第四节　肌内注射

一、目的

注入药物,用于不宜或不能口服或静脉注射,且要求比皮下注射更快产生疗效。

二、评估

(一)评估患者

(1)双人核对医嘱。

(2)核对患者床号、姓名、住院号和腕带(请患者自己说出床号和姓名)。

(3)评估患者病情、治疗情况、意识状态,了解患者用药史、药物过敏史、不良反应史、肢体活动能力和合作程度。

(4)向患者解释操作目的和过程,取得患者配合。

(5)查看注射部位皮肤情况(皮肤颜色,有无皮疹、感染和皮肤划痕阳性)。

(6)协助患者取舒适坐位或卧位。

(二)评估环境

安静整洁，宽敞明亮，必要时可遮挡。

三、操作前准备

(一)人员准备

仪表整洁，符合操作要求。洗手，戴口罩。

(二)按医嘱配制药液

(1)操作台上放置注射盘、无菌盘、2 mL 注射器、5 mL 注射器、医嘱所用药液、安尔碘、无菌棉签。如注射用药为油剂或混悬液，需备较粗针头。

(2)双人核对药物标签、药名、浓度、剂量、有效期、给药途径。

(3)检查瓶口有无松动，瓶身有无破裂，药液有无浑浊、变质。

(4)检查无菌注射器、安尔碘、无菌棉签等，包装有无破裂，是否在有效期内。

(5)按正规操作抽吸药液，并贴好标识，置于无菌盘内。

(6)再次核对药液，记录时间并签名。

(三)物品准备

治疗车上层放置无菌盘(内置抽吸好药液)、安尔碘、注射单、无菌棉签、快速手消毒剂，以上物品符合要求，均在有效期内。治疗车下层放置生活垃圾桶、医疗废物桶、锐器盒。

四、操作程序

(1)携用物推车至患者床旁，核对床号、姓名、住院号和腕带(请患者自己说出床号和姓名)。

(2)协助患者取舒适体位，暴露注射部位，注意保暖，保护患者隐私，必要时可遮挡。

(3)选择注射部位(臀大肌、臀中肌、臀小肌、股外侧和上臂三角肌)。

(4)常规消毒皮肤，待干。

(5)再次核对患者床号、姓名和药名。

(6)拿取药液并排尽空气，取干棉签，夹于左手示指与中指之间，以一手拇指和示指绷紧局部皮肤，另一手持注射器，中指固定针栓，将针头迅速垂直刺入，深度约为针梗的 2/3。

(7)松开紧绷皮肤的手，抽动活塞，如无回血，缓慢注入药液，同时观察反应。

(8)注射毕，用无菌干棉签轻按进针处，快速拔针，按压片刻。

(9)再次核对患者床号、姓名和药名。

(10)协助患者取舒适体位，整理床单位，观察用药反应。

(11)快速手消毒剂消毒双手，记录时间并签名。

(12)推车回治疗室，按医疗废物处理原则处理用物。

(13)洗手，根据病情书写护理记录单。

五、常用肌内注射定位方法

(一)臀大肌肌内注射定位法

注射时应避免损伤坐骨神经。

1.十字法

从臀裂顶点向左或右侧画一水平线，然后从髂嵴最高点作一垂线，将一侧臀部划分为4个象限，其外上象限并避开内角为注射部位。

2.连线法

从髂前上棘至尾骨作一连线，其外1/3处为注射部位。

(二)臀中肌、臀小肌肌内注射定位法

(1)以示指尖和中指尖分别置于髂前上棘和髂嵴下缘处，在髂嵴、示指、中指之间构成一个三角形区域，示指与中指构成的内角为注射部位。

(2)髂前上棘外侧三横指处(以患者手指的宽度为标准)。

(三)股外侧肌内注射射定位法

在股中段外侧，一般成人可取髋关节下10 cm至膝关节的范围。此处大血管、神经干很少通过，且注射范围广，可供多次注射，尤适用于2岁以下的幼儿。

(四)上臂三角肌内注射定位法

取上臂外侧，肩峰下2～3横指处。此处肌肉较薄，只可作小剂量注射。

(五)体位准备

1.卧位

臀部肌内注射时，为使局部肌肉放松，减轻疼痛与不适，可采用以下姿势。

(1)侧卧位：上腿伸直，放松，下腿稍弯曲。

(2)俯卧位：足尖相对，足跟分开，头偏向一侧。

(3)仰卧位：常用于危重和不能翻身的患者，采用臀中肌、臀小肌肌内注射法较为方便。

2.坐位

为门诊患者接受注射时常用体位。可供上臂三角肌或臀部肌内注射时采用。

六、注意事项

(1)遵医嘱和药品说明书使用药品。

(2)药液要现用现配，在有效期内，剂量要准确。选择两种药物同时注射时，应注意配伍禁忌。

(3)注射时应做到“两快一慢”(进针、拔针快，推注药液慢)。

(4)选择合适的注射部位，避免刺伤神经和血管，无回血时方可注射。

(5)注射时切勿将针梗全部刺入，以防针梗从根部衔接处折断。若针头折断，应先稳定患者情绪，并嘱患者保持原位不动，固定局部组织，以防断针移位，同时尽快用无菌血管钳夹住断端取出；如断端全部埋入肌肉，应速请外科医师处理。

(6)对需长期注射者，应交替更换注射部位，并选择细长针头，以减少硬结的发生。如因长期多次注射出现局部硬结时，可采用热敷、理疗等方法予以处理。

(7)2岁以下婴幼儿不宜选用臀大肌注射，因其臀大肌尚未发育好，注射时有损伤坐骨神经的危险，最好选择臀中肌和臀小肌注射。

第五节　静脉注射

一、目的

(1)所选用药物不宜口服、皮下注射、肌内注射,又需迅速发挥药效。

(2)注入药物进行某些诊断性检查,如对肝、肾、胆囊等造影时需静脉注入造影剂。

二、评估

(一)评估患者

(1)双人核对医嘱。

(2)核对患者床号、姓名、住院号和腕带(请患者自己说出床号和姓名)。

(3)了解患者病情、意识状态、配合能力,了解患者药物过敏史、用药史。

(4)评估患者穿刺部位的皮肤状况、肢体活动能力、静脉充盈度和管壁弹性。选择合适静脉注射的部位,评估药物对血管的影响程度。

(5)向患者解释静脉注射的目的和方法,告知所注射药物的名称,取得患者配合。

(二)评估环境

安静整洁,宽敞明亮。

三、操作前准备

(一)人员准备

仪表整洁,符合操作要求。洗手,戴口罩。

(二)物品准备

1.操作台

治疗单、静脉注射所用药物、注射器。

2.按要求检查所需用物,符合要求方可使用

(1)双人核对药物名称、浓度、剂量、有效期、给药途径。

(2)检查药物的质量、标签,液体有无沉淀和变色,有无渗漏、浑浊和破损。

(3)检查注射器和无菌棉签的有效期、包装是否紧密无漏气,安尔碘的使用日期是否在有效期内。

3.配制药液

(1)安尔碘棉签消毒药物瓶口,掰开安瓿,瓿帽弃于锐器盒内。

(2)打开注射器,将外包装袋置于生活垃圾桶内,固定针头,回抽针栓,检查注射器,取下针帽置于生活垃圾桶内,抽取安瓿内药液,排气,置于无菌盘内。在注射器上贴上患者床号、姓名、药物名称、用药方法的标签。

(3)再次核对空安瓿和药物的名称、浓度、剂量、用药方法和时间。

4.备用物品

治疗车上层放置治疗盘(内放置备用注射器一支、安尔碘、无菌棉签)、无菌盘(内放置配好

的药液、垫巾)。以上物品符合要求,均在有效期内。治疗车下层放置生活垃圾桶、医疗废物桶、锐器盒,含有效氯 250 mg/L 消毒液桶。

四、操作程序

(1)携用物推车至患者床旁,核对床号、姓名、住院号和腕带(请患者自己说出床号和姓名)。

(2)向患者说明静脉注射的方法、配合要点、注射药物的作用和不良反应。

(3)协助患者取舒适体位,充分暴露穿刺部位,放垫巾于穿刺部位下方。

(4)在穿刺部位上方 5～6 cm 处扎压脉带,末端向上,以防污染无菌区。

(5)安尔碘棉签消毒穿刺部位皮肤,以穿刺点为中心向外螺旋式旋转擦拭,直径＞5 cm。

(6)再次核对患者床号、姓名和药名。

(7)嘱患者握拳,使静脉充盈,左手拇指固定静脉下端皮肤,右手持注射器与皮肤成 15°～30°自静脉上方或侧方刺入,见回血可再沿静脉进针少许。

(8)保留静脉通路者安尔碘棉签消毒静脉注射部位三通接口,以接口处为中心向外螺旋式旋转擦拭。

(9)静脉注射过程中,观察局部组织有无肿胀,严防药液渗漏,如出现渗漏立即拔出针头,按压局部,另行穿刺。

(10)拔针后,指导患者按压穿刺点 3 分钟,勿揉,凝血功能差的患者适当延长按压时间。

(11)再次核对患者床号、姓名和药名。

(12)将压脉带与输液垫巾对折取出,输液垫巾置于生活垃圾桶内,压脉带放于含有效氯 250 mg/L消毒液桶中。整理患者衣物和床单位,观察有无不良反应,并向患者讲明注射后注意事项。快速手消毒剂消毒双手,推车回治疗室,按医疗废物处理原则处理用物。

(13)洗手,在治疗单上签名并记录时间。按护理级别书写护理记录单。

五、注意事项

(1)严格执行查对制度,需双人核对医嘱。

(2)严格遵守无菌操作原则。

(3)了解注射目的、药物对血管的影响程度、给药途径、给药时间和药物过敏史。

(4)选择粗直、弹性好、易固定的静脉,避开关节和静脉瓣。常用的穿刺静脉为肘部浅静脉,包括贵要静脉、肘正中静脉、头静脉。小儿多采用头皮静脉。

(5)根据患者年龄、病情和药物性质掌握注入药物的速度,并随时听取患者主诉,观察病情变化。必要时使用微量注射泵。

(6)对需要长期注射者,应有计划地由小到大、由远心端到近心端选择静脉。

(7)根据药物特性和患者肝、肾或心脏功能,采用合适的注射速度。随时听取患者主诉,观察体征和病情变化。

第二章　内科疾病护理

第一节　急性上呼吸道感染

急性呼吸道感染通常包括急性上呼吸道感染和急性气管-支气管炎。急性上呼吸道感染是鼻腔、咽或喉部急性炎症的总称。常见病原体为病毒，仅有少数由细菌引起。本病全年皆可发病，但冬春季节多发，具有一定的传染性，有时可引起严重的并发症，应积极防治。急性气管-支气管炎是指感染、物理、化学、过敏等因素引起的气管-支气管黏膜的急性炎症。可由急性上呼吸道感染迁延而来。于寒冷季节或气候突变时多发。

一、护理评估

（一）病因及发病机制

1.急性上呼吸道感染

急性上呼吸道感染有70%～80%由病毒引起。其中主要包括流感病毒、副流感病毒、呼吸道合胞病毒、腺病毒、鼻病毒等。由于感染病毒类型较多，又无交叉免疫，人体产生的免疫力较弱且短暂，同时在健康人群中有病毒携带者，故一个人可有多次发病。细菌感染占20%～30%，可直接或继病毒感染之后发生，以溶血性链球菌最为多见，其次为流感嗜血杆菌、肺炎链球菌和葡萄球菌等，偶见革兰阴性杆菌。当全身或呼吸道局部防御功能降低时，尤其是年老体弱或有慢性呼吸道疾病者更易患病，原先存在于上呼吸道或外界侵入的病毒和细菌迅速繁殖，引起本病。通过含有病毒的飞沫或被污染的用具传播，引起发病。

2.急性气管-支气管炎

(1)感染：由病毒、细菌直接感染，或急性上呼吸道病毒（如腺病毒、流感病毒）、细菌（如流感嗜血杆菌、肺炎链球菌）感染迁延而来，也可在病毒感染后继发细菌感染。也可为衣原体和支原体感染。

(2)物理、化学性因素：过冷空气、粉尘、刺激性气体或烟雾的吸入使气管-支气管黏膜受到急性刺激和损伤，引起本病。

(3)变态反应：花粉、有机粉尘、真菌孢子等的吸入以及对细菌蛋白质过敏等，均可引起气管-支气管的变态反应。寄生虫（如钩虫、蛔虫的幼虫）移行至肺，也可致病。

（二）健康史

有无受凉、淋雨、过度疲劳等使机体抵抗力降低等情况，应注意询问本次起病情况，既往健康情况，有无呼吸道慢性疾病史等。

（三）身体状况

1.急性上呼吸道感染

急性上呼吸道感染主要症状和体征个体差异大，根据病因不同可有不同类型，各型症状、体征之间无明显界定，也可互相转化。

(1)普通感冒：又称急性鼻炎或上呼吸道卡他，以鼻咽部卡他症状为主要表现，俗称“伤风”。成人多为鼻病毒所致，起病较急，初期有咽干、咽痒或咽痛，同时或数小时后有打喷嚏、鼻塞、流清水样鼻涕，2日后分泌物变稠，伴咽鼓管炎可引起听力减退，伴流泪、味觉迟钝、声嘶、少量咳嗽、低热不适、轻度畏寒和头痛。检查可见鼻腔黏膜充血、水肿、有分泌物，咽部轻度充血。如无并发症，一般经5～7日痊愈。

(2)病毒性咽炎和喉炎：临床特征为咽部发痒、不适和灼热感、声嘶、讲话困难、咳嗽、咳嗽时咽喉疼痛，无痰或痰呈黏液性，有发热和乏力，伴有咽下疼痛时，常提示有链球菌感染，体检发现咽部明显充血和水肿、局部淋巴结肿大且触痛，提示流感病毒和腺病毒感染，腺病毒咽炎可伴有眼结膜炎。

(3)疱疹性咽峡炎：主要由柯萨奇病毒A引起，夏季好发。有明显咽痛、常伴有发热，病程约1周。体检可见咽充血，软腭、腭垂、咽和扁桃体表面有灰白色疱疹及浅表溃疡，周围有红晕。多见于儿童，偶见于成人。

(4)咽结膜热：常为柯萨奇病毒、腺病毒等引起。夏季好发，游泳传播为主，儿童多见。表现为发热、咽痛、畏光、流泪、咽及结膜明显充血。病程为4～6日。

(5)细菌性咽-扁桃体炎多由溶血性链球菌感染所致，其次为流感嗜血杆菌、肺炎链球菌、葡萄球菌等引起。起病急，咽痛明显、伴畏寒、发热，体温超过39 ℃。检查可见咽部明显充血，扁桃体充血肿大，其表面有黄色点状渗出物，颌下淋巴结肿大伴压痛，肺部无异常体征。

本病如不及时治疗可并发急性鼻窦炎、中耳炎、急性气管-支气管炎。部分患者可继发病毒性心肌炎、肾炎、风湿热等。

2.急性气管-支气管炎

急性气管-支气管炎起病较急，常先有急性上呼吸道感染的症状，继之出现干咳或少量黏液性痰，随后可转为黏液脓性或脓性痰液，痰量增多，咳嗽加剧，偶可见痰中带血。全身症状一般较轻，可伴有发热，体温38 ℃左右，多于3日后消退。咳嗽、咳痰为最常见的症状，常为阵发性咳嗽，咳嗽、咳痰可延续2～3周才消失，如迁延不愈，则可演变为慢性支气管炎。呼吸音常正常或增粗，两肺可听到散在干性、湿性啰音。

(四)实验室及其他检查

1.血常规

病毒感染者白细胞计数正常或偏低，淋巴细胞比例升高；细菌感染者白细胞计数和中性粒细胞计数增高，可有核左移现象。

2.病原学检查

可做病毒分离和病毒抗原的血清学检查，确定病毒类型，以区别病毒和细菌感染。细菌培养及药物敏感试验，可判断细菌类型，并可指导临床用药。

3.X线检查

胸部X线多无异常改变。

二、主要护理问题

(一)舒适的改变

鼻塞、流涕、咽痛、头痛与病毒和(或)细菌感染有关。

（二）潜在并发症

鼻窦炎、中耳炎、心肌炎、肾炎、风湿性关节炎。

三、护理目标

患者躯体不适缓解，日常生活不受影响；体温恢复正常；呼吸道通畅；睡眠改善；无并发症发生或并发症被及时控制。

四、护理措施

（一）一般护理

注意隔离患者，减少探视，避免交叉感染。患者咳嗽或打喷嚏时应避免对着他人。患者使用的餐具、痰盂等用具应按规定消毒，或用一次性器具，回收后焚烧弃去。多饮水，补充足够的热量，给予清淡易消化、高热量、丰富维生素、富含营养的食物。避免刺激性食物，戒烟、酒。患者以休息为主，特别是在发热期间。部分患者往往因剧烈咳嗽而影响正常的睡眠，可给患者提供容易入睡的休息环境，保持病室适宜温度、湿度和空气流通。保证周围环境安静，关闭门窗。指导患者运用促进睡眠的方式，如睡前泡脚、听音乐等。必要时可遵医嘱给予镇咳、祛痰或镇静药物。

（二）病情观察

关注疾病流行情况、鼻咽部发生的症状、体征及血常规和胸部X线改变。注意并发症，如耳痛、耳鸣、听力减退、外耳道流脓等提示中耳炎；如头痛剧烈、发热、伴脓涕、鼻窦有压痛等提示鼻窦炎；如在恢复期出现胸闷、心悸、眼睑水肿、腰酸和关节痛等提示心肌炎、肾炎或风湿性关节炎，应及时就诊。

（三）对症护理

1.高热护理

体温超过37.5 ℃，应每4小时测体温1次，观察体温过高的早期症状和体征，体温突然升高或骤降时，应随时测量和记录，并及时报告医师。体温超过39 ℃时，要采取物理降温。降温效果不好可遵照医嘱选用适当的解热剂进行降温。患者出汗后应及时处理，保持皮肤的清洁和干燥，并注意保暖。鼓励多饮水。

2.保持呼吸道通畅

清除气管、支气管内分泌物，减少痰液在气管、支气管内的聚积。指导患者采取舒适的体位进行有效咳嗽。观察咳痰情况，如痰液较多且黏稠，可嘱患者多饮水，或遵照医嘱给予雾化吸入治疗，以湿润气道、利于痰液排出。

（四）用药护理

1.对症治疗

选用抗感冒复合剂或中成药减轻发热、头痛，减少鼻、咽充血和分泌物，如对乙酰氨基酚、银翘解毒片等。干咳者可选用右美沙芬、喷托维林等；咳嗽有痰可选用复方氯化铵合剂、溴己新或雾化祛痰。咽痛者可含服喉片或草珊瑚片等。气喘者可用平喘药，如特布他林、氨茶碱等。

2.抗病毒药物

早期应用抗病毒药有一定疗效，可选用利巴韦林、奥司他韦、金刚烷胺、吗啉胍和抗病毒中成药等。

3.抗菌药物

如有细菌感染，最好根据药物敏感试验选择有效抗菌药物治疗，常可选用大环内酯类、青霉素类、氟喹诺酮类及头孢菌素类。

根据医嘱选用药物，告知患者药物的作用、可能发生的不良反应和服药的注意事项，如按时服药；应用抗生素者，注意观察有无迟发变态反应发生；对于应用解热镇痛药者注意避免大量出汗引起虚脱等；发现异常及时就诊等。

（五）心理护理

急性呼吸道感染预后良好，多数患者于1周内康复，仅少数患者可因咳嗽迁延不愈而发展为慢性支气管炎，患者一般无明显心理负担。但如果咳嗽较剧烈，加之伴有发热，可能会影响患者的休息、睡眠，进而影响工作和学习，个别患者产生急于缓解咳嗽等症状的焦虑情绪。护理人员应与患者进行耐心、细致的沟通，通过对病情的客观评价，解除患者的心理顾虑，建立治疗疾病的信心。

（六）健康指导

1.疾病知识指导

帮助患者和家属掌握急性呼吸道感染的诱发因素及本病的相关知识，避免受凉、过度疲劳，注意保暖；外出时可戴口罩，避免寒冷空气对气管、支气管的刺激。积极预防和治疗上呼吸道感染，症状改变或加重时应及时就诊。

2.生活指导

平时应加强耐寒锻炼，增强体质，提高机体免疫力。有规律的生活，避免过度劳累。室内空气保持新鲜、阳光充足。少去人群密集的公共场所。戒烟、酒。

五、护理评价

患者舒适度改善；睡眠质量提高；未发生并发症或发生后被及时控制。

第二节　支气管扩张症

支气管扩张症是指直径>2 mm的支气管由于管壁的肌肉和弹性组织破坏引起的慢性异常扩张。临床特点为慢性咳嗽、咳大量脓性痰和（或）反复咯血。患者常有童年麻疹、百日咳或支气管肺炎等病史。随着人民生活条件的改善，麻疹、百日咳疫苗的预防接种，以及抗生素的应用，本病发病率已明显降低。

一、病因及发病机制

（一）支气管-肺组织感染和支气管阻塞

支气管-肺组织感染和支气管阻塞是支气管扩张的主要病因。感染和阻塞症状相互影响，促使支气管扩张的发生和发展。其中婴幼儿期支气管-肺组织感染是最常见的病因，如婴幼儿麻疹、百日咳、支气管肺炎等。

由于儿童支气管较细，易阻塞且管壁薄弱，反复感染破坏支气管壁各层结构，尤其是平滑肌和弹性纤维的破坏削弱了对管壁的支撑作用。支气管炎使支气管黏膜充血、水肿、分泌物阻塞管腔，导致引流不畅而加重感染。支气管内膜结核、肿瘤、异物引起管腔狭窄、阻塞，也是导致支气管扩张的原因之一。由于左下叶支气管细长，且受心脏血管压迫引流不畅，容易发生感染，故支气管扩张左下叶比右下叶多见。肺结核引起的支气管扩张多发生在上叶。

（二）支气管先天性发育缺陷和遗传因素

此类支气管扩张较少见，如巨大气管-支气管症、卡塔格内（Kartagener）综合征（支气管扩张、鼻窦炎和右位心）、肺囊性纤维化、先天性丙种球蛋白缺乏症等。

（三）全身性疾病

目前已发现类风湿关节炎、克罗恩（Crohn）病、溃疡性结肠炎、系统性红斑狼疮、支气管哮喘等疾病可同时伴有支气管扩张；有些不明原因的支气管扩张患者，其体液免疫和（或）细胞免疫功能有不同程度的异常，提示支气管扩张可能与机体免疫功能失调有关。

二、临床表现

（一）症状

1.慢性咳嗽、大量脓痰

痰量与体位变化有关。晨起或夜间卧床改变体位时，咳嗽加剧、痰量增多。痰量多少可估计病情严重程度。感染急性发作时，痰量明显增多，每日可达数百毫升，外观呈黄绿色脓性痰，痰液静置后出现分层的特征：上层为泡沫；中层为脓性黏液；下层为坏死组织沉淀物。合并厌氧菌感染时痰有臭味。

2.反复咯血

50%～70%的患者有程度不等的反复咯血，咯血量与病情严重程度和病变范围不完全一致。大量咯血最主要的危险是窒息，应紧急处理。部分发生于上叶的支气管扩张，引流较好，痰量不多或无痰，以反复咯血为唯一症状，称为“干性支气管扩张”。

3.反复肺部感染

其特点是同一肺段反复发生肺炎并迁延不愈。

4.慢性感染中毒症状

反复感染者可出现发热、乏力、食欲减退、消瘦、贫血等，儿童可影响发育。

（二）体征

早期或干性支气管扩张多无明显体征，病变重或继发感染时在下胸部、背部常可闻及局限性、固定性湿啰音，有时可闻及哮鸣音；部分慢性患者伴有杵状指（趾）。

三、辅助检查

（一）胸部X线检查

早期无异常或仅见患侧肺纹理增多、增粗现象。典型表现是轨道征和卷发样阴影，感染时阴影内出现液平面。

（二）胸部CT检查

管壁增厚的柱状扩张或成串成簇的囊状改变。

（三）纤维支气管镜检查

有助于发现患者出血的部位，鉴别腔内异物、肿瘤或其他支气管阻塞的原因。

四、诊断要点

根据患者有慢性咳嗽、大量脓痰、反复咯血的典型临床特征，以及肺部闻及固定而局限性的湿啰音，结合儿童时期有诱发支气管扩张的呼吸道病史，一般可作出初步临床诊断。胸部影像学检查和纤维支气管镜检查可进一步明确诊断。

五、治疗要点

治疗原则是保持呼吸道引流通畅，控制感染，处理咯血，必要时手术治疗。

(一)保持呼吸道通畅

1.药物治疗

祛痰药及支气管扩张剂具有稀释痰液、促进排痰作用。

2.体位引流

对痰多且黏稠者作用尤其重要。

3.经纤维支气管镜吸痰

若体位引流排痰效果不理想，可经纤维支气管镜吸痰及生理盐水冲洗痰液，也可局部注入抗生素。

(二)控制感染

控制感染是支气管扩张急性感染期的主要治疗措施。应根据症状、体征、痰液性状，必要时参考细菌培养及药物敏感试验结果选用抗菌药物。

(三)手术治疗

对反复呼吸道急性感染或大咯血，病变局限在一叶或一侧肺组织，经药物治疗无效，全身状况良好的患者，可考虑手术切除病变肺段或肺叶。

六、主要护理问题

(一)清理呼吸道无效

咳嗽、大量脓痰、肺部湿啰音与痰液黏稠和无效咳嗽有关。

(二)有窒息的危险

与痰多、痰液黏稠或大咯血造成气道阻塞有关。

(三)营养失调

乏力、消瘦、贫血、发育迟缓与反复感染导致机体消耗增加以及患者食欲缺乏、营养物质摄入不足有关。

(四)恐惧

精神紧张、面色苍白、出冷汗与突然或反复大咯血有关。

七、护理措施

(一)一般护理

1.休息与环境

急性感染或咯血时应卧床休息，大咯血患者需绝对卧床，取患侧卧位。病室内保持空气流通，维持适宜的温、湿度，注意保暖。

2.饮食护理

提供高热量、高蛋白质、高维生素饮食，发热患者给予高热量流质或半流质饮食，避免冰冷、油腻、辛辣食物诱发咳嗽。鼓励患者多饮水，每日 1 500 mL 以上，以稀释痰液。指导患者在咳痰后及进食前后用清水或漱口液漱口，保持口腔清洁，促进食欲。

(二)病情观察

观察痰液量、颜色、性质、气味和与体位的关系，记录 24 小时痰液排出量；定期测量生命体征，记录咯血量，观察咯血的颜色、性质；病情严重者需观察有无窒息前症状，发现窒息先兆，立即向医师汇报并配合处理。

(三)对症护理

1.促进排痰

(1)指导有效咳嗽和正确的排痰方法。

(2)采取体位引流者需依据病变部位选择引流体位，使病肺居上，引流支气管开口向下，利于痰液流出。一般于饭前 1 小时进行。引流时可配合胸部叩击，提高引流效果。

(3)必要时遵医嘱选用祛痰剂或 β_2 受体激动剂喷雾吸入，扩张支气管、促进排痰。

2.预防窒息

(1)痰液排出困难者，鼓励多饮水或雾化吸入，协助患者翻身、拍背或体位引流，以促进痰液排除，减少窒息的发生。

(2)密切观察患者的表情、意识、生命体征，观察并记录痰液的颜色、量与性质，及时发现和判断患者有无发生窒息的可能。如患者突然出现烦躁不安、意识不清，面色苍白或发绀、出冷汗、呼吸急促、咽喉部明显的痰鸣音，应警惕发生窒息，并及时通知医师。

(3)对意识障碍、年老体弱、咳嗽咳痰无力、咽喉部明显有痰鸣音、意识不清、突然大量呕吐物涌出等高危患者，立即做好抢救准备，如迅速备好吸引器、气管插管或气管切开等用物，积极配合抢救工作。

(四)心理护理

病程较长，咳嗽、咳痰、咯血反复发作或逐渐加重时，患者易产生焦虑、沮丧情绪。护士应多与其交谈，讲明支气管扩张反复发作的原因及治疗进展，帮助患者树立战胜疾病的信心，缓解焦虑不安情绪。咯血时医护人员应陪伴、安慰患者，帮助患者稳定情绪，避免因情绪波动加重出血。

(五)健康教育

1.疾病知识指导

帮助患者及家属了解疾病发生、发展与治疗、护理过程，与其共同制订长期防治计划。宣传防治百日咳、麻疹、支气管肺炎、肺结核等呼吸道感染的重要性；及时治疗上呼吸道慢性病灶；避免受凉，预防感冒；戒烟、减少刺激性气体吸入，防止病情恶化。

2.生活指导

讲明加强营养对机体康复的作用，使患者能主动摄取必需的营养素，以增强机体抵抗力。鼓励患者参加体育锻炼，建立良好的生活习惯，劳逸结合，以维护心、肺功能。

3.用药指导

向患者介绍常用药物的用法和注意事项，观察疗效及不良反应。指导患者及家属学习和掌握有效咳嗽、胸部叩击、雾化吸入和体位引流的方法，以利于长期坚持，控制病情的发展；了解抗生素的作用、用法和不良反应。

4.自我监测指导

定期复查。嘱患者按医嘱服药，教患者学会观察药物的不良反应。教会患者识别病情变化的征象，观察痰液颜色、性质、气味和与体位的关系，并记录24小时痰液排出量。如有咯血，窒息先兆，应立即前往医院就诊。

第三节　支气管哮喘

支气管哮喘是一种慢性气管炎症性疾病，其支气管壁存在以肥大细胞、嗜酸性粒细胞和T淋巴细胞为主的炎症细胞浸润，可经治疗缓解或自然缓解。本病多发于青少年，儿童多于成人，城市多于农村。近年的流行病学显示，哮喘的发病率或病死率均有所增加，我国哮喘发病率为1%～2%。支气管哮喘的病因较为复杂，大多在遗传因素的基础上，受到体内外多种因素激发而发病，并反复发作。

一、临床表现

(一)症状和体征

典型的支气管哮喘，发作前多有鼻痒、打喷嚏、流涕、咳嗽、胸闷等先兆症状，进而出现呼气性的呼吸困难伴喘鸣，患者被迫呈端坐呼吸，咳嗽、咳痰。发作持续几十分钟至数小时后自行或经治疗缓解。此为速发性哮喘反应。迟发性哮喘反应时，患者气管呈持续高反应性状态，上述症状表现更为明显，较难控制。

少数患者可出现哮喘重度或危重度发作，表现为重度呼气性呼吸困难、焦虑，烦躁、端坐呼吸、大汗淋漓、嗜睡或意识模糊，应用一般支气管扩张药物不能缓解。此类患者若不及时救治，可危及生命。

(二)辅助检查

1.血液检查

嗜酸性粒细胞、血清总免疫球蛋白E(IgE)及特异性免疫球蛋白E均可增高。

2.胸部X线检查

哮喘发作期由于肺脏充气过度，肺部透亮度增高，合并感染时可见肺纹理增多及炎症阴影。

3.肺功能检查

哮喘发作期有关呼气流速的各项指标，如第一秒用力呼气容积、最大呼气流速峰值等均降低。

二、治疗原则

本病的防治原则是去除病因，控制发作和预防发作。控制发作应根据患者发作的轻重程度，抓住解痉、抗炎两个主要环节，迅速控制症状。

(一)解痉

哮喘轻、中度发作时，常用氨茶碱稀释后静脉注射或加入液体中静脉滴注。根据病情吸入

或口服 β_2 受体激动剂。常用的 β_2 受体激动剂气雾吸入剂有特布他林、沙丁胺醇、甲泼尼龙等。

哮喘重度发作时，应及早静脉给予足量氨茶碱及琥珀酸氢化可的松或甲泼尼龙琥珀酸钠，待病情得到控制后再逐渐减量，改为口服泼尼松龙，或根据病情吸入糖皮质激素，应注意不宜骤然停药，以免复发。

（二）抗感染

肺部感染的患者，应根据细菌培养及药物敏感试验结果选择应用有效抗生素。

（三）稳定内环境

及时纠正水、电解质及酸碱失衡。

（四）保证气管通畅

痰多而黏稠不易咳出或有严重缺氧及二氧化碳潴留者，应及时行气管插管吸出痰液，必要时行机械通气。

三、护理

（一）一般护理

（1）将患者安置在清洁、安静、空气新鲜、阳光充足的房间，避免接触变应原，如花粉、皮毛、油烟等。护理操作时防止灰尘飞扬。喷洒灭蚊蝇剂或某些消毒剂时要转移患者。

（2）患者哮喘发作呼吸困难时应给予适宜的靠背架或过床桌，让患者伏桌而坐，以帮助呼吸，减少疲劳。

（3）给予营养丰富、易消化的饮食，多食蔬菜、水果，多饮水。同时注意保持大便通畅，减少因用力排便所致的疲劳。严禁食用与患者发病有关的食物，如鱼、虾、蟹等，并协助患者寻找变应原。

（4）危重期患者应保持皮肤清洁干燥，定时翻身，防止压疮发生。因大剂量使用糖皮质激素，应做好口腔护理，防止发生口腔炎。

（5）哮喘重度发作时，由于大汗淋漓，呼吸困难甚至有窒息感，所以患者极度紧张、烦躁、疲倦。要耐心安慰患者，及时满足患者需求，缓解紧张情绪。

（二）观察要点

1.观察哮喘发作先兆

如患者主诉有鼻、咽、眼部发痒及咳嗽、流鼻涕等黏膜过敏症状时，应及时报告医师采取措施，减轻发作症状，尽快控制病情。

2.观察药物不良反应

氨茶碱 0.25 g 加入 25%～50%葡萄糖注射液 20 mL 中静脉推注，时间要在 5 分钟以上，因浓度过高或推注过快可使心肌过度兴奋而产生心悸、惊厥、血压骤降等严重不良反应。使用时要现配现用，静脉滴注时，不宜和维生素 C、促皮质激素、去甲肾上腺素、四环素类等药物配伍。糖皮质激素类药物久用可引起钠潴留、血钾降低、消化道溃疡、高血压、糖尿病、骨质疏松、停药反跳等，须加强观察。

3.根据患者缺氧情况调整氧流量

一般为 3 ～5 L/min。保持气体充分湿化，氧气湿化瓶每日更换、消毒，防止医源性感染。

4.观察痰液黏稠度

哮喘发作患者由于过度通气，出汗过多，因而身体丢失水分增多，致使痰液黏稠形成痰栓，阻塞小支气管，导致呼吸不畅，感染难以控制。应通过静脉补液和饮水补足水分和电解质。

5.严密观察有无并发症

如自发性气胸、肺不张、脱水、酸碱失衡、电解质紊乱、呼吸衰竭、肺性脑病等并发症。监测动脉血气、生化指标，如发现异常需及时对症处理。

6.注意呼吸频率、深浅幅度和节律

重度发作患者喘鸣音减弱乃至消失，呼吸变浅，意识改变，常提示病情危急，应及时处理。

(三)家庭护理

1.增强体质，积极防治感染

平时注意补充营养，根据病情做适量体力活动，如散步、做简易操、打太极拳等，以提高机体免疫力。当感染发生时应及时就诊。

2.注意防寒避暑

寒冷可引起支气管痉挛，分泌物增加，同时感冒易导致支气管及肺部感染。因此，冬季应适当提高居室温度，秋季进行耐寒锻炼防治感冒，夏季避免大汗，防止痰液黏稠不易咳出。

3.尽量避免接触变应原

患者应戒烟，尽量避免到人员众多、空气污浊的公共场所。保持居室空气清新，室内可安装空气净化器。

4.防止呼吸肌疲劳

坚持进行呼吸锻炼。

5.稳定情绪

一旦哮喘发作，应控制情绪，保持镇静，及时吸入支气管扩张气雾剂。

6.家庭氧疗

家庭氧疗又称缓解期氧疗，对于患者的病情控制，存活期的延长和生活质量的提高有着重要意义。家庭氧疗时应注意氧流量的调节，严禁烟火，防止火灾。

7.缓解期处理

哮喘缓解期的防治非常重要，对于防止哮喘发作及恶化，维持正常肺功能，提高生活质量，保持正常活动量等均具有重要意义。哮喘缓解期患者，应坚持吸入糖皮质激素，可有效控制哮喘发作，吸入色甘酸钠和口服酮替酚也有预防哮喘发作的作用。

第四节　慢性支气管炎

慢性支气管炎是由于感染或非感染因素引起气管、支气管黏膜及其周围组织的慢性非特异性炎症。临床以咳嗽、咳痰或伴有喘息反复发作为特征，每年持续 3 个月以上，且连续 2 年以上。

一、病因和发病机制

慢性支气管炎的病因极为复杂，迄今仍有许多因素不明确，往往是多种因素长期相互作用的综合结果。

(一)感染

病毒、支原体和细菌感染是本病急性发作的主要原因。病毒感染以流感病毒、鼻病毒、腺病毒和呼吸道合胞病毒常见;细菌感染以肺炎链球菌、流感嗜血杆菌和卡他莫拉菌及葡萄球菌常见。

(二)大气污染

化学气体如氯气、二氧化氮、二氧化硫等刺激性烟雾,空气中的粉尘等均可刺激支气管黏膜,使呼吸道清除功能受损,为细菌入侵创造条件。

(三)吸烟

吸烟为本病发病的主要诱因。吸烟时间的长短与吸烟量决定发病率的高低,吸烟者的患病率较不吸烟者高 2～8 倍。

(四)过敏因素

喘息型支气管患者,多有过敏史。患者痰中嗜酸性粒细胞和组胺的含量及血中 IgE 水平明显高于正常值。此类患者实际上应属慢性支气管炎合并哮喘。

(五)其他因素

气候变化,特别是寒冷空气与慢性支气管炎的病情加重有密切关系。自主神经功能失调,副交感神经功能亢进,老年人肾上腺皮质功能减退,缺乏维生素 C 和维生素 A,慢性支气管炎的发病率增加。

二、临床表现

(一)症状

患者常在寒冷季节发病,出现咳嗽、咳痰,尤以晨起明显,日间多于夜间。病毒感染痰液为白色黏液泡沫状,继发细菌感染,痰液转为黄色或黄绿色黏液脓性,偶可带血。慢性支气管炎反复发作后,支气管黏膜的迷走神经感受器反应性增高,副交感神经功能亢进,可出现过敏现象而发生喘息。

(二)体征

早期多无体征。急性发作期可有肺底部闻及干性、湿性啰音。喘息型支气管炎在咳嗽或深吸气后可闻及哮鸣音,发作时,有广泛哮鸣音。

(三)并发症

(1)阻塞性肺气肿:为慢性支气管炎最常见的并发症。

(2)支气管肺炎:慢性支气管炎蔓延至支气管周围肺组织中,患者表现寒战、发热、咳嗽加剧、痰量增多且呈脓性;白细胞总数及中性粒细胞增多;胸部 X 线显示双肺下野有斑点状或小片阴影。

(3)支气管扩张症。

三、诊断

(一)辅助检查

1.血常规

白细胞总数及中性粒细胞计数可升高。

2.胸部X线检查

单纯型慢性支气管炎，X线检查显示阴性或仅见双下肺纹理增多、增粗、模糊、呈条索状或网状。继发感染时支气管周围炎症改变，表现为不规则斑点状阴影，重叠于肺纹理之上。

3.肺功能检查

早期病变多在小气道，常规肺功能检查多无异常。

(二)诊断要点

凡咳嗽、咳痰或伴有喘息，每年发作持续3个月，连续2年或2年以上者，并排除其他心、肺疾病(如肺结核、肺尘埃沉着病、支气管哮喘、支气管扩张症、肺癌、肺脓肿、心脏病、心功能不全等)、慢性鼻咽疾病后，即可诊断。如每年发病不足3个月，但有明确的客观检查依据(如胸部X线、肺功能等)也可诊断。

(三)鉴别诊断

1.支气管扩张

多于儿童或青年期发病，常继发于麻疹、肺炎或百日咳后，并有咳嗽、咳痰反复发作的病史，合并感染时痰量增多，并呈脓性或伴有发热，病程中常反复咯血。在肺下部周围可闻及不易消散的湿性啰音。晚期重症患者可出现杵状指(趾)。胸部X线摄片上可见双肺下野纹理粗乱或呈卷发状。薄层高分辨CT检查有助于确诊。

2.肺结核

活动性肺结核患者多有午后低热、消瘦、乏力、盗汗等症状。咳嗽痰量不多，常有咯血。老年肺结核因中毒症状多不明显，常被慢性支气管炎的症状所掩盖而误诊。胸部X线摄片上可发现结核病灶，部分患者痰结核菌检查可呈阳性。

3.支气管哮喘

支气管哮喘患者常为特质性疾病或有过敏性疾病家族史，多于幼年发病。一般无慢性咳嗽、咳痰史。哮喘多突然发作，且有季节性，血和痰中嗜酸性粒细胞增多，治疗后可迅速缓解。发作时双肺布满哮鸣音，呼气延长，缓解后可消失，且无症状，但气道反应性仍增高。慢性支气管炎合并哮喘的患者，病史中咳嗽、咳痰多发生在喘息之前，迁延不愈较长时间后伴有喘息，且咳嗽、咳痰的症状多更为突出，平喘药物疗效不如哮喘等可资鉴别。

4.肺癌

肺癌多发生于40岁以上男性，并有多年吸烟史的患者，刺激性咳嗽常伴痰中带血和胸痛。胸部X线检查肺部常有块影或反复发作的阻塞性肺炎。痰脱落细胞及支气管镜等检查，可明确诊断。

5.慢性肺间质纤维化

慢性咳嗽，咳少量黏液性非脓性痰，进行性呼吸困难，双肺底可闻及爆裂音(Velcro啰音)，严重者发绀并有杵状指。胸部X线检查见中下肺野及肺周边部纹理增多紊乱呈网状结构，其间见弥漫性细小斑点阴影。肺功能检查呈限制性通气功能障碍，弥散功能降低，动脉血氧分压(PaO_2)下降。肺活检是确诊的手段。

四、治疗

(一)急性发作期及慢性迁延期的治疗

以控制感染、祛痰、镇咳为主，同时解痉平喘。

1.抗感染药物

及时、有效、足量，感染控制后及时停用，以免产生细菌耐药或二重感染。一般患者可按常见致病菌用药。可选用青霉素 G 8×10^5 U 肌内注射；复方磺胺甲噁唑，每次 2 片，每日 2 次口服；阿莫西林每日 2～4 g，分3～4 次口服；氨苄西林每日 2～4 g，分 4 次口服；头孢氨苄每日 2～4 g 或头孢拉定每日1～2 g，分 4 次口服；头孢呋辛每日 2 g 或头孢克洛每日 0.5～1 g，分 2～3 次口服。也可选择新一代大环内酯类抗生素，如罗红霉素每日0.3 g，分 2 次口服。抗菌治疗疗程一般 7～10 日，反复感染病例可适当延长。严重感染时，可选用氨苄西林、环丙沙星、氧氟沙星、阿米卡星、奈替米星或头孢菌素类联合静脉滴注给药。

2.祛痰镇咳药

刺激性干咳者不宜单用镇咳药物，否则痰液不易咳出。可给盐酸溴环已胺醇 30 mg 或羧甲基半胱氨酸 500 mg，每日 3 次口服。乙酰半胱氨酸及氯化铵甘草合剂均有一定的疗效。α-糜蛋白酶雾化吸入也有消炎祛痰的作用。

3.解痉平喘

解痉平喘主要为解除支气管痉挛，利于痰液排出。常用药物为氨茶碱 0.1～0.2 g，8 次/小时口服；丙卡特罗50 mg，每日 2 次；特布他林 2.5 mg，每日 2～3 次。慢性支气管炎有可逆性气道阻塞者应常规应用支气管扩张剂，如异丙托溴铵（异丙阿托品）气雾剂、特布他林等吸入治疗。阵发性咳嗽常伴不同程度的支气管痉挛，应用支气管扩张剂后可改善症状，并有利于痰液的排出。

（二）缓解期的治疗

应以增强体质，提高机体抵抗力和预防发作为主。

（三）中药治疗

采取扶正固本原则，按肺、脾、肾的虚实辨证施治。

五、护理措施

（一）常规护理

1.环境

保持室内空气新鲜、流通，安静，舒适，温湿度适宜。

2.休息

急性发作期应卧床休息，取半卧位。

3.给氧

持续低流量吸氧。

4.饮食

给予高热量、高蛋白质、高维生素易消化饮食。

（二）专科护理

1.解除气道阻塞，改善肺泡通气

及时清除痰液，意识清醒患者应鼓励咳嗽，痰稠不易咯出时，给予雾化吸入或雾化泵药物喷入，减少局部淤血水肿，以利痰液排出。危重体弱患者，定时更换体位，叩击背部，使痰易于咯出，餐前应给予胸部叩击或胸壁震荡。

方法：患者取侧卧位，护士两手手指并拢，手背隆起，指关节微屈，自肺底由下向上，由外向内叩拍胸壁，震动气管，边拍边鼓励患者咳嗽，以促进痰液的排出，每侧肺叶叩击3～5分钟。对意识障碍者，可进行机械吸痰，需注意无菌操作，抽吸压力要适当，动作轻柔，每次抽吸时间不超过15秒，以免加重缺氧。

2.合理用氧减轻呼吸困难

根据缺氧和二氧化碳潴留的程度不同，合理用氧，一般给予低流量、低浓度、持续吸氧，如病情需要提高氧浓度，应辅以呼吸兴奋剂刺激通气或使用呼吸机改善通气，吸氧后如呼吸困难缓解、呼吸频率减慢、节律正常、血压上升、心率减慢、心律正常、发绀减轻、皮肤转暖、意识恢复、尿量增加等，表示氧疗有效。若呼吸过缓，意识障碍加深，需考虑二氧化碳潴留加重，必要时采取增加通气量措施。

第五节　三叉神经痛

一、概念和特点

三叉神经痛是一种原因未明的三叉神经分布区内闪电样反复发作的剧痛，不伴三叉神经功能破坏的症状，又称为原发性三叉神经痛。

二、病理生理

三叉神经感觉根切断术活检可见神经节细胞消失、炎症细胞浸润，神经鞘膜不规则增厚、髓鞘瓦解，轴索节段性蜕变、裸露、扭曲、变形等。

三、病因与诱因

原发性三叉神经痛病因尚未完全明了，周围学说认为病变位于半月神经节到脑桥间部分，是由于多种原因引起的压迫所致；中枢学说认为三叉神经痛为一种感觉性癫痫样发作，异常放电部位可能在三叉神经脊束核或脑干。

发病机制迄今仍在探讨之中。较多学者认为是各种原因引起三叉神经局部脱髓鞘产生异位冲动，相邻轴索纤维伪突触形成或产生短路，轻微痛觉刺激通过短路传入中枢，中枢传出冲动也通过短路传入，如此叠加造成三叉神经痛发作。

四、临床表现

(1)70%～80%的病例发生在40岁以上，女性稍多于男性，多为一侧发病。

(2)以面部三叉神经分布区内突发的剧痛为特点，似触电、刀割、火烫样疼痛，以面颊部、上下颌或舌疼痛最明显；口角、鼻翼、颊部和舌等处最敏感，轻触、轻叩即可诱发，故有“触发点”或“扳机点”之称。严重者洗牙、刷牙、谈话、咀嚼都可以诱发，以致不敢做这些动作。发作时患者常常双手紧握拳或握物，或用力按压痛部，或用手擦痛部，以减轻疼痛。因此，患者多出现面部皮肤粗糙，色素沉着、眉毛脱落等现象。

(3)每次发作从数秒至2分钟。其发作来去突然，间歇期完全正常。

(4)疼痛可固定累及三叉神经的某一分支，尤以第二、三支多见，也可以同时累及两支，同时三支受累者少见。

(5)病程可呈周期性，开始发作次数较少，间歇期长，随着病程进展使发作逐渐频繁，间歇期缩短，甚至整日疼痛不止。本病可以缓解，但极少自愈。

(6)原发性三叉神经痛者神经系统检查无阳性体征。继发性三叉神经疼痛者，多伴有其他脑神经及脑干受损的症状及体征。

五、辅助检查

(一)螺旋CT检查

螺旋CT检查能更好地显示颅底三孔区正常和病理的颅脑组织结构和骨质结构。对于发现和鉴别继发性三叉神经痛的原因及病变范围尤为有效。

(二)磁共振成像(MRI)检查

快速梯度回波联合时间飞跃法即TOF法技术。它可以同时兼得三叉神经和其周围血管的影像，已作为MRI对于三叉神经痛诊断和鉴别诊断的首选检查。

六、治疗

(一)药物治疗

首选卡马西平，开始为0.1 g，每日2次，以后每日增加0.1 g，最大剂量每日不超过1.0 g。直到疼痛消失，然后再逐渐减量，最小有效维持剂量常为每日0.6～0.8 g。如卡马西平无效可考虑苯妥英钠0.1 g口服每日3次。如两药无效时可试用氯硝西泮每日6～8 mg口服。40%～50%病例可有效控制发作，25%病例疼痛明显缓解。可同时服用大剂量维生素B_{12}，1 000～2 000 μg，肌内注射，每周2～3次，4～8周为1个疗程，部分患者可缓解疼痛。

(二)经皮半月神经节射频电凝治疗法

采用射频电凝治疗对大多数患者有效，可缓解疼痛数月至数年。但可致面部感觉异常、角膜炎、复视、咀嚼无力等并发症。

(三)封闭治疗

药物治疗无效者可行三叉神经纯乙醇或甘油封闭治疗。

(四)手术治疗

以上治疗长达数年无效且又能耐受开颅手术者可考虑三叉神经终末支或半月神经节内感觉支切断术，或行微血管减压术。手术治疗虽然止痛疗效良好，但也有可能失败，或产生严重的并发症，术后复发，甚至有生命危险。因此，只有经过上述几种治疗后仍无效且剧痛难忍者才考虑手术治疗。

七、护理评估

(一)一般评估

1.生命体征

一般无特殊。

2.患者的主诉

有无三叉神经痛的临床表现。

3.相关记录

患者年龄、性别、体重、体位、饮食、睡眠、皮肤、意识等记录结果。尤其是疼痛的评估，包括对疼痛程度、疼痛控制及疼痛不良作用的评估。主要包括以下3个方面。

(1)疼痛强度的单维测量。

(2)疼痛分成感觉强度和不愉快两个维度来测量。

(3)对疼痛经历的感觉、情感及认知评估方面的多维评估。

(二)身体评估

1.头颈部

(1)角膜反射:患者向一侧注视,用捻成细束的棉絮由外向内轻触角膜,反射动作为双侧直接和间接的闭眼活动。角膜反射可以受多种病变的影响。如一侧三叉神经受损造成角膜麻木时,刺激患侧角膜则双侧均无反应,而在做健侧角膜反射时,仍可引起双侧反应。

(2)腭反射:用探针或棉签轻刺软腭弓、咽腭弓边缘,正常时可引起腭帆上提,伴恶心或呕吐反应。当一侧反射消失,表明检查侧三叉神经、舌咽神经和迷走神经损害。

(3)眉间反射:用叩诊锤轻轻叩击两眉之间的部位,可出现两眼轮匝肌收缩和两眼睑闭合。一侧三叉神经及面神经损害,均可使该侧眉间反射减弱或消失。

(4)运动功能的评估:检查时,首先应注意观察患者两侧颞部及颌部是否对称,有无肌肉萎缩,然后让患者用力反复咬住磨牙,检查时双手手掌按触两侧咬肌和颞肌,如肌肉无收缩,或一侧有明显肌收缩减弱,即有判断价值。另外可嘱患者张大口,观察下颌骨是否有偏斜,如有偏斜证明三叉神经运动支受损。

(5)感觉功能的评估:检查时,可用探针轻划(测触感)与轻刺(测痛感)患侧的三叉神经各分布区的皮肤与黏膜,并与健侧相比较。如果痛觉丧失时,需再做温度觉检查,以试管盛冷、热水测试。可用两支玻璃管分盛0～10 ℃的冷水和40～50 ℃温水交替接触患者的皮肤,请其报出“冷”和“热”。

2.胸部

无特殊。

3.腹部

无特殊。

4.四肢

无特殊。

(三)心理-社会评估

1.疾病知识

患者对疾病的性质、过程、防治及预后知识的了解程度。

2.心理状况

了解疾病对其日常生活、学习和工作的影响,患者能否面对现实、适应角色转变,有无人格改变、反应迟钝、记忆力及计算力下降或丧失等症状。

3.社会支持系统

了解家庭的组成、经济状况、文化教育背景;家属对患者的关心、支持及对患者所患疾病的认识程度;了解患者的工作单位或医疗保险机构所能承担的帮助和支持情况;患者出院后的继续就医条件,居住地的社区保健资源或继续康复治疗的可能性。

(四)辅助检查结果的评估

1.常规检查

一般无特殊,注意监测肝、肾功能有无异常。

2.头颅CT检查

颅底三孔区的颅脑组织结构和骨质结构有无异常。

3.MRI检查

三叉神经和其周围血管的影像有无异常。

(五)常用药物治疗效果的评估

1.卡马西平

(1)用药剂量、时间、方法的评估与记录。

(2)不良反应的评估:头晕、嗜睡、口干、恶心、消化不良等,多可消失。出现皮疹、共济失调、昏迷、肝功能受损、心绞痛、精神症状时需立即停药。

(3)血液系统毒性反应的评估:本药最严重的不良反应,但较少见,可产生持续性白细胞计数减少、单纯血小板计数减少及再生障碍性贫血。

2.苯妥英钠

(1)服用药物的具体情况:是否餐后服用,主要剂型、剂量与持续用药时间。

(2)不良反应的评估:本品不良反应小,长期服药后常见眩晕、嗜睡、头晕、恶心、呕吐、厌食、失眠、便秘、皮疹等反应,也可有变态反应。有时有牙龈增生(儿童多见,使用钙盐可减轻),偶有共济失调、白细胞计数减少、巨细胞贫血、神经性震颤;严重时有视力障碍及精神错乱、紫癜等不良反应。长期服用可引起骨质疏松,孕妇服用有可能致胎儿畸形。

3.氯硝西泮

(1)服用药物的具体情况:是否按时服用,主要剂型、剂量与持续用药时间。

(2)不良反应的评估:最常见的不良反应为嗜睡和步态不稳及行为紊乱,老年患者偶见短暂性精神错乱,停药后消失。偶有一过性头晕、全身瘙痒、复视等不良反应。对孕妇及闭角性青光眼患者禁用。对肝、肾功能有一定的损害,故对肝、肾功能不全者应慎用或禁用。

八、主要护理问题

(1)疼痛:面颊、上下颌及舌疼痛,与三叉神经受损(发作性放电)有关。

(2)焦虑:与疼痛反复、频繁发作有关。

九、护理措施

(一)避免发作诱因

由于本病为突然、反复发作的阵发性剧痛,患者非常痛苦,加之咀嚼、哈欠和讲话均可能诱发,患者常不敢洗脸、刷牙、进食和大声说话等,故表现为面色憔悴、精神抑郁和情绪低落,应指导患者保持心情愉快,生活规律、合理休息、适度娱乐;选择清淡、无刺激的饮食,严重者可进食流质;帮助患者尽可能减少刺激因素,如保持周围环境安静、室内光线柔和,避免因周围环境刺激而产生焦虑情绪,以致诱发或加重疼痛。

(二)疼痛护理

观察患者疼痛的部位、性质,了解疼痛的原因与诱因;与患者讨论减轻疼痛的方法与技巧,鼓励患者运用指导式想象、听轻音乐、阅读报纸杂志等分散注意力，以达到精神放松、减轻疼痛的目的。

（三）用药护理

指导患者遵医嘱正确服用止痛药，并告知药物可能出现的不良反应，如服用卡马西平应先进行血常规检查以了解患者的基本情况，用药 2 个月内应每 2 周检查血常规 1 次。如无异常情况，以后每 3 个月检查血常规 1 次。

（四）就诊指标

出现头晕、嗜睡、口干、恶心、步态不稳、肝功能损害、皮疹和白细胞计数减少应及时就医；患者不要随意更换药物或自行停药。

十、护理效果评价

（1）患者疼痛程度得到有效控制，达到预定疼痛控制目标。

（2）患者能正确认识疼痛并主动参与疼痛治疗护理。

（3）患者不舒适被及时发现，并予以相应处理。

（4）患者掌握相关疾病知识，遵医行为好。

（5）患者对治疗效果满意。

第六节　帕金森病

一、概念和特点

帕金森病（PD）又称震颤麻痹，是中老年常见的神经系统变性疾病，以静止性震颤、运动减少、肌强直和体位不稳为临床特征，主要病理改变是黑质多巴胺能神经元变性和路易小体形成。

二、病理生理

黑质多巴胺能神经元通过黑质-纹状体通路将多巴胺输送到纹状体，参与基底节的运动调节。由于 PD 患者的黑质多巴胺能神经元显著变性丢失，黑质-纹状体多巴胺能通路变性，纹状体多巴胺递质浓度显著降低，出现临床症状时纹状体多巴胺浓度一般降低 80%以上。多巴胺递质降低的程度与患者的症状严重程度相一致。

三、病因与发病机制

本病的病因未明，发病机制复杂。目前认为 PD 非单因素引起，可能为多因素共同参与所致，可能与以下因素有关。

（一）年龄老化

本病多见于中老年人，60 岁以上人口的患病率高达 1%，应用氟多巴显影的正电子发射断层扫描（PET）检查也显示多巴胺能神经元功能随年龄增长而降低，并与黑质细胞的死亡数成正比。

（二）环境因素

流行病学调查显示，长期接触杀虫剂、除草剂或某些工业化学品等可能是 PD 发病的危险因素。

(三)遗传因素

本病在一些家族中呈聚集现象,包括常染色体显性遗传或常染色体隐性遗传,细胞色素 P450 2D6 型基因可能是 PD 的易感基因之一。

高血压脑动脉硬化、脑炎、外伤、中毒、基底核附近肿瘤及吩噻嗪类药物等所产生的震颤、强直等症状,称为帕金森综合征。

四、临床表现

常为 60 岁以后发病,男性稍多,起病缓慢,进行性发展。首发症状多为震颤,其次为步行障碍、肌强直和运动迟缓。

(一)静止性震颤

静止性震多从一侧上肢开始,呈现有规律的拇指对掌和手指屈曲的不自主震颤,类似"搓丸"样动作。具有静止时明显震颤,动作时减轻,入睡后消失等特征,称为静止性震颤。随病程进展,震颤可逐步涉及下颌、唇、面和四肢。少数患者无震颤,尤其是发病年龄在 70 岁以上者。

(二)肌强直

肌强直多从一侧的上肢或下肢近端开始,逐渐蔓延至远端、对侧和全身的肌肉。肌强直与锥体束受损时的肌张力增高不同,后者被动运动关节时,阻力在开始时较明显,随后迅速减弱,呈所谓"折刀"现象,故称折刀样肌强直,多伴有腱反射亢进和病理反射。

(三)运动迟缓

患者随意动作减少,减慢。多表现为开始的动作困难和缓慢,如行走时起动和终止均有困难。面肌强直使面部表情呆板,双眼凝视和瞬目动作减少,笑容出现和消失减慢,造成"面具脸"。手指精细动作很难完成,如系裤带、鞋带等;有书写时字越写越小的倾向,称为写字过小症。

(四)姿势步态异常

早期走路拖步,迈步时身体前倾,行走时步距缩短,颈肌、躯干肌强直而使患者站立时呈特殊屈曲体姿,行走时上肢协同摆动的联合动作减少或消失;晚期由坐位、卧位起立困难。迈步后碎步、往前冲,越走越快,不能立刻停步,称为"慌张步态"。

五、辅助检查

(1)一般检查无异常。

(2)CT 检查:头颅 CT 可显示脑部不同程度的脑萎缩表现。

(3)功能性脑影像:采用 PET 或单光子发射计算机体层成像(SPECT)检查有辅助诊断价值。

(4)基因检测:DNA 印记技术、聚合酶链反应、DNA 序列分析等,在少数家族性 PD 患者中可能发现基因突变。

(5)生化检测:采用高效液相色谱可检测到脑脊液和尿中高香草酸含量降低。

六、治疗

(一)综合治疗

应采取综合治疗,包括药物治疗、手术治疗、康复治疗、心理治疗等,药物治疗是首选且主要的治疗手段。

(二)用药原则

药物治疗应从小剂量开始,缓慢递增,以较小剂量达到较满意疗效。达到延缓疾病进展、控制症状,尽可能延长症状控制的年限,同时尽量减少药物的不良反应和并发症。

(三)药物治疗

早期无须药物治疗,当疾病影响患者日常生活和工作能力时,适当的药物治疗可不同程度地减轻症状,并可因减少并发症而延长生命。以替代药物如复方左旋多巴、多巴胺受体激动剂等效果较好。

(四)外科治疗

采用立体定向手术破坏丘脑腹外侧核后部可以控制对侧肢体震颤;破坏其前部则可制止对侧肌强直。采用 γ 刀治疗本病近期疗效较满意,远期疗效待观察。

(五)康复治疗

进行肢体运动、语言、进食等训练和指导,可改善患者的生活质量,减少并发症。

(六)干细胞治疗

干细胞治疗是正在探索中的一种较有前景的新疗法。

七、护理评估

(一)一般评估

1.生命体征

一般无特殊。

2.患者主诉

(1)症状:有无静止性震颤,类似"搓丸"样动作;折刀样肌强直及铅管样肌强直;"面具脸";写字过小症以及慌张步态。

(2)发病形式:何时发病,持续时间,症状的部位、范围、性质、严重程度等。

(3)既往检查、治疗经过及效果,是否有遵医嘱治疗。目前情况包括使用药物的名称、剂量、用法和有无不良反应。

3.相关记录

患者认知功能、日常生活能力、精神行为症状、年龄、性别、体重、体位、饮食、睡眠、皮肤、液体出入量、跌倒风险评估、吞咽功能障碍评定等记录结果。

(二)身体评估

1.头颈部

患者意识是否清楚,睁眼运动是否正常。两侧瞳孔是否等大、等圆、瞳孔对光反射是否灵敏,角膜反射是否正常。头颅大小、形状,注意有无头颅畸形。面部表情是否淡漠、颜色是否正常,有无畸形、面肌抽动、眼睑水肿、眼球突出、眼球震颤、巩膜黄染、结膜充血,额纹及鼻唇沟是否对称或变浅,鼓腮、示齿动作能否完成,伸舌是否居中,舌肌有无萎缩。有无吞咽困难、饮水呛咳,有无声音嘶哑或其他语言障碍。咽反射是否存在或消失。有无头部活动受限、不自主活动及抬头无力,颈动脉搏动是否对称。颈椎、脊柱、肌肉有无压痛。颈动脉听诊是否闻及血管杂音。

2.胸部

无特殊。

3.腹部

无特殊。

4.四肢

四肢有无震颤、肌阵挛等不自主运动,患者站立和行走时步态是否正常。肱二头肌、肱三头肌反射,桡反射、膝腱反射、跟腱反射是否阳性。

(三)心理-社会评估

1.疾病知识

患者对疾病的性质、过程、防治及预后知识的了解程度。

2.心理状况

了解疾病对其日常生活、学习和工作的影响,患者能否面对现实、适应角色转变,有无人格改变、反应迟钝、记忆力及计算力下降或丧失等症状。

3.社会支持系统

了解家庭的组成、经济状况、文化教育背景;家属对患者的关心、支持及对患者所患疾病的认识程度;了解患者的工作单位或医疗保险机构所能承担的帮助和支持情况;患者出院后的继续就医条件,居住地的社区保健资源或继续康复治疗的可能性。评估患者居住的环境舒适程度及其安全性;评估患者的决策能力,决定患者是否需要代理人;评估服药情况和护理评测需求,是否需要制订临终护理计划;确认患者的主要照料者,并对照料者的心理和生理健康予以评价。

(四)辅助检查结果的评估

(1)常规检查:一般无特殊。

(2)头颅CT检查:脑部有无脑萎缩表现。

(3)功能性脑影像、基因检测、生化检测有无异常。

(五)常用药物治疗效果的评估

1.应用抗胆碱能药物评估

(1)用药剂量、时间、方法的评估与记录。

(2)不良反应的评估:观察并询问患者有无头晕、视物模糊、口干、便秘、尿潴留、情绪不安、抽搐等症状。

(3)精神症状的评估:有无出现幻觉等。

2.应用金刚烷胺药物评估

(1)用药剂量、时间、方法的评估与记录。

(2)不良反应的评估:有无意识障碍、下肢网状青斑、踝部水肿。

(3)精神症状的评估:有无出现幻觉等。

3.应用左旋多巴制剂评估

(1)用药剂量、时间、方法的评估与记录。

(2)有无“开-关”现象、异动症及剂末现象。

(3)有无胃肠道症状:初期可出现胃肠不适,表现为恶心、呕吐等。

八、主要护理问题

(1)躯体活动障碍:与黑质病变、锥体外系功能障碍所致震颤、肌强直、体位不稳、随意运动异常有关。

(2)长期自尊低下:与震颤、流涎、面肌强直等身体形象改变和言语障碍及生活依赖他人有关。

(3)知识缺乏:缺乏本病相关知识与药物治疗知识。

(4)营养失调:低于机体需要量,与吞咽困难、饮食减少和肌强直、震颤所致机体消耗量增加等有关。

(5)便秘:与消化功能障碍或活动量减少等有关。

(6)语言沟通障碍:与咽喉部、面部肌肉强直,运动减少、减慢有关。

(7)无能性家庭应对:与疾病进行性加重,患者长期需要照顾、经济或人力困难有关。

(8)潜在并发症:外伤、压疮、感染。

九、护理措施

(一)生活护理

加强巡视,主动了解患者的需要,既要指导和鼓励患者自我护理,做自己力所能及的事情,又要协助患者洗漱、进食、淋浴、大小便料理和做好安全防护,增进患者的舒适度,预防并发症。

(二)运动护理

告知患者运动锻炼的目的在于防止和推迟关节强直与肢体挛缩,与患者和家属共同制订切实可行的具体锻炼计划。

1.疾病早期

应指导患者维持和增加业余爱好,鼓励患者尽量参加有益的社交活动,坚持适当运动锻炼,注意保持身体和各关节的活动强度与最大活动范围。

2.疾病中期

告诉患者知难而退或简单的家人包办只会加速其功能衰退。平时注意做力所能及的家务,尽量做到自己的事情自己做。起步困难和步行时突然僵住不能动时,应思想放松,尽量跨大步伐;向前走时脚要抬高,双臂要摆动,目视前方,不要目视地面;转弯时,不要碎步移动,否则易失去平衡;护士或家人在协助患者行走时,不要强行拉着走;当患者感到脚粘在地上时,可告诉患者先向后退一步,再往前走,这样会比直接向前容易得多。

3.疾病晚期

应帮助患者采取舒适体位,被动活动关节,按摩四肢肌肉,注意动作轻柔,勿造成患者疼痛和骨折。

(三)安全护理

(1)对于上肢震颤未能控制、日常生活动作笨拙的患者,应谨防烧伤、烫伤等。为端碗持筷困难者准备带有大把手的餐具,选用不易打碎的不锈钢饭碗、水杯和汤勺,避免使用玻璃和陶瓷制品等。

(2)对有幻觉、错觉、欣快、抑郁、精神错乱、意识模糊或智能障碍的患者应特别强调专人陪护。护士应该认真查对患者是否按时服药，有无错服或误服，药物代为保管，每次送服到口；严格交接班制度，禁止患者自行使用锐利器械和危险品；智能障碍患者应安置在有严密监控的区域，避免自伤、坠床、坠楼、走失、伤人等意外发生。

（四）心理护理

护士应细心观察患者的心理反应，鼓励患者表达并注意倾听他们的心理感受，与患者讨论身体健康状况改变所造成的影响、不利于应对的因素，及时给予正确的信息和引导，使其能够接受和适应自己目前的状态并能设法改善。鼓励患者尽量维持过去的兴趣与爱好，多与他人交往；指导家属关心体贴患者，为患者创造好的亲情氛围，减轻心理压力。告诉患者本病病程长、进展缓慢、治疗周期长，而疗效的好坏常与患者精神情绪有关，鼓励他们保持良好心态。

（五）用药指导

告知患者本病需要长期或终身服药治疗，让患者了解常用的药物种类、用法、注意事项、疗效及不良反应的观察和处理。告诉患者长期服药过程中可能会突然出现某些症状加重或疗效减退，让患者了解用药过程可能出现的“开-关”现象、剂末现象以及应对方法。

（六）饮食指导

告知患者及家属导致营养低下的原因、饮食治疗的原则与目的，指导合理选择饮食和正确进食。给予高热量、高维生素、高纤维素、低盐、低脂适量优质蛋白质的易消化饮食，并根据病情变化及时调整和补充各种营养素，戒烟、酒。

（七）健康教育

（1）对于被迫退休或失去工作的患者，应指导或协助其培养新的爱好。

（2）教会家属协助患者计划每日的益智活动及参与社会活动。

（3）就诊指标：症状加重或者出现精神症状及时就诊。

十、护理效果评价

（1）患者能够接受和适应目前的状态并能设法改善。

（2）患者积极参与康复锻炼，尽量能够坚持自我护理。

（3）患者坚持按时服药，无错服、误服及漏服。

（4）患者未发生跌倒或跌倒次数减少。

（5）患者及家属合理选择饮食和正确进食，进食水时不发生呛咳。

（6）患者大便能维持正常。

（7）患者及家属的焦虑症状减轻。

第七节　特发性面神经麻痹

一、概念和特点

特发性面神经麻痹是由茎乳孔内面神经非特异性炎症所致的周围性面瘫，又称面神经炎，或称贝尔麻痹，是一种最常见的面神经瘫痪疾病。

二、病理生理

其早期病理改变主要为神经水肿和脱髓鞘病变，严重者可出现轴突变性，以茎乳孔和面神经管内部分尤为显著。

三、病因与诱因

本病的病因尚未完全阐明。受凉、感染、中耳炎、茎乳孔周围水肿及面神经在面神经管出口处受压、缺血、水肿等均可引起发病。

四、临床表现

(1)本病任何年龄、任何季节均可发病，男性比女性略多。一般为急性发病，常于数小时或1～3 日症状达到高峰。

(2)主要表现为一侧面部表情肌瘫痪，额纹消失，不能皱额蹙眉；眼裂闭合不能或闭合不完全；病侧鼻唇沟变浅，口角歪向健侧(露齿时更明显)；吹口哨及鼓腮不能等。

(3)病初可有侧耳后麻痹或下颌角后疼痛。少数人可有茎乳孔附近及乳突压痛。面神经病变在中耳鼓室段者可出现说话时回响过度和病侧舌前 2/3 味觉缺失。影响膝状神经节者，除上述表现外，还出现病侧乳突部疼痛，耳郭与外耳道感觉减退，外耳道或鼓膜出现疱疹，称为 Hunt 综合征。

五、辅助检查

面神经传导检查对早期(起病 5～7 日)完全瘫痪者的预后判断是一项有用的检查方法，肌电图检查表现为病侧诱发的肌电动作电位 M 波波幅明显下降，如为正常的 30%或以上者，则可望在 2 月内完全恢复；如为 10%～29%者则需要 2～8 个月才能恢复，且有一定程度的并发症；如仅为 10%以下者则需要6～12 个月才有可能恢复，并常伴有并发症(面肌痉挛等)；如病后10 日内出现失神经电位，恢复时间将延长。

六、治疗

改善局部血液循环，减轻面部神经水肿，促使功能恢复。

(1)急性期应尽早使用糖皮质激素，可用泼尼松 30 mg 口服，每日 1 次，或地塞米松静脉滴注每日 10 mg，疗程 1 周左右，并用大剂量维生素 B_1、维生素 B_{12} 肌内注射，还可以采用红外线照射或超短波透热疗法。若为带状疱疹引起者，可口服阿昔洛韦 7～10 日。眼裂不能闭合者，可根据情况使用眼膏、眼罩，或缝合眼睑以保护角膜。

(2)恢复期可进行面肌的被动或主动运动训练，也可采用碘离子透入理疗、针灸、高压氧等治疗。

(3)2～3 个月后，对自愈较差的高危患者可行面神经减压手术，以争取恢复的机会。发病后 1 年以上仍未恢复者，可考虑整容手术或面-舌下神经或面-副神经吻合术。

七、护理评估

(一)一般评估

1.生命体征

一般无特殊。体温升高常见于感染。

2.患者的主诉

(1)诱因：发病前有无受凉、感染、中耳炎。

(2)发作症状:发作时有无侧耳后麻痹或下颌角后疼痛,一侧面部表情肌瘫痪,额纹消失,不能皱额蹙眉;眼裂闭合不能或闭合不完全;病侧鼻唇沟变浅,口角歪向健侧(露齿时更明显);不能吹口哨及鼓腮。

(3)发病形式:是否急性发病,持续时间,症状的部位、范围、性质、严重程度等。

(4)既往检查、治疗经过及效果,是否有遵医嘱治疗。目前情况包括使用药物的名称、剂量、用法和有无不良反应。

3.其他

身体质量指数(BMI)、体位、皮肤黏膜、饮食状况及排便情况的评估和(或)记录结果。口腔卫生评估:评估患者的口腔卫生清洁程度,患侧脸颊是否留有食物残渣。疼痛的评估:使用口述言词评分法、数字等级评定量表、面部表情测量图对疼痛程度、疼痛控制及疼痛不良作用的评估。

(二)身体评估

1.头颈部

(1)外观评估:患侧额皱纹是否浅,眼裂是否增宽。鼻唇沟是否浅,口角是否低,口是否向健侧歪斜。

(2)运动评估:让患者做皱额、闭眼、吹哨、露齿、鼓气动作,比较两侧是否相等。

(3)味觉评估:让患者伸舌,检查者以棉签或毛笔蘸少许试液(醋、盐、糖等),轻擦于舌的前部,如有味觉可以手指预定符号表示,不能伸舌和讲话。先试可疑一侧再试健侧。每种味觉试验完毕时,需用温水漱口,一般舌尖对甜、咸味最敏感,舌后部对酸味最敏感。

2.胸部

无特殊。

3.腹部

无特殊。

4.四肢

无特殊。

(三)心理-社会评估

(1)了解患者对疾病知识(特别是预后)的了解。

(2)观察患者有无心理异常的表现,患者面部肌肉出现瘫痪,自身形象改变,容易产生焦虑和急躁的情绪。

(3)了解患者家庭经济状况、家属及社会支持程度。

(四)辅助检查结果的评估

1.常规检查

一般无特殊,注意监测体温、血常规有无异常。

2.面神经传导检查

有无异常。

(五)常用药物治疗效果的评估

以糖皮质激素为主要用药。

（1）服用药物的具体情况：是否餐后服用，主要剂型、剂量与持续用药时间。

（2）胃肠道反应评估：这是口服糖皮质激素最常见的不良反应，主要表现为上腹痛、恶心及呕吐等。

（3）出血评估：糖皮质激素可诱发或加剧胃和十二指肠溃疡的发生，严重时引起出血甚至穿孔。患者服药期间，应定期检测血常规，观察有无异常出血的情况。

（4）体温变化及其相关感染灶的表现：糖皮质激素对机体免疫反应有多个环节的抑制作用，削弱机体的抵抗力。容易诱发各种感染，尤其是上呼吸道、泌尿道、皮肤（含肛周）的感染。

（5）神经、精神症状的评估：小剂量糖皮质激素可引起精神欣快感，而大剂量则出现兴奋、多语、烦躁不安、失眠、注意力不集中和易激动等精神症状，少数尚可出现幻觉、谵妄、昏睡等症状，也有企图自杀者，这种精神失常可迅速恶化。

八、主要护理问题

（1）身体意象紊乱：与面神经麻痹所致口角歪斜等有关。

（2）疼痛：下颌角或乳突部疼痛，与面神经病变累及膝状神经节有关。

九、护理措施

（一）心理护理

患者突然出现面部肌肉瘫痪，自身形象改变，害怕遇见熟人，不敢出现在公共场所。容易产生焦虑、急躁情绪。应观察有无心理异常的表现，鼓励患者表达对面部形象改变后的心理感受和对疾病预后担心的真实想法；告诉患者本病大多预后良好，并介绍治愈病例，指导其克服焦躁情绪和害羞心理，正确对待疾病，积极配合治疗；同时护士在与患者谈话时应语言柔和、态度和蔼亲切，避免任何伤害患者自尊的言行。

（二）休息与修饰指导

急性期注意休息，防风、防寒，尤其患侧耳后茎乳孔周围应予以保护，预防诱发。外出时可戴口罩，系围巾，或使用其他改善自身形象的恰当修饰。

（三）饮食护理

选择清淡饮食，避免粗糙、干硬、辛辣食物，有味觉障碍的患者应注意食物的冷热度，以防烫伤口腔黏膜。指导患者饭后及时漱口，清除口腔患侧滞留食物，保持口腔清洁，预防口腔感染。

（四）预防眼部并发症

眼睑不能闭合或闭合不全者予以眼罩、眼镜遮挡及用眼药水等保护，防止角膜炎、溃疡。

（五）功能训练

指导患者尽早开始面肌的主动运动与被动运动。只要患侧面部能运动，就应进行面肌功能训练，可对着镜子做皱眉、举额、闭眼、露齿、鼓腮和吹口哨等运动，每日数次，每次5～15分钟，并辅以面肌按摩，以促进早日康复。

十、护理效果评价

（1）患者能够正确对待疾病，积极配合治疗。

（2）患者能够掌握相关疾病知识，做好外出的自我防护。

（3）患者口腔清洁舒适，无口腔异物、异味及口臭，无烫伤。

(4)患者无角膜炎、溃疡的发生。

(5)患者积极参与康复锻炼,坚持自我面肌功能训练。

(6)患者对治疗效果满意。

第八节　病毒性脑膜炎

病毒性脑膜炎是一组由各种病毒感染引起的脑膜急性炎症性疾病,临床以发热、头痛和脑膜刺激征为主要表现。

一、病因及发病机制

多数的病毒性脑膜炎由肠道病毒引起。该病毒属于微小核糖核酸病毒科,有 60 多个不同亚型,包括脊髓灰质炎病毒、柯萨奇病毒 A 和 B、埃可病毒等,其次为流行性腮腺炎、单纯疱疹病毒和腺病毒。

肠道病毒主要经粪-口途径传播,少数通过呼吸道分泌物传播;大部分病毒在下消化道发生最初的感染,肠道细胞上有与肠道病毒结合的特殊受体,病毒经肠道入血,产生病毒血症,再经脉络丛侵犯脑膜,引发脑膜炎症性改变。

二、临床表现

(1)本病以夏秋季为高发季节,在热带和亚热带地区可终年发病。儿童多见,成人也可罹患。多为急性起病,出现病毒感染的全身中毒症状如发热、头痛、畏光、肌痛、恶心、呕吐、食欲缺乏、腹泻和全身乏力等,并可有脑膜刺激征。病程在儿童常超过 1 周,成人病程可持续 2 周或更长时间。

(2)临床表现可因患者的年龄、免疫状态和病毒种类不同而异,如幼儿可出现发热、呕吐、皮疹等症状,而脑膜刺激征轻微甚至阙如;手-足-口综合征常发生于肠道病毒 71 型脑膜炎,非特异性皮疹常见于埃可病毒 9 型脑膜炎。

三、辅助检查

脑脊液压力正常或增高,白细胞计数正常或增高,可达$(10\sim100)\times10^6/L$,早期以多形核细胞为主,48 小时后以淋巴细胞为主。蛋白质含量可轻度增高,糖和氯化物含量正常。

四、治疗

本病是一种自限性疾病,主要是对症治疗、支持治疗和防治并发症。对症治疗:如头痛严重者可用止痛药,癫痫发作可选用卡马西平或苯妥英钠等,脑水肿在病毒性脑膜炎不常见,可适当应用甘露醇。对于疱疹病毒引起的脑膜炎,应用阿昔洛韦进行抗病毒治疗可明显缩短病程和缓解症状,目前针对肠道病毒感染临床上使用或试验性使用的药物有人免疫球蛋白和抗微小核糖核酸病毒药物普来可那利。

五、护理评估

(一)健康史

发病前有无发热及感染史(呼吸道、消化道)。

(二)症状

发热、头痛、呕吐、食欲缺乏、腹泻、乏力、皮疹等。

(三)身体状况

(1)生命体征及意识,尤其是体温及意识状态。

(2)头痛:头痛部位、性质、有无逐渐加重及突然加重,脑膜刺激征是否阳性。

(3)呕吐:呕吐物性质、量,呕吐频率,是否为喷射样呕吐。

(4)其他症状:有无人格改变、共济失调、偏瘫、偏盲、皮疹。

(四)心理状况

(1)有无焦虑、恐惧等情绪。

(2)疾病对生活、工作有无影响。

六、主要护理问题

(一)体温过高

与感染的病原有关。

(二)意识障碍

与高热、颅内压升高引起的脑膜刺激征及脑疝形成有关。

(三)有误吸的危险

与脑部病变引起的脑膜刺激征及吞咽困难有关。

(四)有受伤的危险

与脑部皮质损伤引起的癫痫发作有关。

(五)营养失调,低于机体需要量

与高热、吞咽困难、脑膜刺激征所致的摄入量不足有关。

(六)生活自理能力缺陷

与昏迷有关。

(七)有皮肤完整性受损的危险

与昏迷、抽搐有关。

(八)语言沟通障碍

与脑部病变引起的失语、精神障碍有关。

(九)思维过程改变

与脑部损伤所致的智能改变、精神障碍有关。

七、护理措施

(一)高热的护理

(1)注意观察患者发热的热型及相伴的全身中毒症状的程度,根据体温高低定时监测其变化,并给予相应的护理。

(2)患者在寒战期及时增加衣被保暖;在高热期则减少衣被,增加其散热。患者的内衣以棉制品为宜,且不宜过紧,应勤洗勤换。

(3)在患者头、颈、腋窝、腹股沟等大血管走行处放置冰袋,及时给予物理降温,30 分钟后测量降温的效果。

(4)当物理降温无效、患者持续高热时,遵医嘱给予降温药物。给予药物降温后,特别是昏迷的患者,要观察其意识、瞳孔、呼吸、血压的变化。

(5)做好基础护理,使患者身体舒适;做好皮肤护理,防止降温后大量出汗带来的不适;给予患者口腔护理,以减少高热导致口腔分泌物减少引起的口唇干裂、口干、舌苔,以及呕吐、口腔残留食物引起的口臭带来的不适感及舌尖、牙龈炎等感染;给予会阴部护理,保持其清洁,防止卧床所致的泌尿系统感染;床单清洁、干燥、无异味。

(6)患者的饮食应以清淡为宜,给予细软、易消化、高热量、高维生素、高蛋白质、低脂肪饮食。鼓励患者多饮水、多吃水果和蔬菜。意识障碍不能经口进食者及时给予鼻饲,并计算患者每千克体重所需的热量,配置合适的鼻饲饮食。

(7)保持病室安静舒适,空气清新,室温 18～22 ℃,湿度 50%～60%适宜。避免噪声,以免加重患者因发热引起的躁动不安、头痛及精神方面的不适感。降低室内光线亮度或给患者戴眼罩,减轻因光线刺激引起的燥热感。

(二)病情观察

(1)严密观察患者的意识状态,维持患者的最佳意识水平。严密观察病情变化,包括意识、血压、呼吸、体温等生命体征的变化,结合其伴随症状,正确判断、准确识别因智能障碍引起的表情呆滞、反应迟钝,或因失语造成的不能应答,或因高热引起的精神萎靡,或因颅压高所致脑疝引起的嗜睡、昏睡、昏迷,应及时并准确地反馈给医师,以利于患者得到恰当的救治。

(2)按时给予脱水降颅压的药物,以减轻脑水肿引起的头痛、恶心、呕吐等脑膜刺激征,防止脑疝的发生。

(3)注意补充液体,准确记录 24 小时出入量,防止低血容量性休克导致脑缺氧加重。

(4)定时翻身、叩背、吸痰,及时清理口鼻呼吸道分泌物,保持呼吸道通畅,防止肺部感染。

(5)给予鼻导管吸氧或储氧面罩吸氧,保证脑组织氧的供给,降低脑组织氧代谢。

(6)避免噪声、强光刺激,减少癫痫发作,减少脑组织损伤,维护患者意识的最佳状态。

(7)癫痫发作及癫痫持续状态的护理。发作时,应让患者侧卧,解开领口等束缚物,防止窒息和误吸。在患者牙关紧闭前,可在其上下臼齿间垫软物,避免咬伤舌头,但不可强行撬开。同时,保护头部免受撞击。观察发作的表现、持续时间等信息。对于癫痫持续状态,要保持呼吸道通畅,必要时吸痰、气管插管或切开。建立静脉通路,遵医嘱给予抗癫痫药物,注意药物的剂量和速度。监测生命体征、意识状态、瞳孔变化等,做好记录。患者病情稳定后,做好心理护理,缓解其紧张焦虑情绪。

(三)精神症状的护理

(1)密切观察患者的行为,每日主动与患者交谈,关心其情绪,及时发现暴力行为和自杀倾向。

(2)减少环境刺激,避免引起患者恐惧。

(3)注意与患者沟通交流和护理操作技巧,减少不良语言和护理行为的刺激,避免意外事件的发生:①在与患者接触时保持安全距离,以防受到患者暴力行为的伤害。②在与患者交流时注意表情,声音要低,语速要慢,避免使患者感到恐惧,从而增加患者对护士的信任。③运用顺应性语言劝导患者接受治疗、护理,当患者焦虑或拒绝时,除特殊情况外,可等其情绪稳定后再处理。④每日集中进行护理操作，避免反复的操作引起患者的反感或激惹患者的情绪。⑤当遇到患者有暴力行为的倾向时，要保持沉着、冷静的态度，切勿大叫，以免患者受到惊吓后产生恐惧，引发攻击行为而伤害他人。

(4)当患者烦躁不安或暴力行为不可控时，及时给予适当约束，以协助患者缓和情绪，减轻或避免意外事件的发生。约束患者时应注意以下几点：①约束患者前一定要向患者家属讲明约束的必要性，医师病程和护理记录要详细记录，必要时签知情同意书，在患者情绪稳定的情况下也应向家属讲明约束原因。②约束带应固定在患者手不可触及的地方。约束时注意患者肢体的姿势，维持肢体功能性位置，约束带松紧度适宜，注意观察被约束肢体的肤色和活动度。③长时间约束至少每2小时松解约束5分钟。必要时改变患者体位，协助肢体被动运动。若患者情况不允许，则每隔一段时间轮流松绑肢体。④患者在约束期间需要家属或专人陪伴，定时巡视病房，并保证患者在护理人员的视线之内。

(四)用药护理

(1)遵医嘱使用抗病毒药物，静脉给药注意保持静脉通路通畅，做好药物不良反应宣教，注意观察患者有无谵妄、震颤、皮疹、血尿，定期抽血，监测肝、肾功能。

(2)使用甘露醇等脱水降颅压的药物，应保证输液快速滴注，并观察皮肤情况，药液有无外渗，准确记录液体出入量。

(3)使用镇静、抗癫痫药物，要观察药效及药物不良反应，定期抽血，监测血药浓度。

(4)使用退热药物，注意及时补充水分，观察血压情况，预防休克。

(五)心理护理

(1)要做好患者心理护理，介绍有关疾病知识，鼓励患者配合医护人员的治疗，树立战胜疾病的信心，减轻恐惧、焦虑、抑郁等不良情绪，以促进疾病康复。

(2)对有精神症状的患者，给予家属帮助，做好患者生活护理，减少家属的焦虑。

(六)健康教育

(1)指导患者和家属养成良好的卫生习惯。

(2)加强体质锻炼，增强抵抗力。

(3)注意休息，避免感冒，定期复查。

(4)指导患者服药。

第九节　消化性溃疡

消化性溃疡主要指发生于胃和十二指肠的慢性溃疡，即胃溃疡和十二指肠溃疡，因溃疡的形成与胃酸、胃蛋白酶的消化作用有关而得名。临床以慢性病程、周期性发作和节律性上腹部疼痛为主要特点。消化性溃疡是消化系统的常见病，我国总发病率为10%～12%，秋冬和冬春之交好发。临床上十二指肠溃疡较胃溃疡多见，两者之比约为3∶1。男性患病较女性多见，男女之比为(3～4)∶1。十二指肠溃疡好发于青壮年，胃溃疡的发病年龄高峰比十二指肠溃疡约晚10年。

一、致病因素

(一)幽门螺杆菌感染

大量研究表明幽门螺杆菌(Hp)感染是消化性溃疡的主要病因,尤其是十二指肠溃疡。其机制尚未完全阐明,可能是幽门螺杆菌感染通过直接或间接作用于胃、十二指肠黏膜,使黏膜屏障作用削弱,胃酸分泌增加,引起局部炎症和免疫反应,导致胃、十二指肠黏膜损害和溃疡形成。

(二)胃酸和胃蛋白酶

消化性溃疡的最终形成是由于胃酸、胃蛋白酶对黏膜的自身消化所致。胃酸分泌增多不仅破坏胃黏膜屏障,还能激活胃蛋白酶,从而降解蛋白质分子,损伤黏膜,故胃酸在溃疡的形成过程中起关键作用,是溃疡形成的直接原因。

(三)非甾体抗炎药

如阿司匹林、吲哚美辛、糖皮质激素等可直接作用于胃、十二指肠黏膜,损害黏膜屏障,还可抑制前列腺素合成,削弱其对黏膜的保护作用。

(四)其他因素

1.遗传

O 型血人群的十二指肠溃疡发病率高于其他血型。

2.吸烟

烟草中的尼古丁成分可引起胃酸分泌增加、幽门括约肌张力降低、胆汁及胰液反流增多,从而削弱胃肠黏膜屏障。

3.胃、十二指肠运动异常

胃排空增快可使十二指肠壶腹部酸负荷增大;胃排空延缓可引起十二指肠液反流入胃,增加胃黏膜损伤因素。

胃酸、胃蛋白酶的损害作用增强和(或)胃、十二指肠黏膜防御/修复机制减弱是本病发生的根本环节。但胃和十二指肠溃疡发病机制也有所不同,胃溃疡的发病主要是防御/修复机制减弱,十二指肠溃疡的发病主要是损害作用增强。

二、护理评估

(一)健康史

患者吸烟、酗酒史、病程时间、有无服用非甾体抗炎药、遗传及家族史。

(二)身体状况

临床表现轻重不一,部分患者可无症状或症状较轻,或以出血、穿孔等并发症为首发表现。典型的消化性溃疡有如下临床特点。①慢性病程:病史可达数年至数十年。②周期性发作:发作与缓解交替出现,发作常有季节性,多在秋冬和冬春之交好发。③节律性上腹部疼痛:腹痛与进食之间有明显的相关性和节律性。

1.症状

(1)上腹部疼痛:为本病的主要症状,疼痛部位多位于中上腹,可偏右或偏左。疼痛性质可为钝痛、胀痛、灼痛、剧痛或饥饿不适感。多数患者疼痛有典型的节律性,胃溃疡疼痛常在餐后1 小时内发生,至下次餐前消失,即进食-疼痛-缓解,故又称饱食痛;十二指肠溃疡疼痛常在两餐之间发生，至下次进餐后缓解，即疼痛-进食-缓解，故又称空腹痛或饥饿痛，部分患者也可出现午夜痛。

(2)其他：可有反酸、嗳气、恶心、呕吐、腹胀、食欲缺乏等消化不良的症状，或有失眠、多汗等自主神经功能失调的表现，病程长者可出现消瘦、体重下降和贫血。

2.体征

溃疡发作期上腹部可有局限性轻压痛，胃溃疡压痛点常位于剑突下稍偏左，十二指肠溃疡压痛点多在剑突下稍偏右。缓解期无明显体征。

3.并发症

(1)出血：最常见的并发症。出血引起的临床表现取决于出血的量和速度，轻者仅表现为呕血与黑便，重者可出现休克征象。

(2)穿孔：急性穿孔是最严重的并发症，常见诱因有饮食过饱、饮酒、劳累、服用非甾体抗炎药等。表现为突发的剧烈腹痛，迅速蔓延至全腹，并出现腹肌紧张、弥漫性腹部压痛、反跳痛，肝浊音界缩小或消失，肠鸣音减弱或消失等体征，部分患者出现休克征象。慢性穿孔的症状不如急性穿孔剧烈，往往表现为腹痛节律的改变，常放射至背部。

(3)幽门梗阻：多由十二指肠溃疡或幽门管溃疡引起。溃疡急性发作时炎症水肿可引起暂时性梗阻，慢性溃疡愈合后形成瘢痕可致永久性梗阻。主要表现为上腹胀痛，餐后明显，频繁大量呕吐，呕吐物含酸性发酵宿食。严重呕吐可致脱水和低氯低钾性碱中毒，常继发营养不良和体重减轻。上腹部空腹振水音、胃蠕动波及插胃管抽液量超过 200 mL 是幽门梗阻的特征性表现。

(4)癌变：少数胃溃疡可发生癌变。对有长期胃溃疡病史、年龄在 45 岁以上、胃溃疡上腹痛的节律性消失、症状顽固且经严格内科治疗无效、粪便隐血试验持续阳性者，应考虑癌变，需进一步检查和定期随访。

(三)心理-社会状况

由于本病病程长、周期性发作和节律性腹痛，会使患者产生紧张、焦虑或抑郁等情绪，当并发出血、穿孔或癌变时，易产生恐惧心理。

(四)实验室及其他检查

1.胃镜及胃黏膜活组织检查

胃镜及胃黏膜活组织检查是确诊消化性溃疡首选的检查方法。胃镜检查可直接观察溃疡部位、病变大小和性质，还可在直视下取活组织做病理学检查及幽门螺杆菌检测。

2.X 线钡剂检查

龛影是溃疡的 X 线检查直接征象，对溃疡有诊断价值；激惹和变形等间接征象，提示可能有溃疡的发生。

3.幽门螺杆菌检测

幽门螺杆菌检测是消化性溃疡诊断的常规检查项目，有无幽门螺杆菌感染决定治疗方案的选择。

4.粪便隐血试验

隐血试验阳性提示溃疡在活动期，胃溃疡患者如隐血试验持续阳性，提示癌变的可能。

三、主要护理问题

(一)疼痛

腹痛与胃酸刺激溃疡面、引起化学性炎症或并发穿孔等有关。

(二)营养失调:低于机体需要量

低于机体需要量与疼痛所致摄食减少或频繁呕吐有关。

(三)焦虑

焦虑与溃疡反复发作、迁延不愈或出现并发症使病情加重有关。

(四)潜在并发症

出血、穿孔、幽门梗阻、癌变。

(五)知识缺乏

缺乏溃疡病防治知识。

四、护理目标

(1)患者能够了解并避免发病诱因,能够掌握正确的溃疡防治知识,主动参与、积极配合防治。

(2)未出现上消化道出血、穿孔、幽门梗阻、溃疡癌变等并发症或出现时能被及时发现和处理。

(3)焦虑程度减轻或消失。

五、护理措施

(一)病情观察

密切观察患者腹痛的规律和特点,与进食、服药的关系,呕吐物及粪便的颜色和性状;监测生命体征及腹部体征的变化。观察患者有无出血、穿孔、幽门梗阻和癌变征象,一旦发现及时通知医师,并配合做好各项护理工作。

(二)生活护理

1.适当休息

溃疡活动期且症状较重或有并发症者,应适当休息。

2.饮食护理

指导患者进餐定时定量、少食多餐、细嚼慢咽。选择营养丰富、易消化,低脂、适量蛋白质的食物,如脱脂牛奶、鸡蛋和鱼等;主食以面食为主,因其柔软、含碱且易消化,不习惯于面食则以软米饭或米粥代替;避免辛辣、油炸、过酸、过咸食物及浓茶、咖啡等刺激食物和饮料,以减少胃酸分泌。

(三)药物治疗的护理

严格遵医嘱用药,注意观察药物的疗效及不良反应,并告知患者用药的注意事项。

1.碱性抗酸药

应在饭后 1 小时和睡前服用,避免与奶制品、酸性食物及饮料同服。氢氧化铝凝胶能阻碍磷的吸收,引起磷缺乏症,长期大量服用还可引起严重便秘;服用镁制剂可引起腹泻。

2.H_2 受体拮抗药

应在餐中或餐后即刻服用,也可将一日的剂量在睡前顿服,若与抗酸药联用时,两药间隔

1 小时以上。静脉给药时要注意控制速度,避免低血压和心律失常的发生。长期大量应用西咪替丁可出现男性乳房肿胀、性欲减退、腹泻、眩晕、头痛、肌肉痉挛或肌痛、皮疹、脱发,偶见粒细胞减少、精神错乱等。

3.质子泵抑制药

奥美拉唑可引起头晕,告知患者服药期间避免从事注意力高度集中的工作;兰索拉唑的主要不良反应有荨麻疹、皮疹、瘙痒、头痛、口干、肝功能异常等,不良反应严重时应及时停药;泮托拉唑的不良反应较少,偶有头痛和腹泻。

4.保护胃黏膜药物

硫糖铝片应在餐前 1 小时服用,可有便秘、口干、皮疹、眩晕、嗜睡等不良反应;米索前列醇可引起子宫收缩,孕妇禁用。

5.根除幽门螺杆菌药物

应在餐后服用抗生素,尽量减少对胃黏膜的刺激,服药要定时定量,以达到根除幽门螺杆菌的目的。

(四)并发症的护理

1.穿孔

急性穿孔时,禁食并胃肠减压,做好术前准备工作;慢性穿孔时,密切观察疼痛的性质,指导患者遵医嘱用药。

2.幽门梗阻

观察患者呕吐物的性状,准确记录出入液量,重者禁食禁水、胃肠减压,及时纠正水、电解质、酸碱平衡紊乱。

3.出血

出血患者按出血护理常规护理。

(五)心理护理

正确评估患者及家属的心理反应,告知患者及家属,经过正规治疗和积极预防,溃疡是可以痊愈的,并说明不良情绪会诱发和加重病情,使患者树立信心,消除紧张、恐惧心理。指导患者心理放松,转移注意力,保持乐观的情绪。

六、健康教育

(一)疾病知识指导

向患者及家属介绍导致溃疡发生及加重的相关因素;指导患者生活规律,保持乐观的心态,保证充足的睡眠和休息,适当锻炼,提高机体抵抗力;建立合理的饮食习惯和结构,戒除烟酒,避免摄入刺激性食物。

(二)用药指导

指导患者严格遵医嘱服药,学会观察药物疗效和不良反应,不可自行停药和减量,以避免溃疡复发;忌用或慎用对胃黏膜有损害的药物,如阿司匹林、咖啡因、糖皮质激素等;若用药后腹痛节律改变或出现并发症应及时就医。

七、护理效果评价

(1)患者能说出引起疼痛的原因、诱因,戒除烟酒,饮食规律,能选择适宜的食物,未因饮食不当诱发疼痛。

(2)能正确服药,上腹部疼痛减轻并渐消失,无恶心、呕吐、呕血、黑便。

(3)情绪稳定,无焦虑或恐惧,生活态度积极乐观。

第十节　慢性胃炎

慢性胃炎是指由多种原因引起的胃黏膜慢性炎症。其发病率在各种胃病中居首位,男性多于女性,各个年龄段均可发病,且随年龄增长发病率逐渐增高。慢性胃炎的分类方法很多,2000 年全国慢性胃炎研讨会共识意见中采纳了国际上新悉尼系统的分类方法,将慢性胃炎分为浅表性(又称非萎缩性)、萎缩性和特殊类型三大类。慢性浅表性胃炎是指不伴有胃黏膜萎缩性改变的慢性炎症,幽门螺杆菌感染是其主要病因;慢性萎缩性胃炎是指胃黏膜已经发生了萎缩性改变,常伴有肠上皮化生,又分为多灶萎缩性胃炎和自身免疫性胃炎两大类;特殊类型胃炎种类很多,临床上较少见。

一、致病因素

(一)幽门螺杆菌感染

幽门螺杆菌感染是慢性浅表性胃炎最主要的病因。幽门螺杆菌具有鞭毛,其分泌的黏液素可直接侵袭胃黏膜,释放的尿素酶可分解尿素产生 NH_3 中和胃酸,使幽门螺杆菌在胃黏膜定居和繁殖,同时可损伤上皮细胞膜;幽门螺杆菌产生的细胞毒素还可引起炎症反应、其菌体壁诱导的自身免疫反应,导致胃黏膜慢性炎症。

(二)饮食因素

高盐饮食,长期饮烈酒、浓茶、咖啡,摄取过热、过冷、过于粗糙的食物等,均易引起慢性胃炎。

(三)自身免疫

患者血液中存在自身抗体,如抗壁细胞抗体和抗内因子抗体,可使壁细胞数目减少,胃酸分泌减少或缺失,还可使维生素 B_{12} 吸收障碍导致恶性贫血。

(四)其他因素

各种原因引起的十二指肠液反流入胃,削弱或破坏胃黏膜的屏障功能;老年胃黏膜退行性病变;胃黏膜营养因子缺乏,如促胃液素(胃泌素)缺乏;服用非甾体抗炎药等,均可引起慢性胃炎。

二、护理评估

(一)健康史

幽门螺杆菌的感染可能通过人与人的接触相传播,故需要询问患者家庭成员是否有相同病史;是否长期饮浓茶、烈酒、咖啡,过热、过冷、过于粗糙的食物;是否长期大量服用非甾体抗炎药、糖皮质激素等药物;有无不规律的饮食习惯或不良烟酒嗜好;有无慢性口腔、咽喉炎症,肝、胆及胰腺疾病,心力衰竭,类风湿性关节炎等易并发慢性胃炎的疾病存在。

(二)自身状况

1.症状

慢性胃炎进展缓慢,病程迁延。由幽门螺杆菌引起的慢性胃炎多数患者无症状;部分患者有上腹隐痛、餐后饱胀感、食欲不振、嗳气、反酸、恶心和呕吐等消化不良的表现,这些症状的有无及严重程度与胃镜所见及组织病理学改变无肯定的相关性,而与病变是否处于活动期有关。自身免疫性胃炎患者消化道症状较少,可伴有贫血,在典型恶性贫血时,除贫血外还可伴有全身虚弱、神情淡漠和周围神经系统改变等维生素 B_{12} 缺乏的临床表现。

2.体征

多不明显,可有上腹轻压痛。

(三)辅助检查

1.纤维胃镜检查

结合直视下组织活检是最可靠的诊断方法,可明确病变类型。由于慢性胃炎病变可呈多灶分布,活检应在多部位取材。

2.血清学检查

多灶萎缩性胃炎时,抗壁细胞抗体滴度低,血清促胃泌素水平正常或偏低;自身免疫性胃炎时,抗壁细胞抗体和抗内因子抗体可呈阳性,血清促胃泌素水平明显升高。

3.胃液分析

自身免疫性胃炎时,胃酸缺乏;多灶萎缩性胃炎时,胃酸分泌正常或偏低。

(四)心理-社会状况

慢性胃炎病程迁延,多无明显症状,易被患者忽视。一旦症状明显又经久不愈,易使患者产生烦躁、焦虑等不良情绪。少数患者因担心癌变而存在恐惧心理。

三、护理诊断

(一)疼痛

与胃酸刺激溃疡面、引起化学性炎症或并发穿孔等有关。

(二)营养失调:低于机体需要量

与疼痛所致摄食减少或频繁呕吐有关。

(三)焦虑

与溃疡反复发作、迁延不愈或出现并发症使病情加重有关。

(四)潜在并发症

出血、穿孔、幽门梗阻、癌变。

(五)知识缺乏

缺乏溃疡病防治知识。

四、护理目标

腹痛缓解或消失;进食量恢复正常,消化吸收功能良好,营养中等或良好;焦虑感消失,情绪平稳。

五、护理措施

(一)病情观察

主要观察有无上腹不适、腹胀、食欲缺乏等消化不良的表现;观察腹痛的部位、性质,呕吐物与大便的颜色、量及性状;评估实验室及胃镜检查结果。

(二)饮食护理

1.营养状况评估

观察并记录患者每日进餐次数、量和品种,以了解机体营养摄入状况。定期监测体重、血红蛋白浓度、血清蛋白等有关营养指标的变化。

2.制订饮食计划

(1)与患者及其家属共同制订饮食计划,以营养丰富、易消化、少刺激为原则。

(2)胃酸低者可适当食用刺激胃酸分泌或酸性的食物,如浓肉汤、鸡汤、山楂、食醋等;胃酸高者应指导患者避免食用酸性和多脂肪食物,可进食牛奶、菜泥、面包等。

(3)鼓励患者养成良好的饮食习惯,进食应规律,少食多餐,细嚼慢咽。

(4)避免摄入过冷、过热、过咸、过甜、辛辣和粗糙的食物,戒除烟酒。

(5)提供舒适的进餐环境,改进烹饪技巧,保持口腔卫生,以促进患者的食欲。

(三)药物治疗的护理

1.严格遵医嘱用药

注意观察药物的疗效及不良反应。

2.枸橼酸铋钾

因其在酸性环境中方起作用,宜在餐前半小时服用;服药时要用吸管直接吸入,防止将牙齿、舌染黑;部分患者服药后出现便秘或黑便,少数患者有恶心、一过性血清转氨酶升高,停药后可自行消失,极少数患者可能出现急性肾衰竭。

3.抗菌药物

服用阿莫西林前应详细询问患者有无青霉素过敏史,用药过程中要注意观察有无变态反应的发生;服用甲硝唑可引起恶心、呕吐等胃肠道反应及口腔金属味、舌炎、排尿困难等不良反应,宜在餐后半小时服用。

4.多潘立酮及西沙必利

应在餐前服用,不宜与阿托品等解痉药合用。

(四)心理护理

护理人员应主动安慰、关心患者,向患者说明不良情绪会诱发和加重病情,经过正规的治疗和护理慢性胃炎可以康复。

六、健康教育

向患者及家属介绍本病的有关知识、预防措施等;指导患者避免诱发因素,保持愉快的心情,生活规律,养成良好的饮食习惯,戒除烟酒;向患者介绍服用药物后可能出现的不良反应,指导患者按医嘱坚持用药,定期复查,如有异常及时复诊。

七、护理效果评价

腹痛减轻,食欲缺乏消失,营养状况改善,情绪平稳。

第三章　外科疾病护理

第一节　胸部损伤

胸廓由胸椎、胸骨、肋骨和肋间组织组成，外有胸壁和肩部肌肉，内有胸膜。上口由胸骨上缘和第 1 肋组成，下口为膈所封闭，主动脉、胸导管、奇静脉、食管、迷走神经以及下腔静脉穿过各自裂孔进入腹腔。膈是重要呼吸肌，呼气时变为圆顶形，吸气时变为扁平以增加胸腔容量。

纵隔为两肺间的胸内空隙，前为胸骨，后为胸椎，两侧为左右胸膜。除两肺外，胸内器官均居于纵隔。纵隔的位置有赖于两侧胸膜腔压力的平衡。

胸膜腔左右各一。胸膜有内外两层，即脏层和壁层，两层间为潜在的胸膜腔，只有少量浆液。腔内压力为－0.79～－0.98 kPa（－8～－10 cmH_2O），如负压消失肺即萎陷，故在胸部损伤或开胸手术后，保持胸膜腔内的负压至关重要。

一、病因与发病机制

胸部损伤一般根据是否穿破壁层胸膜，造成胸膜腔与外界相通而分为闭合性和开放性损伤两类。闭合性损伤多由暴力挤压、冲撞或钝器打击胸部引起，轻者造成胸壁软组织挫伤或单根肋骨骨折，重者可发生多根多处肋骨骨折或伴有胸腔内器官损伤；开放性损伤多为利器或枪弹伤所致，胸膜的完整性遭到破坏，导致开放性气胸或血胸，并常伴有胸腔内器官损伤，若同时伤及腹部脏器，称为胸腹联合伤。

二、临床表现

（一）胸痛

胸痛是胸部损伤的主要症状，常位于受损处，伴有压痛，呼吸时加剧。

（二）呼吸困难

胸部损伤后，疼痛可使胸廓活动受限、呼吸浅快。血液或分泌物堵塞气管、支气管，肺挫伤导致肺水肿、出血或淤血，气、血胸使肺膨胀不全等均可导致呼吸困难。多根多处肋骨骨折，胸壁软化引起胸廓反常呼吸运动，则加重呼吸困难。

（三）咯血

小支气管或肺泡破裂，出现肺水肿及毛细血管出血者，痰中常带血或咯血；大支气管损伤者，咯血量较多，且出现较早。

（四）休克

胸内大出血、张力性气胸、心包腔内出血、疼痛及继发感染等，均可导致休克的发生。

（五）局部体征

因损伤性质和轻重而不同，可有胸部挫裂伤、胸廓畸形、反常呼吸运动、皮下气肿、骨摩擦音、伤口出血、气管和心脏向健侧移位征象。胸部叩诊呈鼓音或浊音，听诊呼吸音减低或消失。

三、护理

(一)护理目标

(1)患者能采取有效的呼吸方式或维持氧的供应,肺内气体交换得到改善。

(2)患者掌握正确的咳嗽排痰方法,保持呼吸道通畅和胸腔闭式引流的效果。

(3)维持体液平衡和血容量。

(4)疼痛缓解或消失。

(5)患者情绪稳定,解除或减轻心理压力。

(6)防治感染,及时发现或处理并发症。

(二)护理措施

1.严密观察生命体征和病情变化

如患者出现烦躁、口渴、面色苍白、呼吸短促、脉搏快弱、血压下降等休克征象时,应针对导致休克的原因加强护理。失血性休克的患者,应在中心静脉压的监测下,迅速补充血容量,维持水、电解质和酸碱平衡。对开放性气胸,应立即在深呼气末用无菌凡士林纱布及厚棉垫加压封闭伤口,以避免纵隔扑动。张力性气胸则应迅速在患者锁骨中线第 2 肋间行粗针头穿刺减压,置管行胸腔闭式引流术,以降低胸膜腔压力,减轻肺受压,改善呼吸和循环功能。

经以上措施处理后,病情无明显好转,血压持续下降或一度好转后又继续下将,血红蛋白、红细胞计数、血细胞比容持续降低,胸腔穿刺抽出的血液很快凝固或因血凝固抽不出血液,X 线显示胸膜腔阴影继续增大,胸腔闭式引流抽出血量≥200 mL/h,并持续>3 h,应考虑胸膜腔内有活动性出血,咯血或咯大量泡沫样血痰,呼吸困难加重,胸腔闭式引流有大量气体溢出,常提示肺、支气管严重损伤,应迅速做好开胸手术准备工作。

2.防治多肋骨骨折

若出现多肋骨骨折,应紧急行胸壁加压包扎固定或牵引固定,矫正胸壁凹陷,以消除或减轻反常呼吸运动,维持正常呼吸功能,促使伤侧肺膨胀。

3.保持呼吸道通畅

严密观察呼吸频率、幅度及缺氧症状,给予氧气吸入,氧流量 2~4 L/min。鼓励和协助患者有效咳嗽排痰,痰液黏稠不易排出时,应用祛痰药以及超声雾化或氧气雾化吸入。疼痛剧烈者,遵医嘱给予止痛剂。及时清除口腔、上呼吸道、支气管内分泌物或血液,可采用鼻导管深部吸痰或支气管镜下吸痰,以防窒息。必要时行气管切开呼吸机辅助呼吸。

4.解除心脏压塞

疑有心脏压塞患者,应迅速配合医师施行剑突下心包穿刺或心包开窗探查术,以解除急性心脏压塞,并尽快准备剖胸探查术。术前给予快速大量输血、抗休克治疗。对刺入心脏的致伤物尚留存在胸壁,手术前不宜急于拔除。如发生心搏骤停,须配合医师急行床旁开胸挤压心脏,解除心脏压塞,指压控制出血,并迅速送入手术室继续抢救。

5.防治胸内感染

胸部损伤尤其是胸部穿透伤引起血胸的患者易导致胸内感染,要密切观察体温变化,定时测量体温。在清创、缝合、包扎伤口时注意无菌操作,防止伤口感染,合理使用抗生素。高热患者,给予物理或药物降温。患者出现寒战、发热、头痛、头晕、疲倦等中毒症状,血常规显示白细胞计数升高，胸腔穿刺抽出血性混浊液体，并查见脓细胞，提示血胸已继发感染形成脓胸，应按脓胸处理。

6.行闭式引流

行胸腔穿刺或胸腔闭式引流术患者，按胸腔穿刺或胸腔闭式引流常规护理。

7.生活护理

因伤口疼痛及带有各种管道，患者自理能力下降，护士应关心体贴患者，根据患者需要做好生活护理。协助患者床上排大小便，做好伤侧肢体及肺的功能锻炼，鼓励患者早期下床活动。

8.心理护理

患者由于意外创伤的打击，对治疗效果担心，对手术恐惧，患者表现为心情紧张、烦躁、忧虑等。护士应加强与患者沟通，做好心理护理。向患者及其家属解释各项治疗、护理过程，愈后情况及手术的必要性，提供有关疾病变化及各种治疗信息，鼓励患者树立信心，积极配合治疗。

第二节　肺癌

一、疾病概述

(一)概念

肺癌多数起源于支气管黏膜上皮，因此也称支气管肺癌。全世界肺癌的发病率和死亡率正在迅速上升。发病年龄大多在40岁以上，以男性多见，居发达国家和我国大城市男性恶性肿瘤发病率和死亡率的第一位。但近年来，女性肺癌的发病率和死亡率上升较男性更为明显。

(二)相关病理生理

肺癌起源于支气管黏膜上皮，局限于基底膜内者称为原位癌。癌肿可以向支气管腔内或(和)邻近的肺组织生长，并可以通过淋巴、血行转移或直接向支气管转移扩散。

肺癌的分布以右肺多于左肺，上叶多于下叶。起源于主支气管、肺叶支气管的癌肿，位置靠近肺门，称为中心型肺癌；起源于肺段支气管以下的癌肿，位置在肺的周围部分，称为周围型肺癌。

(三)病因与诱因

肺癌的病因至今尚不完全明确，认为与下列因素有关。

1.吸烟

吸烟是肺癌的重要致病因素。烟草内含有苯并芘等多种致癌物质。吸烟量越多、时间越长、开始吸烟年龄越早，则肺癌发病率越高。资料表明，多年每日吸烟40支以上者，肺鳞癌和小细胞癌的发病率比不吸烟者高4～10倍。

2.化学物质

已被确认可导致肺癌的化学物质包括石棉、铬、镍、铜、锡、砷、二氯甲醚、氡、芥子体、氯乙烯、煤烟焦油和石油中的多环芳烃等。

3.空气污染

包括室内污染和室外污染。室内空气污染主要指煤、天然气等燃烧过程中产生的致癌物。室外空气污染包括汽车尾气、工业废气、公路沥青在高温下释放的有毒气体等。

4.人体内在因素

如免疫状态、代谢活动、遗传因素、肺部慢性感染、支气管慢性刺激、结核病史等，也可能与肺癌的发病有关。

5.其他

长期、大剂量电离辐射可引起肺癌。癌基因（如 ras、erb-b2 等）的活化或肿瘤抑制基因（p53、RB 等）的丢失与肺癌的发病也有密切联系。

（四）临床表现

肺癌的临床表现与癌肿的部位、大小、是否压迫和侵犯邻近器官及有无转移等密切相关。

1.早期

多无明显表现，癌肿增大后常出现以下表现。

（1）咳嗽：最常见，为刺激性干咳或少量黏液痰，抗感染治疗无效。当癌肿继续长大引起支气管狭窄时，咳嗽加重，呈高调金属音。若继发肺部感染，可有脓性痰，痰量增多。

（2）血痰：以中心型肺癌多见，多为痰中带血点、血丝或断续地少量咯血；癌肿侵犯大血管可引起大咯血，但较少见。

（3）胸痛：为肿瘤侵犯胸膜、胸壁、肋骨及其他组织所致。早期表现为胸部不规则隐痛或钝痛。

（4）胸闷、发热：当癌肿引起较大支气管不同程度的阻塞，发生阻塞性肺炎和肺不张，临床上可出现胸闷、局限性哮鸣、气促和发热等症状。

2.晚期

除发热、体重减轻、食欲减退、倦怠及乏力等全身症状外，还可出现癌肿压迫、侵犯邻近器官、组织或发生远处转移的征象。

（1）压迫或侵犯膈神经：引起同侧膈肌麻痹。

（2）压迫或侵犯喉返神经：引起声带麻痹、声带嘶哑。

（3）压迫上腔静脉：引起上腔静脉压迫综合征，表现为上腔静脉回流受阻，面部、颈部、上肢和上胸部静脉怒张，皮下组织水肿，上肢静脉压升高。可出现头痛、头昏或晕厥。

（4）侵犯胸膜及胸壁：可引起剧烈持续的胸痛和胸腔积液。若侵犯胸膜则为尖锐刺痛，呼吸及咳嗽时加重；若压迫肋间神经，疼痛可累及其神经分布区；若侵犯肋骨或胸椎，则相应部位出现压痛。胸膜腔积液常为血性，大量积液可引起气促。

（5）侵入纵隔、压迫食管：可引起吞咽困难，支气管-食管瘘。

（6）上叶顶部肺癌：亦称 Pancoast 肿瘤。可侵入纵隔和压迫位于胸廓上口的器官或组织，如第一肋间，锁骨下动、静脉，臂丛神经等而产生剧烈胸肩痛、上肢静脉怒张、上肢水肿、臂痛和运动障碍等；若压迫颈交感神经则会引起同侧上眼睑下垂、瞳孔缩小、眼球内陷、面部无汗等颈交感神经综合征表现。

（7）肿瘤远处转移征象：①脑：头痛最为常见，出现呕吐、视觉障碍、性格改变、眩晕、颅内压增高、脑疝等。②骨:局部疼痛及压痛较常见,转移至椎骨等承重部位则可引起骨折、瘫痪。③肝:肝区疼痛最为常见,出现黄疸、腹水、食欲减退等。④淋巴结:引起淋巴结肿大。

3.非转移性全身症状

少数患者可出现非转移性全身症状,如杵状指(趾)、骨关节痛、骨膜增生等骨关节病综合征、皮质醇增多症、重症肌无力、男性乳房发育、多发性肌肉神经痛等,称为副癌综合征。副癌综合征可能与肺癌组织产生的内分泌物质有关,手术切除癌肿后这些症状可消失。

(五)辅助检查

1.X线及CT检查

X线及CT检查是诊断肺癌的重要手段。胸部X线和CT检查可了解癌肿大小及其与肺叶、肺段、支气管的关系。5%~10%无症状肺癌可在X线检查时被发现,CT可发现X线检查隐藏区的早期肺癌病变。肺部可见块状阴影,边缘不清或分叶状,周围有毛刺;若有支气管梗阻,可见肺不张;若肿瘤坏死液化可见空洞;若有转移可见相应转移灶。

2.痰细胞学检查

痰细胞学检查是肺癌普查和诊断的一种简便有效的方法。肺癌表面脱落的癌细胞可随痰咳出,故痰中找到癌细胞即可确诊。

3.纤维支气管镜检查

诊断中心型肺癌的阳性率较高,可直接观察到肿瘤大小、部位及范围,并可钳取或穿刺病变组织做病理学检查,也可经支气管取肿瘤表面组织检查或取支气管内分泌物行细胞学检查。

4.正电子发射断层扫描(PET)

利用^{18}F-氟代脱氧葡萄糖(FDG)作为示踪剂进行扫描显像。由于恶性肿瘤的糖酵解代谢高于正常细胞,FDG在肿瘤内聚积程度大大高于正常组织,肺癌PET显像时表现为局部异常浓聚。可用于肺内结节和肿块的定性诊断,并能显示纵隔淋巴结有无转移。目前,PET是肺癌定性诊断和分期较好、较准确的无创检查。

5.其他

如胸腔镜、纵隔镜、经胸壁穿刺活检、转移病灶活检、胸腔积液检查、肿瘤标记物检查、剖胸探查等。

(六)治疗原则

尽管80%的肺癌患者在明确诊断时已失去手术机会,但手术治疗仍然是肺癌最重要和最有效的治疗手段。然而,目前所有的各种治疗肺癌的方法效果均不能令人满意,必须适当联合应用,现在临床上常采用个体化的综合治疗,以提高肺癌治疗的效果。一般非小细胞癌以手术治疗为主,辅以化学治疗和放射治疗;小细胞癌则以化学治疗和放射治疗为主。

1.非手术治疗

(1)放射治疗:是从局部消除肺癌病灶的一种手段,主要用于处理手术后残留病灶和配合化学治疗。在各种类型的肺癌中,小细胞癌对放射治疗敏感性较高,鳞癌次之,腺癌最差。晚期或肿瘤再发患者姑息性放射治疗可减轻症状。

(2)化学治疗:分化程度低的肺癌,尤其是小细胞癌对化学治疗特别敏感,鳞癌次之,腺癌最差。化学治疗也单一用于晚期肺癌患者以缓解症状,或与手术、放射治疗综合应用,以防止癌肿转移复发，提高治愈率。

(3)中医中药治疗：按患者临床症状、脉象、舌苔等辨证论治，部分患者的症状可得到改善；也可用于减轻患者放射治疗及化学治疗的不良反应，提高机体的抵抗力，增强疗效并延长生存期。

(4)免疫治疗：①特异性免疫疗法，用经过处理的自体肺癌细胞或加用佐剂后，做皮下接种治疗。②非特异性免疫疗法，用卡介苗、短小棒状杆菌、转移因子、干扰素、胸腺素等生物制品或左旋咪唑等药物激发和增强人体免疫功能，以抵制肿瘤生长，增强机体对化疗药物的耐受性而提高治疗效果。

2.手术治疗

目的是彻底切除肺部原发癌肿病灶和局部及纵隔淋巴结，尽可能保留健康的肺组织。目前基本手术方式为肺切除术加淋巴结清扫。肺切除术的范围取决于病变的部位和大小。周围型肺癌，实施肺叶切除加淋巴结切除术；中心型肺癌，实施肺叶或一侧全肺切除加淋巴结切除术。

二、护理评估

(一)一般评估

1.生命体征

早期肺癌时，患者多无任何症状，生命体征(体温、呼吸、心率、血压)一般表现正常，当癌肿继续长大引起较大支气管不同程度的阻塞，发生阻塞性肺炎和肺不张时，患者可出现体温偏高(发热)，心率和呼吸加快、胸闷、气促症状。

2.患者主诉

有无咳嗽、血痰、胸痛、胸闷、气促、倦怠、乏力、骨关节疼痛等症状。

3.相关记录

体重、体位、饮食、有无吸烟史、吸烟的时间和数量，有无其他伴随疾病，如糖尿病、冠状动脉粥样硬化性心脏病(冠心病)、高血压、慢性支气管炎等记录。

(二)身体评估

1.全身

患者有无咳嗽，是否为刺激性；有无咳痰，痰量及性状；有无痰中带血或咯血，咯血的量、次数；有无疼痛，疼痛的部位和性质；有无呼吸困难，全身营养状况。

2.局部

患者面部颜色有无贫血、口唇有无发绀、有无杵状指(趾)；有无声音嘶哑，有无面部、颈部、上肢肿胀，有无持续胸背部疼痛、吞咽困难、甚至患侧上眼睑下垂等晚期肺癌侵犯邻近器官、组织的表现。

3.听诊肺部

早期肺癌患者，大部分听诊双肺呼吸音清，当合并肺炎时可有啰音，若晚期肺癌引起肺实变，则呼吸音强；若出现胸积水，则呼吸音弱。应结合病例综合考虑。

4.叩诊

有胸积水时叩诊呈浊音。

(三)心理-社会评估

患者在疾病治疗过程中的心理反应与需求，了解患者对疾病的认知程度，对手术有何顾虑，有何思想负担。了解朋友及家属对患者的关心、支持程度，家庭对手术的经济承受能力。引导患者正确配合疾病的治疗和护理。

(四)辅助检查结果评估

(1)血液检验:有无低蛋白血症。

(2)胸部X线、CT检查:有无肺部肿块阴影，而CT检查因密度分辨率高，可发现一般X线检查隐藏区(如肺尖、膈上、脊柱旁、心后、纵隔处)的早期肺癌病变，对中心型肺癌的诊断有重要价值。

(3)PET检查:肺部肿块经FDG吸收、代谢显影是否明显增高(因为恶性肿瘤的糖酵解代谢高于正常细胞)，并能观察纵隔淋巴结有无转移。

(4)各种内镜及其他有关手术耐受性检查等有无异常发现。

(五)治疗效果评估

1.非手术治疗评估要点

咳嗽、血痰、胸痛、胸闷、气促等症状是否改善或消失，肺部肿块阴影有无缩小或消散。放射治疗、化学治疗引起的胃纳减退、骨髓造血功能抑制等毒副作用有无好转。

2.手术治疗评估要点

术后患者生命体征是否平稳，呼吸状态如何，有无胸闷、呼吸浅快、发绀及肺部痰鸣音等;伤口是否干燥，有无渗液、渗血，伤口周围有无皮下气肿;各引流管是否通畅，引流量、颜色与性状等;术后肺膨胀情况;术后有无大出血、感染、肺不张、支气管胸膜瘘等并发症的发生。患者对术后康复训练和早期活动是否配合;对出院后的继续治疗是否清楚。

三、主要护理问题

(一)气体交换障碍

与肺组织病变、手术、麻醉、肿瘤阻塞支气管、肺膨胀不全、呼吸道分泌物潴留、肺换气功能降低等因素有关。

(二)营养失调:低于机体需要量

与肿瘤引起机体代谢增加、手术创伤等有关。

(三)焦虑与恐惧

与担心手术、疼痛、疾病的预后等因素有关。

(四)潜在并发症

1.出血

与手术时胸膜粘连紧密、止血不彻底或血管结扎线脱落，胸腔内大量毛细血管充血及胸腔内负压等因素有关。

2.感染、肺不张

与麻醉药不良反应使患者膈肌受抑制、患者术后软弱无力及疼痛等，限制了患者的呼吸运动，不能有效咳嗽排痰，导致分泌物滞留堵塞支气管有关。

3.心律失常

与缺氧、出血、水电解质酸碱失衡有关。

4.支气管胸膜瘘

与支气管缝合不严密、支气管残端血运不良或支气管缝合处感染、破裂等引发有关。

5.肺水肿

与患者原有心脏疾病或病肺切除、余肺膨胀不全或输液量过多、速度过快，使肺泡毛细血管床容积明显减少有关，尤以全肺切除患者更为明显。

四、主要护理措施

(一)术前护理

(1)做好心理护理：护士应关心患者，向患者讲解手术方式及注意事项，告知患者术后呼吸锻炼排痰，帮助患者消除焦虑、恐惧心理。

(2)指导患者戒烟：吸烟使气管分泌物增加，必须戒烟2周方可手术。

(3)教会患者正确呼吸方法：指导患者行缩唇式呼吸，平卧时练习腹式呼吸，坐位或站位时练习胸式呼吸，每日2～4次，每次15～20分钟，以增加肺通气量。

(4)指导行有效咳嗽、排痰方法。频繁咳嗽、痰多者遵医嘱应用抗生素，雾化吸入治疗。

(5)加强营养：指导患者进食高热量、高蛋白质、富含维生素的饮食，以增强机体手术耐受力。

(6)术前准备：术前1日备皮，做好交叉配血，洗澡以保持皮肤清洁。指导患者练习床上排便，术前晚22时后禁食，术前4～6小时禁饮。

(7)遵医嘱执行术前用药。

(二)术后护理

(1)严密观察生命体征的变化。

(2)呼吸道的管理：①保持呼吸道通畅，给予氧气吸入(流量2～4 L/min)。术后第2日给予间断给氧或根据血氧饱和度监测结果，按需给氧。②协助患者有效排痰。患者取坐位或半卧位，进行5～6次深呼吸后，于深吸气末屏气，用力咳出痰液，同时指导家属双手保护伤口。③鼓励患者术后2～3日做吹水泡、吹气球运动，以促使患侧肺早期膨胀，利于呼吸功能的恢复。

(3)体位指导：①肺叶切除术后，麻醉未苏醒时采取去枕仰卧位，头偏向一侧；麻醉苏醒后应尽早改半卧位，患者头部和上身抬高30°～45°，以利膈肌下降，胸腔容量扩大，利于肺通气，便于咳嗽和胸腔液体引流；也可与侧卧位交替。但病情较重、呼吸功能差者应避免完全健侧卧位，以免压迫健侧肺，限制肺通气，从而影响有效气体交换。②一侧全肺切除术后患者取半卧位或1/4侧卧位，避免使患者完全卧于患侧或搬运患者时剧烈震动，使纵隔过度移位，大血管扭曲而引起休克；同时避免完全健侧卧位，以免压迫健侧肺，造成患者严重缺氧。

(4)做好皮肤护理，每1～2小时更换卧位1次，防止压疮发生。

(5)指导及早有效清理呼吸道痰液，术后第1日可行拍背排痰，排痰机辅助排痰，防止肺不张及肺部感染发生。

(6)胸腔闭式引流的护理：①保持胸腔闭式引流瓶连接正确。将胸腔引流管与引流瓶管连接紧密，固定，防止松动拉拖。保持其通畅，防止扭曲，确保引流瓶内长管被水淹没3～4 cm。②保持引流通畅。如液面随呼吸运动而波动，表示引流良好；如液面波动消失，表示胸腔引流管不通或提示患侧肺已膨胀良好。如不通，可挤压引流管使之复通，仍然不通则立即通知医师处理。③保持引流处于无菌状态并防止气体进入胸腔。每日更换胸腔引流瓶1次。更换时注意无菌操作。先夹闭引流管再更换，以防气体进入胸腔。④术后密切观察胸腔闭式引流瓶内情况，监测生命体征，记录24小时胸腔引流量。可疑有活动性出血时，应立即夹闭胸腔引流管，通知医师给予止血、快速补液输血，必要时行二次开胸止血。⑤做好患者下床活动时的指导。指导患者下床活动时避免引流连接处脱落，防止气体进入胸腔；活动时胸腔引流瓶不要高于患者腰部，防止引流液倒吸进胸腔。外出或活动度大的时候应给予预防性夹管。

(7)疼痛的护理：开胸手术创面大，胸部肌肉肋骨的牵拉，会导致术后伤口疼痛感明显，而患者可能会为了避免疼痛不敢做深呼吸运动和咳嗽排痰。因此，术后48小时内给予患者自控镇痛止痛泵，协助患者采取舒适体位，妥善固定引流管，避免牵拉引起疼痛，给患者创造安静、舒适的环境是非常必要的。

(8)输液的护理：严格控制输液的速度和量，防止心脏负荷过重，导致肺水肿和心力衰竭；一侧全肺切除者应控制钠盐摄入，24小时补液量控制在2000 mL以内，速度控制在30～40滴/分。

(9)并发症的护理：当患者术后出现大面积肺不张时，会出现胸闷、发热，气管向患侧移位等表现；出现张力性气胸时表现为严重的呼吸困难，气管向健侧移位；在术后第7～9日易发生支气管胸膜瘘，护士应观察患者有无发热、刺激性咳嗽、咳脓痰等感染症状。如有发生，应立即报告医师进行处理。

(三)活动与休息

适当的活动，进行呼吸功能训练是提高患者手术耐受性，减少手术后感染的重要方法之一，术前可采用缩唇呼气训练、爬楼梯、吹气球和有效咳嗽排痰训练等改善患者的肺功能。术后鼓励及协助患者尽早活动，术后第1日，生命体征平稳后，可在床上坐起，坐在床边、双腿下垂或在床旁站立移步。术后第2日起，可扶持患者围绕病床在室内行走3～5分钟，以后根据患者情况逐渐增加活动量。活动期间，应妥善保护患者的引流管，严密观察患者病情变化，一旦出现头晕、气促、心动过速、心悸和出汗等症状，应立即停止活动并休息。术后第1日开始做肩、臂关节运动，预防术侧胸壁肌肉粘连、肩关节强直及失用性萎缩。

(四)合理饮食

饮食对肺癌手术患者的康复非常重要，对术前伴营养不良者，除了经肠内增加高蛋白质饮食外，也可经肠外途径补充营养，如脂肪乳剂和复方氨基酸等，以改善其营养状况。若术后患者进食后无任何不适，改为普食时，饮食宜高蛋白质、高热量、丰富维生素、易消化，以保证营养，提高机体抵抗力，促进伤口愈合。

(五)用药护理

应严格按医嘱用药，严格掌握输液量和速度，防止前负荷过重而导致急性肺水肿。全肺切除术后应控制钠盐摄入量，24小时补液量控制在2000 mL内，速度宜慢，以20～30滴/分为宜。记录出入液量。对于非手术综合治疗的患者，应注意观察药物的不良反应，发现问题及时处理。

(六)心理护理

多关心、体贴患者，对患者的担心表示理解并予以安慰，给予患者发问的机会，并认真耐心地回答，以减轻其焦虑或恐惧情绪。指导患者正确认识癌症，向患者及家属详细说明手术方案，各种治疗护理的意义、方法、大致过程、配合要点与注意事项，让患者有充分的心理准备。说明手术的安全性、必要性，并介绍手术成功的实例，以增强患者的信心。动员家属给患者以心理和经济方面的全力支持。

（七）改善肺泡的通气与换气功能

1.戒烟

指导并劝告患者停止吸烟。让患者了解吸烟会刺激肺、气管及支气管，使气管、支气管分泌物增加，支气管上皮纤毛活动减少或丧失活力，妨碍纤毛的清洁功能，影响痰液咳出，引起肺部感染。因此术前应戒烟 2 周以上。

2.保持呼吸道通畅

对于支气管分泌物较多、痰液黏稠者，可给予超声雾化、应用支气管扩张剂、祛痰剂等药物，合并肺部感染者，遵医嘱给予抗生素，术后则及早鼓励患者深呼吸、咳嗽、排痰，对于咳痰无力者，必要时行纤维支气管镜吸痰，术后常规吸氧 2～4 L/min，可根据血气分析结果调整给氧浓度。

（八）维持胸腔引流通畅

(1)按胸腔闭式引流常规护理。

(2)病情观察：定时观察胸腔引流管是否通畅，注意负压波动，定期挤压，防止堵塞。观察引流液量、色和性状，一般术后 24 小时内引流量约 500 mL，为手术创伤引起的渗血、渗液及术中冲洗胸腔残余的液体。

(3)全肺切除术后胸腔引流管的护理：一侧全肺切除术后的患者，由于两侧胸膜腔内压力不平衡，纵隔易向手术侧移位。因此，全肺切除术后患者的胸腔引流管一般呈钳闭状态，以保证术后患侧胸壁有一定的渗液，减轻或纠正纵隔移位。随时观察患者的气管是否居中，有无呼吸或循环功能障碍。若气管明显向健侧移位，应立即听诊肺呼吸音，在排除肺不张后，可酌情放出适量的气体或引流液，气管、纵隔即可恢复中立位。但每次放液量不宜超过 100 mL，速度宜慢，避免快速多量放液引起纵隔突然移位，导致心搏骤停。

（九）健康教育

1.早期诊断

40 岁以上人群应定期进行胸部 X 线检查，尤其是反复呼吸道感染、久咳不愈或咳血痰者，应提高警惕，做进一步的检查。

2.戒烟

使患者了解吸烟的危害，戒烟。

3.疾病康复

(1)指导患者出院回家后数周内，坚持进行腹式深呼吸和有效咳嗽，以促进肺膨胀。出院后半年不得从事重体力活动。

(2)保持良好的口腔卫生，如有口腔疾病应及时治疗。注意环境空气新鲜，避免出入公共场所或与上呼吸道感染者接近。避免居住或工作在布满灰尘、烟雾及化学刺激物品的环境。

(3)对需进行放射治疗和化学治疗的患者，指导其坚持完成放射治疗和化学治疗的疗程，并告知注意事项以提高疗效，定期返院复查。

(4)若有伤口疼痛、剧烈咳嗽及咯血等症状或有进行性倦怠情形,应返院复诊。

(5)保持良好的营养状况,注意每日保持充分休息与活动。

五、护理效果评估

(1)患者呼吸功能改善,无气促、发绀等缺氧征象;咳嗽咳痰减少或消失。

(2)营养状况改善,体重有所增加。

(3)焦虑情绪减轻。

(4)未发生并发症,或并发症得到及时发现和处理。

第三节 食管癌

一、疾病概述

(一)概念

食管癌是常见的一种消化道癌肿。全世界每年约有30万人死于食管癌,我国每年死亡达15万余人。食管癌的发病率有明显的地域差异,高发地区发病率可高达150/10万以上,低发地区则只在3/10万左右。国外以中亚、非洲、法国北部和中南美洲为高发区。我国以太行山地区、秦岭东部地区、大别山地区、四川北部地区、闽南和广东潮汕地区、苏北地区为高发区。

(二)相关病理生理

临床上将食管分为颈、胸、腹三段。胸段食管又分为上、中、下三段。胸中段食管癌较多见,下段次之,上段较少。95%以上的食管癌为鳞状上皮细胞癌,贲门部腺癌可向上延伸累及食管下段。

食管癌起源于食管黏膜上皮。癌细胞逐渐增大侵及肌层,并沿食管向上下、全周及管腔内外方向发展,出现不同程度的食管阻塞。晚期癌肿穿透食管壁、侵入纵隔或心包。食管癌主要经淋巴转移,血行转移发生较晚。

(三)病因与诱因

病因至今尚未明确,可能与下列因素有关。

1.亚硝胺及真菌

亚硝胺是公认的化学致癌物,在高发区的粮食和饮水中,其含量显著增高,且与当地食管癌和食管上皮重度增生的患病率呈正相关。各种霉变食物能产生致癌物质,一些真菌能将硝酸盐还原为亚硝酸盐,促进二级胺的形成,使二级胺比发霉前增高50~100倍。少数真菌还能合成亚硝胺。

2.遗传因素和基因

食管癌的发病常表现家族聚集现象,如河南林县食管癌有阳性家族史者约占60%。在食管癌高发家族中,染色体数量及结构异常者显著增多。

3.营养不良及微量元素缺乏

饮食缺乏动物蛋白、新鲜蔬菜和水果,维生素A、B_1、B_2、C缺乏,是食管癌的危险因素。食物、饮水和土壤内的微量元素,如钼、铜、锰、铁、锌含量较低,也与食管癌的发生相关。

4.饮食习惯

嗜好吸烟、长期饮烈性酒者食管癌发生率明显升高。进食粗糙食物，进食过热、过快等因素易致食管上皮损伤，增加了对致癌物的敏感性。

5.其他因素

食管慢性炎症、黏膜损伤及慢性刺激亦与食管癌发病有关，如食管腐蚀伤、食管慢性炎症、贲门失弛缓症及胃食管长期反流引起的巴雷特(Barrett)食管(食管末端黏膜上皮柱状细胞化)等均有癌变的危险。

(四)临床表现

1.早期

常无明显症状，但在吞咽粗硬食物时可能有不同程度的不适感觉，包括咽下食物梗噎感，胸骨后烧灼样、针刺样或牵拉摩擦样疼痛。食物通过缓慢，并有停滞感或异物感。可能是局部病灶刺激食管蠕动异常或痉挛，或局部炎症、糜烂、表浅溃疡等所致。梗噎停滞感常通过饮水后缓解消失，症状时轻时重，进展缓慢。

2.中晚期

食管癌典型的症状为进行性吞咽困难。先是难咽干的食物，继而只能进半流质、流质，最后水和唾液也不能咽下。常吐黏液样痰，为下咽的唾液和食管的分泌物。患者逐渐消瘦、脱水、无力。若出现持续胸痛或背部肩胛间区持续性疼痛表示为晚期症状，癌已侵犯食管外组织。当癌肿梗阻所引起的炎症水肿暂时消退，或部分癌肿脱落后，梗阻症状可暂时减轻，常误认为病情好转。若癌肿侵犯喉返神经，可出现声音嘶哑；若压迫颈交感神经节，可产生霍纳(Horner)综合征。若侵入气管、支气管，可形成食管、气管或支气管瘘，出现吞咽水或食物时剧烈呛咳，并发生呼吸系统感染。后者有时亦可因食管梗阻致内容物反流入呼吸道而引起。最后出现恶病质状态。若有肝、脑等脏器转移，可出现黄疸、腹水、昏迷等症状。

(五)辅助检查

1.食管吞钡造影检查

食管吞钡造影检查是可疑食管癌患者影像学诊断的首选，采用食管吞钡X线双重对比造影检查方法。早期可见：①食管黏膜皱襞紊乱、粗糙或有中断现象。②局限性食管壁僵硬，蠕动中断。③局限性小的充盈缺损。④浅在龛影，晚期多为充盈缺损，管腔狭窄或梗阻。

2.食管纤维内镜及超声内镜检查

食管纤维内镜检查可直视肿块部位、形态，并可钳取活组织做病理学检查；超声内镜检查(EUS)可用于判断肿瘤侵犯深度、食管周围组织及结构有无受累，有无纵隔淋巴结或腹内脏器转移等。

3.放射性核素检查

利用某些亲肿瘤的核素，如^{32}磷、^{131}碘等检查，对早期食管癌病变的发现有帮助。

4.纤维支气管镜检查

食管癌外侵常可累及气管、支气管，若肿瘤在隆嵴以上应行气管镜检查。

5.CT、PET检查

胸、腹CT检查能显示食管癌向管腔外扩展的范围及淋巴结转移情况，而PET检查则更准确地显示食管癌病变的实际长度，对颈部、上纵隔、腹部淋巴结转移诊断具有较高准确性，在寻找远处转移灶比传统的影像学方法如CT、EUS等具有更高的灵敏性。

（六）治疗原则

以手术为主，辅以放射治疗、化学治疗等综合治疗。主要治疗方法有内镜治疗、手术、放射治疗、化学治疗、免疫及中医中药治疗等。

1.非手术治疗

（1）内镜治疗：食管原位癌可在内镜下行黏膜切除，术后5年生存率可达86%～100%。

（2）放射治疗：放射和手术综合治疗，可增加手术切除率，也能提高远期生存率。术前放疗后间隔2～3周再做手术较为合适。对手术中切除不完全的残留癌组织处作金属标记，一般在手术后3～6周开始术后放疗。而单纯放射疗法适用于食管颈段、胸上段食管癌，也可用于有手术禁忌证而病变不长、尚可耐受放射治疗的患者。

（3）化学治疗：食管癌对化疗药物敏感性差，与其他方法联合应用，有时可提高疗效。

（4）其他：免疫治疗及中药治疗等也有一定疗效。

2.手术治疗

手术治疗是治疗食管癌首选方法。对于全身情况和心肺功能良好、无明显远处转移征象者，可采用手术治疗；对估计切除可能性小、体积较大的鳞癌而全身情况良好的患者，可先做术前放射治疗，待瘤体缩小后再手术；对晚期食管癌、不能根治或放射治疗、进食有困难者，可行姑息性减状手术，如食管腔内置管术、食管胃转流吻合术、食管结肠转流吻合术或胃造瘘术等，以达到改善、延长生命的目的。

二、护理评估

（一）一般评估

1.生命体征

患有食管癌的患者生命体征（体温、呼吸、心率、血压）常无变化。如肿瘤较大压迫气管可引起呼吸急促、心率加快。

2.患者主诉

患者在吞咽食物时，有无哽噎感，胸骨后烧灼样、针刺样或牵拉摩擦样疼痛；有无进行性吞咽困难等症状。

3.相关记录

包括体重、有无消瘦、饮食习惯改变、吸烟、嗜酒、排便异常情况。有无其他伴随疾病，如糖尿病、冠状动脉粥样硬化性心脏病（冠心病）、高血压、慢性支气管炎等记录。

（二）身体评估

1.局部

了解患者有无吞咽困难、呕吐等；有无疼痛，疼痛的部位和性质，是否因疼痛而影响睡眠。

2.全身

评估患者的营养状况，体重有无减轻，有无消瘦、面部颜色（贫血）、脱水或衰弱；了解患者有无锁骨上淋巴结肿大和肝肿块；有无腹水、胸腔积液等。

(三)心理-社会评估

患者对该疾病的认知程度以及主要存在的心理问题,患者家属对患者的关心程度、支持力度、家庭经济承受能力如何等。引导患者正确配合疾病的治疗和护理。

(四)辅助检查结果评估

(1)血液化验检查:食管癌患者若长期进食困难,可引起营养失调低蛋白血症、贫血,维生素、电解质缺乏,但该类患者多有脱水、血液浓缩等现象,血液化验检查常不能正确判断患者的实际营养状况,应注意综合判断、科学分析。

(2)了解食管吞钡造影、EUS、CT、PET 等结果,以判断肿瘤的位置、有无扩散或转移。

(五)治疗效果评估

1.非手术治疗评估要点

胸痛、背痛等症状是否改善或加重,吞咽困难是否改善或加重,放射治疗、化学治疗引起的胃纳减退、骨髓造血功能抑制等不良反应有无好转。

2.手术治疗评估要点

术后患者生命体征是否平稳,有无发热、胸闷、呼吸浅快、发绀及肺部痰鸣音等;伤口是否干燥,有无渗液、渗血;各引流管是否通畅,观察引流液体的量、颜色与性状等;术后有无大出血、感染、肺不张、乳糜胸、吻合口瘘等并发症的发生;患者术后进食情况,有无食物反流现象。

三、主要护理问题

(一)营养失调:低于机体需要量

与进食量减少或不能进食、消耗增加等有关。

(二)体液不足

与吞咽困难、水分摄入不足有关。

(三)焦虑

与对癌症的恐惧和担心疾病预后等有关。

(四)知识缺乏

与对疾病的认识不足有关。

(五)潜在并发症

1.肺不张、肺炎

与手术损伤及术后切口疼痛、虚弱致咳痰无力等有关。

2.出血

与术中止血不彻底、术后出现活动性出血及患者凝血功能障碍有关。

3.吻合口瘘

与食管的解剖特点及感染、营养不良、贫血、低蛋白血症等有关。

4.乳糜胸

与伤及胸导管有关。

四、护理措施

(一)术前护理

(1)心理护理:患者有进行性吞咽困难,日益消瘦,对手术的耐受能力差,对治疗缺乏信心,同时对手术存在着一定程度的恐惧心理。因此，应针对患者的心理状态进行解释、安慰和鼓励，建立充分信赖的护患关系，使患者认识到手术是彻底的治疗方法，使其乐于接受手术。

(2)加强营养：尚能进食者，应给予高热量、高蛋白质、高维生素的流质或半流质饮食。不能进食者，应静脉补充水分、电解质及热量。低蛋白血症的患者，应输血或血浆蛋白给予纠正。

(3)呼吸道准备：术前严格戒烟，指导并教会患者深呼吸、有效咳嗽、排痰。

(4)胃肠道准备：①注意口腔卫生。②术前安置胃管和十二指肠滴液管。③术前禁食，有食物潴留者，术前晚用等渗盐水冲洗食管，有利于减轻组织水肿，降低术后感染和吻合口漏的发生率。④拟行结肠代食管者，术前需按结肠手术准备护理，包括心理护理，缓解患者紧张情绪。肠道准备，术前数日进流食，口服肠道抗菌药、泻药，必要时灌肠清洁肠道。营养支持，改善患者营养状况。完善术前检查，如血常规、凝血功能等。皮肤准备，做好手术区域皮肤清洁。

(5)术前练习：教会患者深呼吸、有效咳嗽、排痰、床上排便等活动。

(二)术后护理

(1)严密观察生命体征的变化。

(2)保持胃肠减压管通畅：术后24～48小时引流出少量血液，应视为正常，如引出大量血液应立即报告医师处理。胃肠减压管应保留3～5日，以减少吻合口张力，以利愈合。注意胃管连接准确，固定牢靠，防止脱出。

(3)密切观察胸腔引流液的量及性质：胸腔引流液如发现有异常出血、混浊液、食物残渣或乳糜液排出，则提示胸腔内有活动性出血、食管吻合口漏或乳糜胸，应采取相应措施，明确诊断，予以处理。

(4)观察吻合口漏的症状：食管吻合口漏的临床表现为高热、脉搏增快、呼吸困难、胸部剧痛、不能忍受；患侧呼吸音低，叩诊浊音，白细胞计数升高甚至发生休克。处理原则：①胸膜腔引流，促使肺膨胀。②选择有效的抗生素抗感染。③补充足够的营养和热量。目前多选用完全胃肠内营养(TEN)经胃造口灌食治疗，效果确切、满意。④严密观察病情变化，积极对症处理。⑤需再次手术者，积极完善术前准备。

(三)休息与活动

适当休息，保证充足的睡眠，进行呼吸功能锻炼，对手术后康复有重要的意义，可指导患者进行深呼吸、腹式呼吸、吹气球及呼吸功能训练仪(三球型)的训练，鼓励患者爬楼梯以及进行扩胸运动，以不感到疲劳为宜。

(四)饮食护理

1.术前

大多数食管癌患者因不同程度吞咽困难而出现摄入不足，营养不良，水、电解质失衡，使机体对手术的耐受力下降，故术前应保证患者营养素的摄入。

(1)能进食者，鼓励患者进食高热量、高蛋白质、丰富维生素饮食；若患者进食时感食管黏膜有刺痛，可给予清淡无刺激的食物，告知患者不可进食较大、较硬的食物，宜进半流质或水分多的软食。

(2)若患者仅能进食流质而营养状况较差，可给予肠内营养或肠外营养支持。

2.术后饮食

(1)术后早期吻合口处于充血水肿期，需禁饮禁食3～4日，禁食期间持续胃肠减压，注意经静脉补充营养。

(2)停止胃肠减压24小时后，若无呼吸困难、胸内剧痛、患侧呼吸音减弱及高热等吻合口瘘的症状时，可开始进食。先试饮少量水，术后5～6日可进全清流质，每2小时100 mL，每日6次。术后3周患者若无特殊不适可进普食，但仍应注意少食多餐，细嚼慢咽，进食不宜过多、过快，避免进食生、冷、硬食物(包括质硬的药片和带骨刺的鱼肉类、花生、豆类等)，以防后期吻合口瘘。

(3)食管癌、贲门癌切除术后，胃液可反流至食管，致反酸、呕吐等症状，平卧时加重，嘱患者进食后2小时内勿平卧，睡眠时将床头抬高。

(4)食管胃吻合术后患者，可由于胃拉入胸腔、肺受压而出现胸闷、进食后呼吸困难，建议患者少食多餐，1～2个月后，症状多可缓解。

(五)用药护理

严格按医嘱要求用药，注意控制输液速度和用量，必要时使用输液泵输注液体。注意观察有无药物不良反应，发现问题及时处理。

(六)心理护理

食管癌患者往往对进行性加重的吞咽困难、日渐减轻的体重感到焦虑不安；对所患疾病有部分认识，求生的欲望十分强烈，迫切希望能早日手术，恢复进食，但对手术能否彻底切除病灶、今后的生活质量、麻醉和手术意外、术后伤口疼痛及可能出现的术后并发症等表现出日益紧张、恐惧，甚至明显的情绪低落、失眠和食欲下降。

(1)加强与患者及家属的沟通，仔细了解患者及家属对疾病和手术的认知程度，了解患者的心理状况，并根据患者的具体情况，进行耐心的心理疏导。讲解手术和各种治疗与护理的意义、方法、大致过程、配合与注意事项。

(2)营造安静舒适的环境，以促进睡眠。必要时使用安眠、镇静、镇痛类药物，以保证患者充分休息。

(3)争取亲属在心理上、经济上的积极支持和配合，解除患者的后顾之忧。

(七)呼吸道管理

食管癌术后患者易发生呼吸困难、缺氧，并发肺不张、肺炎，甚至呼吸衰竭，主要与下列因素有关：年老的食管癌患者常伴有慢性支气管炎、肺气肿、肺功能低下等；开胸手术破坏了胸廓的完整性；肋间肌和膈肌的切开，使肺的通气泵作用严重受损；术中对肺较长时间的挤压牵拉造成一定的损伤；术后迷走神经功能亢进，引起气管、支气管黏膜腺体分泌增多；食管胃吻合术后，胃拉入胸腔，使肺受压，肺扩张受限；术后切口疼痛、虚弱致咳痰无力，尤其是颈、右胸、上腹三切口患者。护理措施包括以下几点。

(1)加强观察：密切观察呼吸型态、频率和节律，听诊双肺呼吸音是否清晰，有无缺氧征兆。

(2)气管插管者，及时吸痰，保持气道通畅。

(3)术后第1日每1～2小时鼓励患者深呼吸、吹气球、使用深呼吸训练器，促使肺膨胀。

(4)痰多、咳痰无力的患者若出现呼吸浅快、发绀、呼吸音减弱等痰阻塞现象时，应立即行鼻导管深部吸痰，必要时行纤维支气管镜吸痰或气管切开吸痰，气管切开后按气管切开常规护理。

(八)胃肠道护理

1.胃肠减压的护理

(1)术后 3～4 日内持续胃肠减压,妥善固定胃管,防止脱出。

(2)加强观察:严密观察引流液的量、性状及颜色并准确记录。术后 6～12 小时可从胃管内抽吸出少量血性液或咖啡色液,以后引流液颜色逐渐变浅。若引流出大量鲜血或血性液,患者出现烦躁、血压下降、脉搏增快、尿量减少等,应考虑吻合口出血,需立即通知医师并配合处理。

(3)保持通畅:经常挤压胃管,避免管腔堵塞。胃管不通畅者,可用少量生理盐水冲洗并及时回抽,避免胃扩张使吻合口张力增加而并发吻合口瘘。胃管脱出后应严密观察病情,不应盲目再插入,以免戳穿吻合口,造成吻合口瘘。待肛门排气、胃肠减压引流量减少后,拔除胃管。

2.结肠代食管(食管重建)术后护理

(1)保持置于结肠袢内的减压管通畅。

(2)注意观察腹部体征,了解有无发生吻合口瘘、腹腔内出血或感染等,发现异常及时通知医师。

(3)若从减压管内吸出大量血性液或呕吐大量咖啡样液伴全身中毒症状,应考虑代食管的结肠袢坏死,需立即通知医师并配合抢救。

(4)结肠代食管后,因结肠逆蠕动,患者常嗅到粪便气味,需向患者解释原因,并指导其注意口腔卫生,一般此情况于半年后可逐步缓解。

3.胃造瘘术后的护理

(1)观察造瘘管周围有无渗液或胃液漏出。由于胃液对皮肤刺激性较大,应及时更换渗湿的敷料,并在瘘口周围涂氧化锌软膏或置凡士林纱布保护皮肤,防止发生皮炎。

(2)妥善固定用于管饲的暂时性或永久性造瘘,防止脱出或阻塞。

(九)并发症的预防和护理

1.出血

观察并记录引流液的性状、量。若引流量持续 2 小时都超过 4 mL/(kg·h),伴血压下降、脉搏增快、躁动、出冷汗等低血容量表现,应考虑有活动性出血,及时报告医师,并做好再次开胸的准备。

2.吻合口瘘

吻合口瘘是食管癌手术后极为严重的并发症,多发生在术后 5～10 日,病死率高达 50%。发生吻合口瘘的原因有:食管的解剖特点,无浆膜覆盖、肌纤维呈纵形走向,易发生撕裂;食管血液供应呈节段性,易造成吻合口缺血;吻合口张力太大;感染、营养不良、贫血、低蛋白血症等影响吻合口愈合。应积极预防,术后应密切观察患者有无呼吸困难、胸腔积液和全身中毒症状,如高热、寒战,甚至休克等吻合口瘘的临床表现。一旦出现上述症状,立即通知医师并配合处理。包括:嘱患者立即禁食;协助行胸腔闭式引流并常规护理;遵医嘱予以抗感染治疗及营养支持;严密观察生命体征,若出现休克征象,积极抗休克治疗;再次手术者,积极配合医师完善术前准备。

3.乳糜胸

乳糜胸是食管、贲门癌术后比较严重的并发症，多因伤及胸导管所致，多发生在术后2～10日，少数患者可在2～3周后出现。术后早期由于禁食，乳糜液含脂肪甚少，胸腔闭式引流可为淡血性或淡黄色液，但量较多；恢复进食后，乳糜液漏出量增多，大量积聚在胸腔内，可压迫肺及纵隔并使之向健侧移位。由于乳糜液中95%以上是水，并含有大量脂肪、蛋白质、胆固醇、酶、抗体和电解质，若未及时治疗，可在短时期内造成全身消耗、衰竭而死亡，必须积极预防和及时处理。其主要护理措施包括以下几点。

(1)加强观察：注意患者有无胸闷、气急、心悸，甚至血压下降。

(2)协助处理：若诊断成立，迅速处理，即置胸腔闭式引流，及时引流胸腔内乳糜液，使肺膨胀。可用负压持续吸引，以利于胸膜形成粘连。

(3)给予肠外营养支持。

(十)健康教育

1.疾病预防

避免接触引起癌变的因素，如减少饮用水中亚硝胺及其他有害物质、防霉去毒；应用维A酸类化合物及维生素等预防药物；积极治疗食管上皮增生；避免过烫、过硬饮食等。

2.饮食指导

根据不同术式，向患者讲解术后进食时间，指导选择合理的饮食及注意事项，预防并发症的发生。

(1)宜少量多餐，由稀到干，逐渐增加食量，并注意进食后的反应。

(2)避免进食刺激性食物与碳酸饮料，避免进食过快、过量及硬质食物；质硬的药片可碾碎后服用，避免进食花生、豆类等，以免导致吻合口瘘。

(3)患者餐后取半卧位，以防止进食后反流、呕吐，利于肺膨胀和引流。

3.活动与休息

保证充足睡眠，劳逸结合，逐渐增加活动量。术后早期不宜下蹲大小便，以免引起直立性低血压或发生意外。

4.加强自我观察

若术后3～4周再次出现吞咽困难，可能为吻合口狭窄，应及时就诊。定期复查，坚持后续治疗。

五、护理效果评估

(1)营养状况改善，体重增加；贫血状况改善。

(2)水、电解质维持平衡，尿量正常，无脱水或电解质紊乱的表现。

(3)焦虑减轻或缓解，睡眠充足。

(4)患者对疾病有正确的认识，能配合治疗和护理。

(5)无并发症发生或发生后得到及时处理。

第四节　胃、十二指肠损伤

一、概述

由于有肋弓保护且活动度较大，柔韧性较好，壁厚，钝挫伤时胃很少受累，只有胃膨胀时偶有发生。上腹或下胸部的穿透伤则常导致胃损伤，多伴有肝、脾、横膈及胰等损伤。胃镜检查及吞入锐利异物或吞入酸、碱等腐蚀性毒物也可引起穿孔，但很少见。十二指肠损害是由于上中腹部受到间接暴力或锐器的直接刺伤而引起的，缺乏典型的腹膜炎症状和体征，术前诊断困难，漏诊率高，多伴有腹部脏器合并伤，病死率高，术后并发症多，肠瘘发生率高。

二、护理评估

(一)健康史

详细询问患者、现场目击者或陪同人员，以了解受伤的时间、地点、环境，受伤的原因，外力的特点、大小和作用方向，坠跌高度；了解受伤前后饮食及排便情况，受伤时的体位，有无防御，伤后意识状态、症状、急救措施、运送方式，既往疾病及手术史。

(二)临床表现

(1)胃损伤若未波及胃壁全层，可无明显症状。若全层破裂，由于胃酸有很强的化学刺激性，可立即出现剧痛及腹膜刺激征。当破裂口接近贲门或食管时，可因空气进入纵隔而呈胸壁下气肿。较大的穿透性胃损伤时，可自腹壁流出食物残渣、胆汁和气体。

(2)十二指肠破裂后，因有胃液、胆汁及胰液进入腹腔，早期即可发生急性弥漫性腹膜炎，有剧烈的刀割样持续性腹痛伴恶心、呕吐，腹部检查可见有舟状腹、腹膜刺激征症状。

(三)辅助检查

1.疑有胃损伤者，应置胃管

若自胃内吸出血性液或血性物者可确诊。

2.腹腔穿刺术和腹腔灌洗术

腹腔穿刺抽出不凝血液、胆汁，灌洗吸出 10 mL 以上肉眼可辨的血性液体，即为阳性结果。

3.X 线检查

腹部 X 线摄片可显示腹膜后组织积气、肾脏轮廓清晰、腰大肌阴影模糊不清等有助于腹膜后十二指肠损伤的诊断。

4.CT 检查

可显示少量的腹膜后积气和渗至肠外的造影剂。

(四)治疗原则

抗休克和及时、正确的手术处理是治疗的两大关键。

(五)心理-社会状况

胃、十二指肠外伤性损伤多数在意外情况下发生，患者出现突发外伤后易出现紧张、痛苦、悲哀、恐惧等心理变化，担心手术成功及疾病预后。

三、护理问题

（一）疼痛

与胃肠破裂、腹腔内积液、腹膜刺激征有关。

（二）组织灌注量不足

与大量失血、失液，严重创伤，有效循环血量减少有关。

（三）焦虑或恐惧

与经历意外及担心预后有关。

（四）潜在并发症

出血、感染、肠瘘、低血容量性休克。

四、护理目标

（1）患者疼痛减轻。

（2）患者血容量得以维持，各器官血供正常、功能完整。

（3）患者焦虑或恐惧情绪减轻或消失。

（4）护士密切观察病情变化，如发现异常，及时报告医生，并配合处理。

五、护理措施

（一）一般护理

1.预防低血容量性休克

吸氧、保暖、建立静脉通道，遵医嘱输入温热生理盐水或乳酸林格氏液，抽血查全血细胞计数、血型和交叉配血。

2.密切观察病情变化

每15～30分钟应评估患者情况。评估内容包括意识状态、生命体征、肠鸣音、尿量、氧饱和度、有无呕吐、肌紧张和反跳痛等。观察胃管内引流液颜色、性质及量，若引流出血性液体，提示有胃、十二指肠破裂的可能。

3.术前准备

胃、十二指肠破裂大多需要手术处理，故患者入院后，在抢救休克的同时，尽快完成术前准备工作，如备皮、备血、插胃管及留置尿管、做好抗生素皮试等，一旦需要，可立即实施手术。

（二）心理护理

评估患者对损伤的情绪反应，鼓励他们说出自己内心的感受，帮助建立积极有效的应对措施。向患者介绍有关病情、损伤程度、手术方式及疾病预后，鼓励患者，告诉患者良好的心态、积极的配合有利于疾病早日康复。

（三）术后护理

1.体位

患者意识清楚、病情平稳，给予半坐卧位，有利于引流及呼吸。

2.禁食、胃肠减压

观察胃管内引流液颜色、性质及量，若引流出血性液体，提示有胃、十二指肠再出血的可能。十二指肠创口缝合后，胃肠减压管置于十二指肠腔内，使胃液、肠液、胰液得到充分引流，一定要妥善固定，避免脱出。一旦脱出，要在医生的指导下重新置管。

3.严密监测生命体征

术后15～30分钟监测生命体征直至患者病情平稳。注意肾功能的改变，胃、十二指肠损伤后，特别有出血性休克时，肾脏会受到一定的损害，尤其是严重腹部外伤伴有重度休克者，有发生急性肾功能障碍的危险，所以术后应密切注意尿量，争取保持每小时尿量在50 mL以上。

4.补液和营养支持

根据医嘱，合理补充水、电解质和维生素，必要时输新鲜血、血浆，维持水、电解质、酸碱平衡。给予肠内、外营养支持，促进合成代谢，提高机体防御能力。

5.术后并发症的观察和护理

(1)出血：如胃管内24小时内引流出新鲜血液大于300 mL，提示吻合口出血，要立即配合医生给予胃管内注入凝血酶粉、冰盐水洗胃等止血措施。

(2)肠瘘：患者术后持续低热或高热不退，腹腔引流管中引流出黄绿色或褐色渣样物，有恶臭或引流出大量气体，提示肠瘘发生，要配合医生进行腹腔双套管冲洗，并做好相应护理。

(四)健康教育

(1)讲解术后饮食注意事项，当患者胃肠功能恢复，一般3～5日后开始恢复饮食，由流质逐步恢复至半流质、普食，进食高蛋白质、高能量、易消化饮食，增强抵抗力，促进愈合。

(2)行全胃切除或胃大部分切除术的患者，因胃肠吸收功能下降，要及时补充微量元素和维生素等营养素，预防贫血、腹泻等并发症。

(3)避免工作过于劳累，注意劳逸结合。讲明饮酒、抽烟对胃、十二指肠疾病的危害性。

(4)避免长期大量服用非甾体抗炎药如布洛芬等，以免引起胃肠道黏膜损伤。

第五节　消化性溃疡

消化性溃疡是指发生于胃与十二指肠黏膜的局限性圆形或椭圆形的全层黏膜缺损。纤维内镜技术的不断完善、新型制酸剂和抗幽门螺杆菌药物的合理应用使得大部分患者经内科药物治疗可以痊愈，需要外科手术的溃疡患者显著减少。外科治疗主要用于溃疡穿孔、溃疡出血、瘢痕性幽门梗阻、药物治疗无效及恶变的患者。

一、病因与发病机制

消化性溃疡病因复杂，是多种因素综合作用的结果。其中最为重要的是幽门螺杆菌感染、胃酸分泌异常和黏膜防御机制的破坏，某些药物的作用以及其他因素也参与溃疡病的形成。

(一)幽门螺杆菌感染

幽门螺杆菌感染与消化性溃疡的发病密切相关。90%以上的十二指肠溃疡患者与近70%的胃溃疡患者中检出幽门螺杆菌感染，幽门螺杆菌感染者发展为消化性溃疡的累计危险率为15%～20%；幽门螺杆菌可分泌多种酶，部分幽门螺杆菌还可产生毒素，使细胞发生变性反应，损伤组织细胞。幽门螺杆菌感染破坏胃黏膜细胞与胃黏膜屏障功能，损害胃酸分泌调节机制，引起胃酸分泌增加，最终导致胃或十二指肠溃疡。幽门螺杆菌被清除后，消化性溃疡易被治愈且复发率低。

(二)胃酸分泌过多

溃疡只发生在经常与胃酸相接触的黏膜。胃酸过多的情况下,激活胃蛋白酶,可使胃、十二指肠黏膜发生自身消化。十二指肠溃疡可能与迷走神经张力及兴奋性过度增高有关,也可能与壁细胞数量的增加以及壁细胞对胃泌素、组胺、迷走神经刺激敏感性增高有关。

(三)黏膜屏障损害

非类固醇抗炎药(NSAID)、肾上腺皮质激素、胆汁酸盐、酒精等均可破坏胃黏膜屏障,造成 H^+ 逆流入黏膜上皮细胞,引起胃黏膜水肿、出血、糜烂,甚至溃疡。长期使用 NSAID 者胃溃疡的发生率显著增加。

(四)其他因素

包括遗传、吸烟、心理压力和咖啡因等。遗传因素在十二指肠溃疡的发病中起一定作用。O 型血者患十二指肠溃疡的概率比其他血型者显著增高。

正常情况下,酸性胃液对胃黏膜的侵蚀作用和胃黏膜的防御机制处于相对平衡状态。如平衡受到破坏,侵害因子的作用增强、胃黏膜屏障等防御因子的作用削弱,胃酸、胃蛋白酶分泌增加,最终导致消化性溃疡的形成。

二、临床表现

典型消化道溃疡的表现为节律性和周期性发作的腹痛,与进食有关,且呈现慢性病程。

(一)症状

1.十二指肠溃疡

主要表现为上腹部或剑突下的疼痛,有明显的节律性,与进食密切相关,常表现为餐后延迟痛(餐后 3～4 小时发作),进食后腹痛能暂时缓解,服制酸药物能止痛。饥饿痛和夜间痛是十二指肠溃疡的特征性症状,与胃酸分泌过多有关,疼痛多为烧灼痛或钝痛,程度不一。腹痛具有周期性发作的特点,好发于秋冬季。十二指肠溃疡每次发作时,症状持续数周后缓解,间歇 1～2 个月复发。若间歇期缩短,发作期延长,腹痛程度加重,则提示溃疡病变加重。

2.胃溃疡

腹痛是胃溃疡的主要症状,多于餐后 0.5～1 小时开始疼痛,持续 1～2 小时,进餐后疼痛不能缓解,有时反而加重,服用抗酸药物疗效不明显。疼痛部位在中上腹偏左,但腹痛的节律性不如十二指肠溃疡明显。胃溃疡经抗酸治疗后常容易复发,除易引起大出血、急性穿孔等严重并发症外,约有 5% 胃溃疡可发生恶变;其他症状有反酸、嗳气、恶心、呕吐、食欲缺乏等,病程迁延可致消瘦、贫血、失眠、心悸及头晕等症状。

(二)体征

溃疡活动期剑突下或偏右有一固定的局限性压痛,十二指肠溃疡压痛点在脐部偏右上方,胃溃疡压痛点位于剑突与脐的正中线或略偏左。缓解期无明显体征。

三、辅助检查

(一)胃镜检查

胃镜检查是诊断胃或十二指肠溃疡的首选检查方法,可明确溃疡部位,并可经活检做病理学检查及幽门螺杆菌检测。

(二)X 线钡餐检查

可在胃、十二指肠部位显示一周围光滑、整齐的龛影或见十二指肠壶腹部变形。上消化道大出血时不宜行钡餐检查。

四、治疗要点

无严重并发症的消化性指肠溃疡一般采取内科治疗,外科手术治疗主要针对胃、十二指肠溃疡的严重并发症进行治疗。

(一)非手术治疗

1.一般治疗

包括养成生活规律、定时进餐的良好习惯,避免过度劳累及精神紧张等。

2.药物治疗

包括根除幽门螺杆菌、抑制胃酸分泌和保护胃黏膜的药物。

(二)手术治疗

1.适应证

(1)十二指肠溃疡外科治疗。外科手术治疗的主要适应证包括十二指肠溃疡急性穿孔、内科无法控制的急性大出血、瘢痕性幽门梗阻以及经内科正规治疗无效的十二指肠溃疡,即顽固性溃疡。

(2)胃溃疡的外科治疗。胃溃疡外科手术治疗的适应证:①抗幽门螺杆菌措施在内的严格内科治疗 8～12 周,溃疡不愈合或短期内复发者。②发生胃溃疡急性大出血、溃疡穿孔及溃疡穿透至胃壁外者。③溃疡巨大(直径>2.5 cm)或高位溃疡者。④胃十二指肠复合型溃疡者。⑤溃疡不能除外恶变或已经恶变者。

2.手术方式

(1)胃大部切除术:这是治疗消化性溃疡的首选术式。胃大部切除术治疗溃疡的原理是:①切除胃窦部,减少 G 细胞分泌的胃泌素所引起的体液性胃酸分泌。②切除大部分胃体,减少了分泌胃酸、胃蛋白酶的壁细胞和主细胞数量。③切除了溃疡本身及溃疡的好发部位。胃大部切除的范围是胃远侧2/3～3/4,包括部分胃体、胃窦部、幽门和十二指肠壶腹部的近胃部分。胃大部切除术后胃肠道重建的基本术式包括胃、十二指肠吻合或胃空肠吻合。术式包括以下 3 种类型。

毕Ⅰ式胃大部切除术:即在胃大部切除后将残胃与十二指肠吻合,多适用于胃溃疡。其优点是重建后的胃肠道接近正常解剖生理状态,胆汁、胰液反流入残胃较少,术后因胃肠功能紊乱而引起的并发症也较少;缺点是有时为避免残胃与十二指肠吻合口的张力过大致切除胃的范围不够,增加了术后溃疡的复发概率。

毕Ⅱ式胃大部切除术:即切除远端胃后,缝合关闭十二指肠残端,将残胃与空肠行断端侧吻合。适用于各种胃及十二指肠溃疡,特别是十二指肠溃疡。十二指肠溃疡切除困难时,可行溃疡旷置。优点是即使胃切除较多,胃空肠吻合口张力也不致过大,术后溃疡复发率低;缺点是吻合方式改变了正常的解剖生理关系,术后发生胃肠道功能紊乱的可能性较毕Ⅰ式大。

胃大部切除后胃空肠 Roux-en-Y 吻合术:即胃大部切除后关闭十二指肠残端,在距十二指肠悬韧带 10～15 cm 处切断空肠,将残胃和远端空肠吻合,据此吻合口以下 45～60 cm 处将空肠与空肠近侧断端吻合。此法临床应用较少，但有防止术后胆汁、胰液进入残胃的优点。

(2)胃迷走神经切断术：此手术方式临床已较少使用。迷走神经切断术治疗溃疡的原理是：①阻断迷走神经对壁细胞的刺激，消除神经性胃酸分泌。②阻断迷走神经引起的促胃泌素的分泌，减少体液性胃酸分泌。可分为 3 种类型：①迷走神经干切断术。②选择性迷走神经切断术。③高选择性迷走神经切断术。

五、主要护理问题

(一)焦虑、恐惧

与对疾病缺乏了解，担心治疗效果及预后有关。

(二)疼痛

与胃、十二指肠黏膜受侵蚀及手术后创伤有关。

(三)潜在并发症

出血、感染、十二指肠残端破裂、吻合口瘘、胃排空障碍、消化道梗阻、倾倒综合征等。

六、护理措施

(一)术前护理

1.心理护理

关心、了解患者的心理和想法，告知有关疾病治疗和手术的知识、手术前和手术后的配合要求，耐心解答患者的各种疑问，消除患者的不良情绪，使其能积极配合疾病的治疗和护理。

2.饮食护理

一般择期手术患者饮食宜少食多餐，给予高蛋白质、高热量、高维生素等易消化的食物，忌酸辣、生冷、油炸、浓茶、烟酒等刺激性食品。患者营养状况较差或不能进食者常伴有贫血、低蛋白血症，术前应给予静脉输液，补充足够的热量，必要时补充血浆或全血，以改善患者的营养状况，提高其对手术的耐受力。术前 1 日进流质饮食，术前 12 小时禁食水。

协助患者做好各种检查及手术前常规准备，做好健康教育，教会患者深呼吸、有效咳嗽、床上翻身及肢体活动方法等。

术日晨留置胃管，必要时遵医嘱留置胃肠营养管，并铺好麻醉床，备好吸氧装置，综合心电监护仪等。

(二)术后护理

1.病情观察

术后严密观察患者生命体征的变化，每 30 分钟测量 1 次，直至血压平稳，如病情较重仍需每 1～2 小时测量 1 次，或根据医嘱给予心电监护。同时观察患者意识、体温、尿量、伤口渗血、渗液情况。并且注意有无内出血、腹膜刺激征、腹腔脓肿等迹象，发现异常及时通知医师给予处理。

2.体位

术后患者去枕平卧，头后仰偏向一侧，麻醉清醒、血压平稳后改半卧位，以保持腹部松弛，减少切口缝合处张力，减轻疼痛和不适，以利腹腔引流，也有利于呼吸和循环。

3.引流管护理

十二指肠溃疡术后患者常留有胃管、尿管及腹腔引流管等。护理时应注意：①妥善固定各种引流管，防止松动和脱出，并做好标识，一旦脱出后不可自行插回。②保持引流通畅、持续有效,防止引流管受压、扭曲及折叠等,可经常挤捏引流管以防堵塞。如若堵塞,可在医师指导下用生理盐水冲洗引流管。③密切观察并记录引流液的性质、颜色和量,发现异常及时通知医师,协助处理。

留置胃管可减轻胃肠道张力,促进吻合口愈合。护理时还应注意:胃大部切除术后24小时内可由胃管内引流出少量血液或咖啡样液体,若引流液有较多鲜血,应警惕吻合口出血,需及时与医师联系并处理;术后胃肠减压量减少,腹胀减轻或消失,肠蠕动功能恢复,肛门排气后可拔除胃管。

4.疼痛护理

术后切口疼痛的患者,可遵医嘱给予镇痛药物或应用自控止痛泵,应用自控止痛泵的患者应注意预防并处理可能发生的并发症,如尿潴留、恶心、呕吐等。

5.禁食及静脉补液

禁食期间应静脉补充液体。因胃肠减压期间,引流出大量含有各种电解质的胃肠液,加之患者禁食水,易造成水、电解质及酸碱失调和营养缺乏。因此,术后需及时补充患者所需的各种营养物质,包括糖、脂肪、氨基酸、维生素及电解质等,必要时输血、血浆或清蛋白,以改善患者的营养状况,促进切口的愈合。同时详细记录24小时液体出入量,为合理补液提供依据。

6.早期肠内营养支持的护理

术前或术中放置空肠喂养管的患者,术后早期(术后24小时)可经喂养管输注肠内营养制剂,对改善患者的全身营养状况、维持胃肠道屏障结构和功能、促进肠功能恢复等均有益处。护理时应注意:①妥善固定喂养管,避免过度牵拉,防止滑脱、移动、扭曲和受压;保持喂养管的通畅,每次输注前后及输注中间每隔4～6小时用温开水或温生理盐水冲洗管道,防止营养液残留堵塞管腔。②肠内营养支持早期,应遵循从少到多、由慢至快和由稀到浓的原则,使肠道能更好地适应。③营养液的温度以37 ℃左右为宜,温度偏低会刺激肠道引起肠痉挛,导致腹痛、腹泻;温度过高则可灼伤肠道黏膜,甚至可引起溃疡或出血。同时观察患者有无恶心、呕吐、腹痛、腹胀、腹泻和水、电解质紊乱等并发症的发生。

7.饮食护理

功能恢复、肛门排气后可拔除胃管,拔除胃管后当日可给予少量饮水或米汤;如无不适,第2日进半量流食,每次50～80 mL;第3日进全量流食,每次100～150 mL;进食后若无不适,第4日可进半流食,以温、软、易于消化的食物为好;术后第10～14日可进软食,忌生、冷、硬和刺激性食物。要少食多餐,开始每日5～6餐,以后逐渐减少进餐次数并增加每餐进食量,逐步过渡到正常饮食。术后早期禁食牛奶及甜品,以免引起腹胀及胃酸。

8.鼓励患者早期活动

围床期间,鼓励并协助患者翻身,病情允许时,鼓励并协助患者早期下床活动。如无禁忌,术日可活动四肢,术后第1日床上翻身或坐起做轻微活动,第2～3日视情况协助患者床边活动,第4日可在室内活动。患者活动量应根据个体差异而定,以不感到劳累为宜。

9.胃大部切除术后并发症的观察及护理

(1)术后出血:包括胃和腹腔内出血。胃大部切除术后24小时内可由胃管内引流出少量血液或咖啡样液体,一般24小时内不超过300 mL且逐渐减少,颜色逐渐变浅变清,出血自行停止；若术后短期内从胃管不断引流出新鲜血液，24 小时后仍未停止，则为术后出血。发生在术后 24 小时以内的出血，多属术中止血不确切；术后4～6 日发生的出血，常为吻合口黏膜坏死脱落所致；术后 10～20 日发生的出血，与吻合口缝线处感染或黏膜下脓肿腐蚀血管有关。术后要严密观察患者的生命体征变化，包括血压、脉搏、心率、呼吸、意识和体温的变化；加强对胃肠减压及腹腔引流的护理，观察和记录胃液及腹腔引流液的量、颜色和性质，若短期内从胃管引流出大量新鲜血液，持续不止，应警惕有术后胃出血；若术后持续从腹腔引流管引出大量新鲜血性液体，应怀疑腹腔内出血，应立即通知医师，协助处理。遵医嘱采用静脉给予止血药物、输血等措施，或用冰生理盐水洗胃，一般可控制。若非手术疗法不能有效止血或出血量大于每小时 500 mL 时，需再次手术止血，应积极完善术前准备，并做好相应的术后护理。

(2)十二指肠残端破裂：一般多发生在术后 24～48 小时，是毕Ⅱ式胃大部切除术后早期的严重并发症，原因与十二指肠残端处理不当及胃空肠吻合口输入袢梗阻引起的十二指肠腔内压力升高有关。临床表现为突发性上腹部剧痛、发热和出现腹膜刺激征以及白细胞计数增加，腹腔穿刺可有胆汁样液体。一旦确诊，应立即进行手术治疗。

(3)胃肠吻合口破裂或吻合口瘘：是胃大部切除术后早期并发症，常发生在术后 1 周左右。原因与术中缝合技术不当、吻合口张力过大、组织供血不足有关。表现为高热、脉速等全身中毒症状，上腹部疼痛及腹膜炎的表现。如发生较晚，多形成局部脓肿或外瘘。临床工作中应注意观察患者生命体征和腹腔引流情况，一般情况下，患者术后体温逐渐趋于正常，腹腔引流液逐日减少和变清。若术后腹腔引流量仍不减、伴有黄绿色胆汁或呈脓性、带臭味，伴腹痛，体温再次升高，应警惕吻合口瘘的可能，须及时通知医师，协助处理。处理措施包括：①出现吻合口破裂伴有弥漫性腹膜炎的患者须立即手术治疗，做好急症手术准备。②症状较轻无弥漫性腹膜炎的患者，可先行禁食、胃肠减压、充分引流，合理应用抗生素并给予肠外营养支持，纠正水、电解质紊乱和酸碱平衡失调。③保护瘘口周围皮肤，应及时清洁瘘口周围皮肤并保持干燥，局部可涂以氧化锌软膏或使用皮肤保护膜加以保护，以免皮肤破溃继发感染。经上述处理后，多数患者吻合口瘘可在 4～6 周自愈；若经久不愈，应再次手术。

(4)胃排空障碍：也称胃瘫，常发生在术后 4～10 日，发病机制尚不完全明确。临床表现为拔除胃管后，患者出现上腹饱胀、钝痛和呕吐，呕吐物含食物和胆汁，消化道 X 线造影检查可见残胃扩张、无张力、蠕动波少而弱，且通过胃肠吻合口不畅。处理措施包括：①禁食、胃肠减压，减少胃肠道积气、积液，降低胃肠道张力，使胃肠道得到充分休息，并记录 24 小时液体出入量。②输液及肠外营养支持，纠正低蛋白血症，维持水、电解质和酸碱平衡。③应用胃动力促进剂如甲氧氯普安、多潘立酮，促进胃肠功能恢复，也可用 3%温盐水洗胃。一般经上述治疗均可痊愈。

(5)术后梗阻：根据梗阻部位可分为输入袢梗阻、输出袢梗阻和吻合口梗阻。

输入袢梗阻可分为急、慢性两类。①急性完全性输入袢梗阻：多发生于毕Ⅱ式结肠前输入段对胃小弯的吻合术式。临床表现为上腹部剧烈疼痛，频繁呕吐，呕吐量少、多不含胆汁，呕吐后症状不缓解，且上腹部有压痛性肿块。多因输出袢系膜悬吊过紧压迫输入袢，或是输入袢过长穿入输出袢与横结肠的间隙孔形成内疝所致，属闭袢性肠梗阻，易发生肠绞窄，应紧急手术治疗。②慢性不完全性输入袢梗阻：表现为进食后出现右上腹胀痛或绞痛，呈喷射状呕吐大量不含食物的胆汁,呕吐后症状缓解。多由于输入袢过长扭曲或输入袢过短在吻合口处形成锐角,使输入袢内胆汁、胰液和十二指肠液排空不畅而滞留。由于消化液潴留在输入袢内,进食后消化液分泌明显增加,输入袢内压力增高,刺激肠管发生强烈的收缩,引起喷射样呕吐,也称输入袢综合征。

输出袢梗阻:多因粘连、大网膜水肿或坏死、炎性肿块压迫所致。临床表现为上腹饱胀,呕吐食物和胆汁。如果非手术治疗无效,应手术解除梗阻。

吻合口梗阻:因吻合口过小或是吻合时胃肠壁组织内翻过多而引起,也可因术后吻合口炎性水肿出现暂时性梗阻。患者表现为进食后出现上腹部饱胀感和溢出性呕吐等,呕吐物含或不含胆汁。应即刻禁食,给予胃肠减压和静脉补液等保守治疗。若保守治疗无效,可手术解除梗阻。

(6)倾倒综合征:由于胃大部切除术后,胃失去幽门窦、幽门括约肌、十二指肠壶腹部等结构对胃排空的控制,导致胃排空过速所产生的一系列综合征。可分为早期倾倒综合征和晚期倾倒综合征。

早期倾倒综合征:多发生在进食后半小时内,患者以循环系统症状和胃肠道症状为主要表现。患者可出现心悸、乏力、出汗、面色苍白等一过性血容量不足表现,并有恶心、呕吐、腹部绞痛、腹泻等消化道症状。处理措施包括:主要采用饮食调整,嘱患者少食多餐,饭后平卧 20～30 分钟,避免过甜食物、减少液体摄入量并降低食物渗透浓度,多数可在术后半年或一年内逐渐自愈。极少数症状严重而持久的患者需手术治疗。

晚期倾倒综合征:主要因进食后,胃排空过快,高渗性食物迅速进入小肠被过快吸收而使血糖急剧升高,刺激胰岛素大量释放,而当血糖下降后,胰岛素并未相应减少,继而发生低血糖,故又称低血糖综合征。表现为餐后 2～4 小时,患者出现心慌、无力、眩晕、出汗、手颤、嗜睡以至虚脱。消化道症状不明显,可有饥饿感,出现症状时稍进饮食即可缓解。减少饮食中糖类含量,增加蛋白质比例,少食多餐可防止其发生。

七、健康指导

(1)向患者及家属讲解有关消化性溃疡的知识,使之能更好地配合治疗和护理。

(2)指导患者学会自我情绪调整,保持乐观进取的精神风貌,注意劳逸结合,减少溃疡病的客观因素。

(3)指导患者饮食应定时定量,少食多餐,营养丰富,以后可逐步过渡至正常人饮食。少食腌、熏食品,避免进食过冷、过烫、过辣及油煎炸食物,切勿酗酒、吸烟。

(4)告知患者及家属有关手术后期可能出现的并发症的表现和预防措施。

(5)定期随访,如有不适及时就诊。

第六节　肝脓肿

肝脓肿是肝受感染后形成的脓肿。根据致病微生物不同分为细菌性肝脓肿和阿米巴性肝脓肿两种。临床上细菌性肝脓肿最多见,其中胆道感染是最常见的病因,细菌可经过胆道、肝动脉、门静脉、淋巴系统等侵入。主要症状是寒战、高热、肝区疼痛和肝大。体温可高达 39～

40 ℃,病情急骤严重,全身中毒症状明显。细菌性肝脓肿可引起急性化脓性腹膜炎、膈下脓肿、脓胸、化脓性心包炎等并发症,严重者可致心脏压塞。辅助检查包括实验室检查和影像学检查,B超是肝脓肿的首选检查方法。阿米巴性肝脓肿是肠道阿米巴感染的并发症,绝大多数是单发。处理原则为全身营养支持治疗,大剂量、联合应用抗菌药物,穿刺抽脓或置管引流,必要时行切开引流或肝叶切除术。

一、常见护理问题

(一)体温过高

与肝脓肿及其产生的毒素吸收有关。

(二)疼痛

与脓肿导致肝包膜张力增加或穿刺、手术治疗有关。

(三)营养失调,低于机体需要量

与进食减少、感染、高热引起分解代谢增加有关。

(四)潜在并发症

腹膜炎、膈下脓肿、胸腔感染、出血及胆漏。

二、护理措施

(一)非手术治疗的护理/术前护理

1.高热护理

密切监测体温变化,遵医嘱给予物理降温或药物降温,必要时做血培养;及时更换汗湿的衣裤和床单,保持舒适。

降温过程中应观察出汗情况,注意保暖等。鼓励患者多饮水,每日至少摄入 2 000 mL 液体,口服不足者应加强静脉补液、补钠,纠正体液失衡,防止患者因大量出汗引起虚脱。

2.用药护理

(1)遵医嘱早期使用大剂量抗菌药物以控制炎症,促使脓肿吸收自愈。注意把握用药间隔时间与药物配伍禁忌。

(2)阿米巴性肝脓肿使用抗阿米巴药物,如甲硝唑、氯喹等。甲硝唑为首选药物,一般用药2日后见效,6～9日体温可降至正常。如“临床治愈”后脓腔仍存在者,可继续服用1个疗程的甲硝唑。氯喹多用于对甲硝唑无效的病例,但对心血管有如心肌受损等不良反应,应特别注意。

(3)长期使用抗菌药物者,应警惕假膜性肠炎和继发双重感染。糖尿病患者免疫功能低下,长期应用抗菌药物,可能发生口腔、泌尿系统、皮肤黏膜、肠道的各种感染。

3.营养支持

肝脓肿是一种消耗性疾病,应鼓励患者多食高蛋白质、高热量、富含维生素及膳食纤维的食物;进食困难、食欲缺乏、贫血、低蛋白血症、营养不良者应适当给予清蛋白、血浆、氨基酸等营养支持。

4.病情观察

加强对生命体征和腹部、胸部症状、体征的观察。观察患者体温变化;及早发现有无脓肿破溃引起的腹膜炎、膈下脓肿、胸腔感染等并发症。肝脓肿患者如继发脓毒血症、急性化脓性胆管炎或出现中毒性休克征象时,应立即通知医师并协助抢救。

（二）经皮肝穿刺抽脓或脓肿置管引流的护理

1.术前护理

(1)向患者和家属解释经皮肝穿刺抽脓或脓肿置管引流的方法、效果及配合要求；嘱患者术中配合做好双手上举、平卧位或侧卧位，以利于穿刺操作。

(2)协助做好穿刺药物和物品准备。

2.术后护理

(1)穿刺后护理：每小时测量血压、脉搏、呼吸，平稳后可停止，如有异常及时汇报医师。观察穿刺点局部有无渗血、脓液渗出、血肿等。

(2)引流管护理：如脓液较稠、抽吸后脓腔不能消失、脓液难以抽净者，留置管道引流。要点：①妥善固定，防止滑脱；②取半卧位，以利引流和呼吸；③保持引流管通畅，勿压迫、折叠管道。必要时协助医师每日用生理盐水或含抗菌药物盐水或持续冲洗脓腔，冲洗时严格遵守无菌原则，注意出入量，观察和记录脓腔引流液的颜色、性状及量；④预防感染，适时换药，直至脓腔愈合；⑤拔管，B超复查脓腔基本消失或脓腔引流量少于每日10 mL，可拔除引流管。

(3)病情观察：观察患者有无发热、肝区疼痛等，观察肝脓肿症状和改善情况，适时复查B超，了解脓肿好转情况。位置较高的肝脓肿，穿刺后应注意呼吸、胸痛及胸部体征，及时发现气胸、脓胸等并发症。

（三）手术治疗的护理

手术方式有切开引流和肝叶切除两种。

1.术前准备

协助做好术前检查，术前常规准备等。

2.术后护理

(1)疼痛护理。①评估疼痛的诱发因素、伴随症状，观察并记录疼痛程度、部位、性质及持续时间等；②遵医嘱给予镇痛药物，并观察药物效果和不良反应；③指导患者采取放松和分散注意力的方法应对疼痛。

(2)病情观察：行脓肿切开引流者观察患者生命体征、腹部体征，注意有无脓液流入患者腹腔而并发腹腔感染。观察肝脓肿症状和改善情况，适时复查B超，了解脓肿好转情况。

(3)肝叶切除护理：术后24小时内应卧床休息，避免剧烈咳嗽，以防出血。给予氧气吸入，保证血氧浓度，促进肝创面愈合。

（四）术后并发症的观察和护理

术后需密切观察并发症。一是出血，观察生命体征、引流液性状，若心率加快、血压降低、引流出血性液体增多，及时处理。二是感染，监测体温、白细胞计数，若持续高热、白细胞升高，加强抗感染和引流。三是胆瘘，注意有无胆汁样引流液，保持引流管通畅。四是肠瘘，观察有无腹痛、腹胀、腹膜刺激征，若有异常及时报告。同时，要注意患者有无呼吸困难等情况，警惕胸腔并发症，做好皮肤护理和心理护理，促进患者康复。

三、健康教育

（一）预防复发

(1)有胆道感染等疾病者应积极治疗原发病灶。

(2)多饮水，进食高热量、高蛋白质、富含维生素和纤维素营养丰富易消化的食物，增强体质，提高机体免疫力。

(3)注意劳逸结合，避免过度劳累。

(4)遵医嘱按时服药，不得擅自改变药物剂量或随意停药。

(5)合并糖尿病患者，让其了解控制血糖在本病治疗中的重要性，应注意维持血糖。嘱遵医嘱按时注射胰岛素或口服降糖药物，定时监测血糖，控制空腹血糖在 5.8～7.0 mmol/L，餐后2 小时血糖为 8.0～11.0 mmol/L。

(6)注意饮食卫生，不喝生水，不进食不卫生、未煮熟的食物。

(二)自我观察与复查

遵医嘱定期复查。若出现发热、腹部疼痛等症状，警惕有复发的可能，应及时就诊。

第七节　肝癌

肝癌以 40～50 岁男性多见，可分为原发性和转移性两类。原发性肝癌的发病与病毒性肝炎、肝硬化、酒精、黄曲霉素等因素密切相关。肝癌有 3 种病理组织学类型，包括肝细胞、胆管细胞及混合型，以肝细胞肝癌多见。转移性肝癌为肝外器官的原发癌或肉瘤转移到肝脏所致。早期肝癌表现隐匿，一旦出现症状和体征多为中晚期，表现为肝区疼痛、肝大、食欲缺乏、乏力、消瘦、贫血、黄疸等。若转移至远处器官则可产生相应症状。对有肝脏病史的中年人，若出现相应症状，结合影像学(B 超是肝癌定位、筛查的首选方法)、血清甲胎蛋白、肝穿刺活组织病理学检查等有助于早期诊断。肝癌的治疗包括手术切除、射频消融、介入治疗、靶向治疗等，以手术为主的综合治疗是延长患者生存期的关键。

一、护理评估

(一)术前评估

1.健康史

(1)个人情况：患者的年龄、性别、居住地、烟酒史，饮食、饮水、生活习惯(如是否长期进食含黄曲霉菌、亚硝胺类的食物，接触其他致癌物质等)等。

(2)既往史：有无病毒性肝炎、肝硬化等肝病史，有无癌肿和手术史，过敏史等。

(3)其他：家族中有无肝癌或其他癌症患者。

2.身体状况

(1)肝区疼痛的性质和程度。

(2)是否有肝病面容、贫血、黄疸、脾大、水肿等体征。

(3)是否有消瘦、乏力、食欲减退及恶病质表现。

(4)是否有肝性脑病、上消化道出血及各种感染。

(5)患者肝功能有无受损，甲胎蛋白水平是否升高，B 超、CT 等影像学检查有无异常。

3.心理-社会状况

(1)患者和家属对肝癌及治疗方案、预后的认知程度。

(2)患者和家属是否担心手术疗效、术后并发症及肝癌预后。

(3)亲属对患者的关心、支持程度,家庭对患者疾病治疗的经济承受能力,社会和医疗保障系统支持程度。

(二)术后评估

(1)手术、麻醉方式,术中出血、补液、输血及引流管等情况。

(2)严密监测患者意识状态、生命体征、血氧饱和度、尿量、肝功能等;观察腹部体征与切口情况、腹腔引流管是否通畅,引流液的颜色、量及性状等。

(3)肝功能恢复情况。

(4)有无腹腔内出血、肝性脑病、膈下积液或脓肿、肺部感染等并发症发生。

二、常见护理问题

(一)疼痛

与肿瘤迅速生长导致肝包膜张力增加或手术创伤、介入、射频消融治疗不适有关。

(二)营养失调:低于机体需要量

与消化功能紊乱、放射治疗及化学治疗引起的胃肠道不良反应、肿瘤消耗等有关。

(三)焦虑、恐惧

与担忧手术效果、疾病预后及生存期限有关。

(四)潜在并发症

腹腔内出血、肝性脑病、膈下积液或脓肿、胆汁漏、肺部感染。

三、护理目标

(1)患者自述疼痛减轻或无痛。

(2)患者营养需求基本得到满足,体重未见明显减轻。

(3)患者能正确面对疾病、手术和预后,积极配合治疗。

(4)患者未发生并发症或并发症被及时发现和处理。

四、护理措施

(一)手术治疗的护理

1.术前护理

(1)心理护理:积极主动关心患者,鼓励患者说出内心感受,疏导、安慰患者,根据患者个体情况提供信息,说明手术的意义、重要性及手术方案,讲解手术成功案例,帮助患者树立战胜疾病的信心,减轻患者焦虑和恐惧情绪。

(2)疼痛护理:①评估疼痛发生的时间、部位、性质、诱因、程度及伴随症状;②遵医嘱给予镇痛药物,并观察药物效果和不良反应;③指导患者采取放松和分散注意力的方法应对疼痛。

(3)改善营养状况:给予高蛋白质、高热量、高维生素、易消化饮食;合并肝硬化有肝功能损害者,应适当限制蛋白质摄入。必要时可给予肠内、外营养支持,输血浆或清蛋白,以改善贫血、纠正低蛋白血症,提高手术耐受力。

(4)用药护理:遵医嘱给予护肝药物,如甘草酸二胺、还原性谷胱甘肽、多烯磷脂酰胆碱、熊去氧胆酸等;避免使用巴比妥类、红霉素、盐酸氯丙嗪等有损肝脏的药物。

(5)维持体液平衡:肝功能不良伴腹水者,需严格控制水和钠盐的摄入,摄水量不应超过每日2 000 mL，摄钠量少于每日 0.5 g(折合成氯化钠，应少于 1.5 g)；若伴有水肿及血钠降低者，则摄水量严格控制在每日 1 000～1 500 mL；同时遵医嘱合理补液和利尿，注意纠正低钾血症等水、电解质失衡；准确记录 24 小时出入量；每日观察、记录体重及腹围变化。

(6)预防出血：①改善凝血功能，大多数肝癌合并肝硬化，术前 3 日开始给予维生素 K_1，适当补充血浆和凝血因子，以改善凝血功能，预防术中、术后出血；②告知患者避免致癌肿破裂出血或食管下段胃底静脉曲张破裂出血的诱因，如剧烈咳嗽、用力排便等使腹内压骤升的动作和外伤等；③癌肿直径＞10 cm 时，嘱患者卧床休息，避免活动幅度过大导致癌肿破裂；④若患者突发腹痛伴腹膜刺激征，应高度怀疑肝癌破裂出血，应立即通知医师，做好急症手术的各项准备。

(7)术前准备：协助做好术前检查；术前常规准备。

2.术后护理

(1)病情观察：密切观察生命体征、意识、面色、尿量、中心静脉压、切口渗血渗液及腹腔引流液的量和颜色等的变化，并做好记录。

(2)休息与活动：术后患者麻醉清醒、生命体征平稳后取半卧位。根据患者术式及机体恢复情况逐步由半坐卧位、坐位过渡到下床活动。

(3)疼痛护理：①评估疼痛发生的时间、部位、性质、程度；②遵医嘱给予镇痛药物；③密切观察镇痛泵的泵入速度、剂量、输注管路是否通畅、镇痛泵的效果及不良反应；④指导患者减轻疼痛及转移注意力的方式，如听音乐、松弛疗法、加强护患沟通等。

(4)饮食指导：术后早期禁食，禁食期间给予肠外营养支持，术后 24～48 小时可进食流质饮食，逐步改为半流质饮食和软食。随着加速康复外科技术的推广和应用，肝脏手术患者术后麻醉完全清醒即可少量饮水，自术后第 1 日开始，饮食可逐渐由流质饮食过渡到半流质饮食、软食。

(5)腹腔引流管的护理：引流腹腔积聚的液体，防止腹腔继发感染。①妥善固定，防止滑脱；②保持引流通畅，防止引流管受压和扭曲；如引流管被凝血块、组织碎屑等堵塞，应反复挤压促其排出，必要时协助医师用生理盐水冲洗；③观察引流液的颜色、量及性质，并记录；④严格无菌操作，定时更换引流袋，防止感染；⑤拔管：置管 3～5 日，如引流液颜色较淡，24 小时少于20 mL，腹部无阳性体征者可考虑拔管。

3.术后并发症的观察及护理

(1)腹腔出血：是肝切除术后常见的并发症之一，术后 24 小时易发生。

观察：术后 48 小时内应严密观察生命体征变化，严密观察引流液的量、性质及颜色。短时间内引流管引出大量鲜红色血液，1 小时内引流出 200 mL 以上或每小时 100 mL 持续 3 小时以上的鲜红色血性液体，应考虑活动性腹腔出血，立即通知医师及时处理。

护理措施：①体位与活动，术后 24 小时内卧床休息，避免剧烈咳嗽和打喷嚏等，以防止术后肝断面出血；②输液、输血，若短期内或持续引流较大量的鲜红色血性液体，经输血、输液，患者血压、脉搏仍不稳定时，应做好再次手术的准备；③若明确为凝血机制障碍性出血，可遵医嘱给予凝血酶原复合物、纤维蛋白原，输新鲜血等。

(2)肝性脑病：肝性脑病术后需密切观察并发症。观察患者意识状态、行为和精神变化，若有嗜睡、昏迷、烦躁等异常，及时处理。注意有无消化道出血，查看排泄物性状。监测生命体征，警惕因电解质紊乱导致的心律失常等。同时关注患者有无感染症状，如发热、白细胞升高等。护理方面，保持呼吸道通畅，防止误吸。维持水电解质平衡，合理安排输液。做好口腔、皮肤护理，预防感染。若患者躁动，采取保护措施，防止受伤，为患者创造安静舒适的康复环境。

(3)膈下积液及脓肿的观察与护理内容如下。

观察：发生在术后1周。患者术后体温下降后再度升高，或术后发热持续不退，同时伴右上腹胀痛，呃逆，脉速，白细胞计数升高，中性粒细胞百分比达90%以上，应疑有膈下积液或膈下脓肿。B超检查可明确诊断。

护理措施：①协助医师行B超定位引导穿刺抽脓或置管引流，后者应加强冲洗和吸引护理；②患者取半坐位，以利于呼吸和引流；③严密观察体温变化，鼓励患者多饮水；④遵医嘱加强营养支持和抗菌药物的应用护理。

(4)胸腔积液的观察与护理内容如下。

观察：患者胸闷、气促、发热情况。

护理措施：①协助医师行穿刺抽胸腔积液，行胸腔闭式引流者，做好胸腔闭式引流护理；②遵医嘱加强保肝治疗，给予高蛋白质饮食，必要时遵医嘱给予清蛋白、血浆及利尿剂。

(5)胆汁漏的观察与护理内容如下。

观察：腹痛、发热和腹膜刺激征，切口有无胆汁渗出和(或)腹腔引流液有无含胆汁。

护理措施：①胆汁渗出者，注意保护局部皮肤；②协助医师调整引流管，保持引流通畅，并注意观察引流液的颜色、量与性状；③如发生局部积液，应尽早行B超定位穿刺置管引流；④如发生胆汁性腹膜炎，应尽早手术。

(二)介入治疗的护理

1.介入治疗前准备

(1)解释：向患者及家属解释介入治疗的目的、方法及治疗的重要性和优点。嘱患者术中配合体位。

(2)饮食：术前禁食水4小时。

(3)穿刺处皮肤准备，备好所需物品及化疗、止吐药品等。

2.介入治疗后的护理

(1)预防出血：术后取平卧位休息24小时，穿刺处沙袋加压1小时，肢体制动6小时，弹力绷带加压包扎防止局部出血。

(2)鼓励患者多饮水：每日饮水2 000 mL以上，减轻化疗药物对肾的毒性作用，同时观察排尿及肾功能情况。

(3)栓塞后综合征的护理措施：肝动脉栓塞化疗后多数患者可出现发热、肝区疼痛、恶心、呕吐、心悸、白细胞计数下降等临床表现，称为栓塞后综合征。要点：①肝区疼痛，由肝动脉栓塞后，肝脏水肿，肝被膜张力增大所致。轻度可不处理或给予少量对肝脏无害的镇静剂，一般48小时后腹痛可减轻或消失。重度持续疼痛，考虑是否合并其他并发症，如胆囊动脉栓塞致胆囊坏死等，必要时可适当给予止痛剂。②发热，机体对坏死组织重吸收的不良反应，轻度发热可不必处理；若体温高于38.5 ℃，可予物理、药物降温。③恶心、呕吐，为化疗药物的反应，嘱患者深呼吸，及时擦去呕吐物并漱口，遵医嘱对症治疗。④白细胞计数低于4×10^9/L时，应暂停化疗并应用升白细胞药。

3.并发症的观察及护理

(1)穿刺部位血肿。①观察:定时观察穿刺处有无肿胀或渗血。②护理措施:一旦发现渗血,立即指压穿刺处直至出血停止,并报告医师更换绷带,重新加压包扎。

(2)上消化道出血。①观察:呕吐液和大便的颜色、性状及量。②护理措施:遵医嘱应用制酸药和保护胃黏膜药物,发生呕血者头偏向一侧,防止误吸;暂禁食,及时通知医师并协助处理。

(3)股动脉栓塞。①观察:术后密切观察穿刺侧肢体皮肤颜色、温度、感觉、足趾运动及足背动脉搏动情况,并与对侧对比。若出现足背动脉搏动减弱或消失,下肢皮肤苍白、变凉且伴有麻木感,应警惕为股动脉栓塞。②护理措施:一旦发现,立即抬高患肢,热敷,遵医嘱应用扩张血管及解痉药物。禁忌按摩,以防栓子脱落。

(三)射频、微波治疗的护理

有开腹射频、微波治疗和经皮射频、微波治疗。开腹射频、微波治疗护理同肝癌的围手术期护理。

1.经皮射频、微波治疗前准备

(1)解释:向患者及家属解释射频、微波治疗的目的、方法及治疗的重要性和优点。嘱患者术前进行屏气锻炼、术中配合体位。

(2)饮食:术前禁食禁水 4～6 小时。

2.经皮射频、微波治疗后的护理

(1)穿刺点护理措施:术后按压穿刺点 30 分钟,观察穿刺点有无出血。

(2)病情观察:术后 6 小时密切观察患者病情,给予心电监护,注意心率和血压的变化,及时发现出血征象,如血压突然下降、腹痛、大汗淋漓、腹部移动性浊音等。

(3)发热、恶心、呕吐:是术后常见的反应。如果出现高热或发热持续不退,应考虑感染的可能。对食管静脉曲张者,如有严重呕吐,应及时控制,避免诱发曲张静脉破裂出血。

(4)疼痛护理措施:评估疼痛程度、部位、性质、持续时间等,指导患者采取放松和分散注意力的方法应对疼痛,必要时遵医嘱给予镇痛药物。

3.并发症的观察及护理

射频、微波治疗后,需密切观察并发症。观察局部有无出血、肿胀,若有渗血或肿胀加剧应及时处理。注意皮肤有无烫伤、灼伤,保持治疗区域清洁干燥。关注患者有无发热,若低热可予物理降温,高热则需进一步检查处理。还要留意有无神经损伤症状,如肢体麻木、感觉异常等。护理上要安慰患者,做好解释工作,同时按医嘱做好相应护理措施。

五、健康教育

(一)疾病指导

注意防治肝炎,不吃霉变食物、饮用安全水。有肝炎、肝硬化病史者和肝癌高发地区人群,应定期做甲胎蛋白检测或 B 超检查,以期早期发现,早期诊断及治疗。

(二)休息与活动

术后 3 个月内保证充分休息,避免重体力活动或过度劳累,注意劳逸结合,进行适当锻炼,如散步、慢跑;保持情绪稳定和心情愉快,避免精神紧张和情绪激动。

(三)饮食指导

进食高热量、优质蛋白质、富含维生素和纤维素的食物。食物以清淡、易消化为宜。若有腹水、水肿,应控制水和食盐的摄入量,如有肝性脑病征象或血氨升高,应限制蛋白质摄入。

(四)用药指导

指导患者按医嘱服用抗病毒及保肝药物,服用抗病毒药必须按时坚持服用,不能随便中断。避免使用损害肝功能的药物。

(五)自我观察与复查

定期复诊,第1年每1～2个月复查甲胎蛋白、胸部X线摄片和B超检查1次,必要时行CT检查。若患者出现发热、水肿、体重减轻、出血倾向、黄疸和乏力等症状及时就诊,以便早期发现临床复发或转移。

六、护理评价

(1)患者是否疼痛减轻或无痛。

(2)患者营养状况是否改善,体重得以维持或增加。

(3)患者情绪是否稳定,积极配合治疗。

(4)患者有无发生并发症或并发症是否被及时发现与处理。

第八节　胆囊炎

一、疾病概述

(一)概念

胆囊炎是指发生在胆囊的炎症性病变。根据发病的缓急和病程的长短分为急性胆囊炎、慢性胆囊炎和慢性胆囊炎急性发作三类。约95%的急性胆囊炎患者合并胆囊结石,称为急性胆石性胆囊炎;未合并胆囊结石者,称为急性非结石性胆囊炎。胆囊炎的发病率很高,仅次于阑尾炎。年龄多见于35岁以后,以40～60岁为高峰。女性发病率约为男性的4倍,肥胖者多于其他体型者。

(二)病因

1.急性胆囊炎

急性胆囊炎的病因复杂,胆囊结石和细菌感染是引发急性胆囊炎的两大重要因素。

(1)胆道阻塞:由于结石阻塞或嵌顿于胆囊管或胆囊颈,导致胆汁排出受阻,胆汁潴留,其中水分吸收而胆汁浓缩,胆汁中的胆汁酸刺激胆囊黏膜而引起水肿、炎症,甚至坏死。90%～95%的急性胆囊炎与胆石有关,在少数情况下,胰液从胰管和胆总管共同的腔道中反流,也可进入胆囊产生化学性刺激。结石也可直接损伤受压部位的胆囊黏膜引起炎症。此外,胆囊颈或胆囊管腔的狭窄,或受到管外肿块的压迫也可以导致阻塞。胆管和胆囊颈结石嵌塞是引起急性胆囊炎重要的诱因。

(2)细菌入侵:急性胆囊炎时胆囊胆汁的细菌培养阳性率可高达80%～90%,包括需氧菌与厌氧菌感染，其中大肠埃希菌最为常见。细菌多来源于胃肠道，致病菌通过胆道逆行、直接蔓延或经血液循环和淋巴途径入侵胆囊。结石压迫局部囊壁的静脉，使静脉回流受阻而淤血、出血，以至坏死而引起炎症。

(3)化学性刺激：胆汁酸、逆流的胰液和溶血卵磷脂，对细胞膜有毒性作用和损伤作用。

(4)病毒感染：乙肝病毒可以侵犯许多组织和器官，在胆管上皮中复制，对胆道系统有直接的侵害作用。

(5)胆囊的血流灌注量不足：如休克和动脉硬化等，可引起胆囊黏膜的局灶性坏死。

(6)其他：严重创伤、烧伤后、严重过敏、长期禁食或与胆囊无关的大手术等导致的内脏神经功能紊乱时发生急性胆囊炎。

2.慢性胆囊炎

大多继发于急性胆囊炎，是急性胆囊炎反复发作的结果。有较多的病例直接由化学刺激引起。胆囊结石或有阻塞常伴有慢性胆囊炎，这些原因不去除，浓缩胆汁长期刺激可造成慢性炎症。结石和慢性胆囊炎的关系尤为密切，约95%的慢性胆囊炎有胆石存在和反复急性发作的病史。

(三)病理生理

1.急性胆囊炎

(1)急性结石性胆囊炎：当结石致胆囊管梗阻时，胆汁淤积，胆囊内压力升高，胆囊肿大、黏膜充血、水肿，渗出增多；镜下可见血管扩张和炎症细胞浸润，称为急性单纯性胆囊炎。若梗阻未解除或炎症未控制，病情继续发展，病变可累及胆囊壁的全层，胆囊壁充血、水肿加重，出现瘀斑或脓苔，部分黏膜坏死脱落，甚至浆膜液有纤维素和脓性渗出物；镜下可见组织中有广泛的中性粒细胞浸润，黏膜上皮脱落，即为急性化脓性胆囊炎；还可引起胆囊积脓。若梗阻仍未解除，胆囊内压力继续升高，胆囊壁张力增高，导致血液循环障碍时，胆囊组织除上述炎性改变外，整个胆囊呈片状缺血坏死；镜下见胆囊黏膜结构消失，血管内外充满红细胞，即为急性坏疽性胆囊炎。若胆囊炎症继续加重，积脓增多，胆囊内压力增高，在胆囊壁的缺血、坏死或溃疡处极易造成穿孔，会引起胆汁性腹膜炎，穿孔部位常在颈部和底部，如胆囊坏疽穿孔发生过程较慢，周围粘连包裹，则形成胆囊周围脓肿。

(2)急性非结石性胆囊炎：病理过程与急性结石性胆囊炎基本相同，但急性非结石性胆囊炎更容易发生胆囊坏疽和穿孔，约75%的患者发生胆囊坏疽，15%的患者出现胆囊穿孔。

2.慢性胆囊炎

慢性胆囊炎是胆囊炎症和结石的反复刺激，导致胆囊壁炎症细胞浸润和纤维组织增生，胆囊壁增厚，可与周围组织粘连，甚至出现胆囊萎缩，失去收缩和浓缩胆汁的功能。可分为慢性结石性胆囊炎和慢性非结石性胆囊炎两大类，前者占本病的70%～80%，后者占20%～30%。

(四)临床表现

1.急性胆囊炎

(1)症状。①腹痛：多数患者有上腹部疼痛史，表现为右上腹阵发性绞痛，常在饱餐、进食油腻食物后或夜间发作，疼痛可放射至右肩及右肩胛下。②消化道症状：患者腹痛发作时常伴恶心、呕吐、厌食等消化道症状。③发热或中毒症状：根据胆囊炎症反应程度的不同，患者可出现不同程度的体温升高和脉搏加速。

(2)体征。①腹部压痛:早期可有右上腹压痛或叩痛。胆囊化脓坏疽时可扪及肿大的胆囊,可有不同程度和不同范围的右上腹压痛,或右季肋部叩痛,墨菲征常为阳性,伴有不同程度的肌紧张,如胆囊张力大时更加明显。腹式呼吸可因疼痛而减弱,常显吸气性抑制。②黄疸:10%～25%的患者可出现轻度黄疸,多见于胆囊炎症反复发作合并米里齐(Mirizzi)综合征的患者。

2.慢性胆囊炎

临床症状常不典型,主要表现为上腹部饱胀不适、厌食油腻和嗳气等消化不良的症状以及右上腹和肩背部隐痛。多数患者曾有典型的胆绞痛病史。体检可发现右上腹胆囊区压痛或不适感,墨菲征可呈弱阳性,如胆囊肿大,右上腹肋下可及光滑圆形肿块。在并发胆道急性感染时可有寒战、发热等。

(五)辅助检查

1.急性胆囊炎

(1)实验室检查:血常规检查可见白细胞计数和中性粒细胞比例升高;部分患者可有血清胆红素、转氨酶、碱性磷酸酶和淀粉酶升高。

(2)影像学检查:B超检查可显示胆囊肿大,胆囊壁增厚,大部分患者可见胆囊内有结石光团。^{99m}Tc-EHIDA检查,急性胆囊炎时胆囊常不显影,但不作为常规检查。

2.慢性胆囊炎

B超检查是慢性胆囊炎首选的辅助检查方法,可显示胆囊增大,胆囊壁增厚,胆囊腔缩小或萎缩,排空功能减退或消失,并可探知有无结石。此外,CT、MRI、胆囊造影、腹部X线等也是重要的检查手段。

(六)主要处理原则

主要为手术治疗,手术时机和手术方式取决于患者的病情。

1.非手术治疗

(1)适应证:诊断明确、病情较轻的急性胆囊炎患者;老年人或伴有严重心血管疾病不能耐受手术的患者。在非手术治疗的基础上积极治疗各种并发症,待患者一般情况好转后再考虑择期手术治疗。作为手术前准备的一部分。

(2)常用的非手术治疗措施:主要包括禁饮食和(或)胃肠减压,纠正水、电解质和酸碱平衡紊乱,控制感染,使用消炎利胆及解痉止痛药物,全身支持,对症处理,还可以使用中药、针刺疗法等。在非手术治疗期间,若病情加重或出现胆囊坏疽、穿孔等并发症应及时进行手术治疗。

2.手术治疗

(1)急诊手术适应证。①发病在48～72小时者;②经非手术治疗无效且病情加重者;③合并胆囊穿孔、弥漫性腹膜炎、急性梗阻性化脓性胆管炎、急性坏死性胰腺炎等严重并发症者。④其余患者可根据具体情况择期手术。

(2)手术方式。

胆囊切除术:根据病情选择开腹或腹腔镜行胆囊切除术。手术过程中遇到下列情况应同时做胆总管切开探查加 T 管引流术。①患者有黄疸史；②胆总管内扪及结石或术前 B 超提示肝总管、胆总管结石；③胆总管扩张，直径大于 1 cm 者；④胆总管内抽出脓性胆汁或有胆色素沉淀者；⑤患者合并有慢性复发性胰腺炎者。

胆囊造口术：目的是减压和引流胆汁。主要用于年老体弱，合并严重心、肺、肾等内脏器官功能障碍不能耐受手术的患者，或局部炎症水肿、粘连严重导致局部解剖不清者。待病情稳定、局部炎症消退后再根据患者情况决定是否行择期手术治疗。

二、护理评估

（一）术前评估

1.健康史及相关因素

（1）一般情况：患者的年龄、性别、职业、居住地及饮食习惯等。

（2）发病的病因和诱因：腹痛的病因和诱因，腹痛发生的时间，是否与饱餐、进食油腻食物及夜间睡眠改变体位有关。

（3）腹痛的性质：是否为突发性腹痛，疼痛的性质是绞痛、隐痛、阵发性或持续性疼痛，有无放射至右肩背部或右肩胛下等。

（4）既往史：有无胆石症、胆囊炎、胆道蛔虫病史；有无胆道手术史；有无消化性溃疡及类似疼痛发作史；有无用药史、过敏史及腹部手术史。

2.身体评估

（1）全身：患者有无寒战、发热、恶心、呕吐；有无面色苍白等贫血征象；有无黏膜和皮肤黄染等；有无体重减轻；有无意识及神经系统的其他改变等。

（2）局部：腹痛的部位是位于右上腹还是剑突下，有无全腹疼痛；有无压痛、肌紧张及反跳痛；能否触及胆囊及胆囊肿大的程度，墨菲征是否阳性等。

（3）辅助检查：血常规检查中白细胞计数及中性粒细胞比例是否升高；血清胆红素、转氨酶、碱性磷酸酶及淀粉酶有无升高；B 超是否观察到胆囊增大或结石影；^{99m}Tc-EHIDA 检查胆囊是否显影；心、肺、肾等器官功能有无异常。

3.心理-社会评估

了解患者及其家属在疾病治疗过程中的心理反应与需求，家庭及社会支持情况，心理承受程度及对治疗的期望等，引导患者正确配合疾病的治疗与护理。

（二）术后评估

1.手术中情况

了解手术的方式和手术范围，如是胆囊切除还是胆囊造口术，是开腹还是腹腔镜；术中有无行胆总管探查，术中出血量及输血、补液情况；有无留置引流管及其位置和目的。

2.术后病情

术后生命体征及手术切口愈合情况；T 管及其他引流管引流情况，包括引流液的量、颜色、性质等；对老年患者尤其要评估其呼吸及循环功能等状况。

3.心理-社会评估

患者及其家属对术后和术后康复的认知和期望。

三、主要护理问题

(一)疼痛

与胆囊结石突然嵌顿、胆汁排空受阻致胆囊强烈收缩或继发胆囊感染、术后伤口疼痛有关。

(二)有体液不足的危险

与恶心、呕吐、不能进食和手术前后需要禁食有关。

(三)潜在并发症

胆囊穿孔、感染等。

四、主要护理措施

(一)减轻或控制疼痛

根据疼痛的程度,采取非药物或药物方法止痛。

1.卧床休息

协助患者采取舒适体位,指导其有节律的深呼吸,达到放松和减轻疼痛的效果。

2.合理饮食

病情较轻且决定采取非手术治疗的急性胆囊炎患者,指导其清淡饮食,忌食油腻食物;病情严重需急诊手术的患者予以禁食和胃肠减压,以减轻腹胀和腹痛。

3.药物止痛

对诊断明确的剧烈疼痛者,可遵医嘱通过口服、注射等方式给予消炎利胆、解痉或止痛药,以缓解疼痛。

4.控制感染

遵医嘱及时合理应用抗生素。通过控制胆囊炎症,减轻胆囊肿胀和胆囊压力达到减轻疼痛的效果。

(二)维持体液平衡

对于禁食患者,根据医嘱经静脉补充足够的热量、氨基酸、维生素、水、电解质等,以维持水、电解质及酸碱平衡。对能进食、进食量不足者,指导和鼓励其进食高蛋白质、高碳水化合物、高维生素和低脂饮食,以保持良好的营养状态。

(三)并发症的预防和护理

1.加强观察

严密观察患者的生命体征变化,了解腹痛的程度、性质、发作的时间、诱因及缓解的相关因素和腹部体征的变化。若腹痛进行性加重且范围扩大,出现压痛、反跳痛、肌紧张等,同时伴有寒战、高热的症状,提示胆囊穿孔或病情加重。

2.减轻胆囊内压力

遵医嘱应用敏感抗菌药,以有效控制感染,减轻炎性渗出,达到减少胆囊内压力、预防胆囊穿孔的目的。

3.及时处理胆囊穿孔

一旦发生胆囊穿孔,应及时报告医师,并配合做好紧急手术的准备。

五、护理效果评估

(1)患者腹痛得到缓解,能叙述自我缓解疼痛的方法。

(2)患者在禁食期间得到相应的体液补充。

(3)患者没有发生胆囊穿孔或能及时发现和处理已发生的胆囊穿孔。

(4)疾病愈合良好,无并发症发生。

(5)患者对疾病的心理压力得到及时的调适与干预。依从性较好,并对疾病的治疗和预防有一定的了解。

第九节　输尿管损伤

一、概述

输尿管位于腹膜后间隙,位置隐蔽,一般由外伤直接引起输尿管损伤不常见,多见于医源性损伤,如手术损伤或器械损伤及放射性损伤。凡腹腔、盆腔手术后患者发生无尿、漏尿,腹腔或盆腔有刺激症状时均应想到输尿管损伤的可能。对怀疑输尿管损伤的患者,应进行系统的泌尿科检查。妇科手术特别是宫外孕破裂、剖宫产等急诊手术或妇科肿瘤根治术中,输尿管被钳夹或误扎等医源性损伤最为常见。

二、护理评估

采集患者外伤史,盆腔、腹腔、腹膜后手术史,妇科手术史及泌尿科手术史,如出现相应的症状应警惕输尿管损伤的可能。

(一)临床表现

手术损伤输尿管引起临床表现需根据输尿管损伤程度而定,术中发现输尿管损伤,立即处理可不留后遗症。倘未被发现,多在3～5日起病。尿液起初渗在组织间隙里,临床上表现为高热、寒战、恶心、呕吐、损伤侧腰痛、肾肿大、下腹或盆腔内肿物、压痛及肌紧张等。

1.腹痛及感染症状

表现为腰部胀痛、寒战、局部触痛、叩击痛。若输尿管被误扎,多数病例数日内患侧腰部出现胀痛,并可出现寒战、发热,局部触痛、叩击痛并可扪及肿大的肾脏。若采用输尿管镜套石或碎石操作,不慎造成输尿管穿孔破损者,由于漏尿或尿液外渗可引起患侧腰痛及腹胀,继发感染后则出现寒战、发热,肾区压痛并可触及尿液积聚而形成的肿块。

2.尿瘘

分急性尿瘘与慢性尿瘘两种。前者在输尿管损伤后当日或数日内出现伤口漏尿,腹腔积尿或阴道漏尿。后者以盆腔手术所致输尿管阴道瘘最常见。尿瘘形成前,多有尿外渗引起感染症状,常见伤后2～3周内形成尿瘘。

3.无尿

双侧输尿管发生断裂,伤后即可无尿,应注意与创伤性休克所致急性肾衰竭的无尿相鉴别。

4.血尿

输尿管损伤后可以出现肉眼或镜下血尿,但也可以尿液检查正常,一旦出现血尿,应高度怀疑有输尿管损伤。

(二)辅助检查

1.静脉肾盂造影

可显示患肾积水,损伤的输尿管扩张、扭曲、成角、狭窄及对比剂外溢。

2.膀胱镜及逆行造影

可观察瘘口部位并与膀胱损伤相鉴别,逆行造影对明确损伤部位、损伤程度有价值。

3.B超

可显示患肾积水和输尿管扩张。

4.CT

对输尿管外伤性损伤部位、尿外渗及合并肾损伤或其他脏器损伤有一定的诊断意义。

5.阴道检查

有时可直接观察到瘘口的部位。

6.体格检查

膀胱腹膜外破裂后尿外渗,下腹耻骨上区有明显触痛,有时可触及包块。膀胱腹膜内破裂后,若有大量尿液进入腹腔,检查有腹壁紧张、压痛、反跳痛及移动性浊音。

(三)护理问题

首先对患者进行心理评估,了解患者的身体和心理状态,患者主要存在以下护理问题。

1.疼痛

与尿外渗及手术有关。

2.舒适的改变

与术后放置支架管、造瘘管有关。

3.恐惧、焦虑

与尿瘘、担心预后不良有关。

4.有感染的危险

与尿外渗及各种管路有关。

三、护理措施

(一)心理护理

输尿管损伤因为手术的损伤发生率较高,因此,心理护理显得尤为重要。要做到详细评估患者的心理状况及接受治疗的心理准备,与患者建立良好的护患关系,掌握患者的心理变化并给予相应的健康指导,减少医疗纠纷的发生。输尿管损伤后患者情绪紧张、恐惧,尤其是发生漏尿或无尿时,护士在密切观察病情的同时要向患者宣讲损伤后需注意的问题,鼓励患者树立信心,保持平和的心态,积极配合治疗,减轻患者的焦虑情绪。

(二)生活护理

(1)主动巡视患者,帮助患者完成生活护理,保持“七洁”:皮肤、头发、指甲、会阴、口腔、手足、床单的干净整洁,使患者感到舒适。

(2)观察并保持各种管路的清洁通畅,正确记录引流液的颜色及量,尿袋、引流袋定期更换。

(3)关心患者,讲解健康保健知识。

(4)观察尿外渗的腹部体征,腹痛的程度;观察体温的变化,每日测量体温4次,并记录在护理病例中,发热时及时通知医师。

(5)观察24小时尿量,注意血尿情况,少尿、无尿要立即通知医师处理。

(6)饮食要均衡,富于营养,易消化。不吃易引起腹胀的食物,如牛奶、大豆等。保持排便通畅,必要时服润肠药。

(三)治疗及护理配合

输尿管损伤后治疗遵循修复输尿管、保持通畅、保护肾功能的原则。及时采用双J管引流,有利于损伤的修复和狭窄的改善。

1.治疗方法

(1)外伤所致输尿管损伤,应首先注意处理其全身情况及有无合并其他脏器的损伤,断裂的输尿管应根据具体情况给予修补或吻合。除不得已时不宜摘除肾脏。

(2)器械所致的输尿管损伤往往为裂伤,保守治疗多可痊愈。如尿外渗症状不断加重,应及早施行引流术。

(3)手术时误伤输尿管应根据具体情况及时予以修补或吻合,如输尿管被结扎,应尽早松解结扎线,并在输尿管内安置导管保留数日。输尿管切开,可进行缝合修补,然后置管引流。输尿管被切断,则进行端端吻合,置管引流2周左右。输尿管在低位被切断可行输尿管膀胱吻合术。输尿管被钳夹,损伤轻微时按结扎处理;较重时,为防止组织坏死形成尿瘘,可切除损伤部分,进行端端吻合。若输尿管缺损太多,根据具体情况可以选择输尿管外置造瘘、肾造瘘,利用膀胱组织或小肠做输尿管成形手术。

2.保守治疗的护理配合

(1)密切监测生命体征的变化,记录及时准确。

(2)观察腹痛情况,不能盲目给予止痛剂。

(3)保持各种管路的清洁通畅,正确记录引流液的颜色及量,尿袋定期更换。

(4)备皮、备血、皮试,做好必要时手术探查的准备。

(5)正确记录24小时尿量,注意血尿情况,少尿、无尿要立即通知医师处理。

(6)嘱患者卧床休息,做好生活护理,保持排便通畅,必要时服润肠药。

3.手术治疗的护理

(1)输尿管断端吻合术后留置双J管,在此期间嘱患者多饮水,保证引流尿液通畅,防止感染,促进输尿管损伤部位的愈合。

(2)预防感染,术后留置导尿管,注意各引流管的护理,定期更换引流袋。更换引流袋应无菌操作,防止感染,尿道口护理每日1～2次。女性患者每日会阴冲洗。

(3)严密观察尿量,间接地了解有无肾衰竭的发生。

(4)高热的护理,给予物理降温,鼓励患者多饮水,及时更换干净衣服,必要时遵医嘱给予药物降温。

4.留置双J管的护理

(1)留置双J管可引起患侧腰部不适,术后早期多有腰痛,主要是与插管引起输尿管黏膜充血、水肿及放置双J管后输尿管反流有关。

(2)患者出现膀胱刺激症状，主要由于双J管放置与不当或双J管下移，刺激膀胱三角区和后尿道所致。

(3)术后输尿管内放置双J管做内支架以利于内引流，勿打折，保持通畅，同时防止血块聚集造成输尿管阻塞。

(4)要调整体位保持导尿管通畅，防止膀胱内尿液反流。

(5)观察尿液及引流状况。由于双J管置管时间长，且上下端盘曲刺激肾盂、膀胱黏膜易引起血尿。因此，术后要注意尿液颜色及尿量的变化。观察血尿颜色的方法是每日清晨留取标本，用无色透明玻璃试管，观察比较尿色。若患者突然出现鲜红尿液或肾区胀痛及腹部不适等症状，应及时报告医师。

(6)双J管于手术后1～3个月在膀胱镜下拔除。

四、健康教育

(1)输尿管损伤严重易引起输尿管狭窄，因此告之患者双J管需要定期更换直至狭窄改善为止。

(2)定期复查了解损伤愈合的情况及双J管的位置。若出现尿路刺激征、发热、腹痛、无尿等症状时，应及时就诊。

(3)拔除留置导尿管后，指导患者增加饮水量，增加排尿次数，不宜憋尿。不宜做剧烈运动。有膀胱刺激征的患者应遵医嘱给予解痉药物治疗。

第十节　膀胱损伤

一、概述

膀胱深藏在骨盆内，排空后肌肉层厚，一般不易受伤。膀胱充盈时伸展至下腹部高出耻骨联合，若下腹部遭到暴力打击，易发生膀胱损伤。骨盆骨折的骨折断端可以刺破膀胱；难产时，胎头长时间压迫可造成膀胱壁缺血性坏死。一般分为闭合性损伤、开放性损伤和医源性损伤。

二、病因及临床表现

(一)闭合性损伤

膀胱空虚时位于骨盆深处受到周围组织保护，不易受外界暴力损伤。当膀胱膨胀时，因膀胱扩张且高出耻骨联合，下腹部受到暴力时，如踢伤、击伤和跌伤等可造成膀胱损伤，骨盆骨折的骨折断端可以刺破膀胱；难产时，胎头长时间压迫可造成膀胱壁缺血性坏死。

(二)开放性损伤

其多见于火器伤，常合并骨盆内其他组织器官的损伤。

(三)手术损伤

膀胱镜检查、尿道扩张等器械检查可造成膀胱损伤。盆腔和下腹部手术，如疝修补、妇科恶性肿瘤切除等易致膀胱损伤。

(四)挫伤

挫伤是指膀胱壁保持完整,仅黏膜或部分肌层损伤,膀胱腔内有少量出血,无尿外渗,不引起严重后果。

(五)破裂

膀胱破裂可分以下两种类型。

1.腹膜外破裂

破裂多发生在膀胱前壁的下方,尿液渗至耻骨后间隙,沿筋膜浸润腹壁或蔓延到腹后壁,如不及时引流,可发生组织坏死、感染,引起严重的蜂窝组织炎。

2.腹膜内破裂

多发生于膀胱顶部。大量尿液进入腹腔可引起尿性腹膜炎。大量尿液积存于腹腔有时要与腹水相鉴别。

(六)尿瘘

膀胱与附近脏器相通可形成膀胱阴道瘘或膀胱直肠瘘等。发生尿瘘后,泌尿系统容易继发感染。

(七)出血与休克

骨盆骨折合并大出血,膀胱破裂致尿外渗及腹膜炎,伤势严重,常有休克征象。

(八)排尿困难和血尿

膀胱破裂后,尿液流入腹腔或膀胱周围,有尿意,但不能排尿或仅排出少量血尿。

三、护理评估

评估患者受伤的时间、地点、暴力性质、部位,临床表现、合并伤、尿外渗、感染,特殊检查结果。

(一)临床表现

膀胱挫伤因范围仅限于黏膜或肌层,故患者仅有下腹不适,小量终末血尿等。一般在短期内症状可逐渐消失。膀胱破裂则有严重表现,临床症状依裂口大小、位置及其他器官有无损伤而不同。腹膜内破裂会引起弥漫性腹膜刺激症状,如腹部膨胀、压痛、肌紧张、肠蠕动音降低和移动性浊音等。膀胱与附近器官相通形成尿瘘时,尿液可从直肠、阴道或腹部伤口流出,往往同时合并泌尿系统感染。

1.腹痛

尿外渗及血肿引起下腹部剧痛,尿液流入腹腔则引起急性腹膜炎症状。伴有骨盆骨折时,耻骨处有明显压痛。尿外渗和感染引起盆腔蜂窝组织炎时,患者可有全身中毒表现。

2.尿瘘

贯穿性损伤可有体表伤口、直肠或阴道漏尿。闭合性损伤在尿外渗感染后破溃,也可形成尿瘘。膀胱与附近脏器相通可形成膀胱阴道瘘或膀胱直肠瘘等。发生尿瘘后,泌尿系统容易继发感染。

(二)辅助检查

根据外伤史及临床体征诊断并不困难。凡是下腹部受伤或骨盆骨折后,下腹出现疼痛、压痛、肌紧张等征象,除考虑腹腔内脏器损伤外,也要考虑到膀胱损伤的可能性。当出现尿外渗、尿性腹膜炎或尿瘘时，诊断更加明确。怀疑膀胱损伤时，应做进一步检查。

1.导尿术

如无尿道损伤，导尿管可顺利放入膀胱，若患者不能排尿液，而导出尿液为血尿，应进一步了解是否有膀胱破裂。可保留导尿管进行注水试验，抽出量比注入量明显减少，表示有膀胱破裂。

2.膀胱造影

经导尿管注入碘化钠或空气，摄取前后位及斜位 X 线摄片，可以确定膀胱有无破裂，破裂部位及外渗情况。

3.膀胱镜检查

对于膀胱瘘的诊断很有帮助，但当膀胱内有活跃出血或当膀胱不能容纳液体时，不能采用此项检查。

4.排泄性尿路造影

如疑有上尿道损伤，可考虑采用，以了解肾脏及输尿管情况。

(三)主要护理问题

1.疼痛

与损伤后血肿和尿外渗及手术切口有关。

2.潜在并发症

与损伤有关。

3.有感染的危险

与损伤后血肿、尿外渗及免疫力低有关。

4.恐惧、焦虑

与外伤打击、担心预后不良有关。

(四)护理目标

(1)患者主诉疼痛减轻或能耐受。

(2)严密观察患者出血情况，如有异常出血及时通知医师。

(3)在患者住院期间不发生因护理不当造成的感染。

(4)患者主诉恐惧、焦虑心理减轻。

四、护理措施

(一)生活护理

(1)满足患者的基本生活需要，做到“七洁”。

(2)做好引流管护理：①妥善固定、保持通畅。②准确记录引流液量、性质。③保持尿道口清洁，定期更换尿袋。

(3)多饮水，多食易消化食物，保持排便通畅。

(二)心理护理

(1)损伤后患者恐惧、焦虑，担心预后情况。护士主动向患者介绍康复知识，介绍相似病例，鼓励患者树立信心，配合治疗，减少焦虑情绪。

(2)从生活上关心、照顾患者，满足基本生活护理，使其感到舒适。

(3)加强病房管理,创造整洁安静的休养环境。

(三)治疗及护理配合

膀胱挫伤无须手术,通过支持疗法、适当休息、充分饮水、给予抗菌药物和镇静剂在短期内即可痊愈。

1.紧急处理

膀胱破裂是一种较严重的损伤,常伴有出血和尿外渗,病情严重,应尽早施行手术。护士需协助做好手术前的各项相关检查和护理,积极采取抗休克治疗,如输液、输血、镇静及止痛等各项措施。

2.保守治疗的护理

患者的症状较轻,膀胱造影显示少量尿外渗,可从尿道插入导尿管持续引流尿液,可以采取保守治疗,保持尿液引流通畅,预防感染。

(1)密切观察生命体征,及时发现有无持续出血,观察有无休克发生。

(2)保持尿液引流通畅,及时清除血块防止阻塞膀胱,观察并记录 24 小时尿的色、质、量。妥善固定尿管。

(3)适当休息、充分饮水,保证每日尿量 3 000 mL 以上,以起到内冲洗的作用。

(4)注意观察体温的变化,警惕有无盆腔血肿、感染。观察有无腹膜刺激症状。

3.手术治疗的护理。

膀胱破裂伴有出血和尿外渗,病情严重,须尽早施行手术。

(1)按外科术前准备进行备皮、备血、术前检查。

(2)开放静脉通道,观察生命体征。

(3)准确填写手术护理记录单,与手术室护士认真交接。

(4)术后监测生命体征,并详细记录。

(5)按医嘱正确输入药物,掌握液体输入的速度,保持均匀的摄入。

(6)保持各种管路通畅,并妥善固定,防止脱落。定期更换引流袋。

(7)观察伤口渗出情况,及时更换敷料,遵守无菌操作原则。

(8)保持排便通畅,避免增加腹压,有利于伤口愈合。术后采取综合疗法,使患者获得充分休息、足够营养、适当水分,纠正贫血,控制感染。

五、健康教育

(1)讲解引流管护理的要点,如防止扭曲、打折、保持引流袋位置低于伤口及尿管,防止尿液反流。

(2)拔除尿管前要训练膀胱功能,先夹管训练 1～2 日,拔管后多饮水,达到冲洗尿路预防感染的目的。

(3)卧床期间防止压疮、肌肉萎缩,进行功能锻炼。

第四章　妇产科疾病护理

第一节　排卵障碍性异常子宫出血

一、疾病概述

(一)概念

正常月经的周期为21～35日，经期持续2～8日，平均失血量为20～60 mL。凡不符合上述标准中的任何一项或几项均属异常子宫出血(AUB)。引起AUB的病因很多，可由全身或生殖器官器质性病变所致，如血液系统疾病、黏膜下子宫肌瘤等，也可由生殖内分泌轴功能紊乱所致，后者也称为功能失调性子宫出血(DUB)，还可由多种病因综合所致。本节主要叙述临床上最常见的排卵障碍性异常子宫出血。

排卵障碍性异常子宫出血包括稀发排卵、无排卵及黄体功能不足，主要由于下丘脑-垂体-卵巢轴功能异常引起，常见于青春期、绝经过渡期，生育期也可因多囊卵巢综合征、肥胖、高催乳素血症、甲状腺疾病等引起。常表现为不规律的月经，经量、经期长度、周期频率、规律性均可异常，有时会引起大出血和重度贫血。子宫内膜不规则脱落所致的经期延长是临床常见的病变，虽无明确的归类，但目前国内多认为其与黄体功能异常有关，故本节一并介绍。

(二)病因

1.无排卵性异常子宫出血

无排卵引起的异常子宫出血好发于青春期和绝经过渡期，但也可发生于生育期。

(1)青春期：青春期女性月经初潮后平均需要4年左右的时间建立起稳定的月经周期调节机制。在这段时期内下丘脑-垂体-卵巢轴激素间的反馈调节尚未成熟，大脑中枢对雌激素的正反馈作用存在缺陷，卵泡刺激素(FSH)持续低水平，虽有卵泡生长，但不能发育为成熟卵泡，合成、分泌的雌激素量不能达到促使黄体生成素(LH)高峰(排卵必须)释放的阈值，而无排卵。此外，青春期女性情绪多变，对外界环境的刺激常产生过度应激反应，这会对生殖内分泌调节系统产生影响，造成无排卵。

(2)绝经过渡期：因卵巢功能下降，卵泡数量极少，卵巢内剩余卵泡对垂体促性腺激素的反应低下，卵泡发育受阻而不能排卵。

(3)生育期：有时因内、外环境刺激，如劳累、应激、流产、手术和疾病等引起短暂的无排卵，也可因肥胖、多囊卵巢综合征、高催乳素血症等引起持续无排卵。

各种因素造成的无排卵，均导致子宫内膜受单一的雌激素刺激，无孕激素拮抗而到达或超过雌激素的内膜出血阈值，发生雌激素突破性出血或撤退性出血。雌激素突破性出血有两种类型：一种是低水平雌激素维持在阈值水平，可发生间断性少量出血，出血时间延长；另一种是高水平雌激素维持在有效浓度，雌激素超过阈值水平引起长时间闭经，内膜增厚但不牢固，容易发生急性突破性出血，血量汹涌。雌激素撤退性出血是在单一雌激素的刺激下子宫内膜持续增生，此时因一批卵泡退化闭锁，导致雌激素水平突然急剧下降，内膜失去激素支持而剥脱出血。

无排卵性异常子宫出血与子宫内膜出血的自限性机制缺陷有关，如子宫内膜组织脆性增加、子宫内膜脱落不全、血管结构与功能异常、凝血与纤溶异常、血管舒缩因子异常。

2.黄体功能异常

(1)黄体功能不足：病因复杂，引起黄体功能不足的原因包括卵泡发育不良、LH 排卵高峰分泌不足、LH 排卵峰后低脉冲缺陷。

(2)子宫内膜不规则脱落：由于下丘脑-垂体-卵巢轴调节功能紊乱，或溶黄体机制失常，引起黄体萎缩不全，内膜持续受孕激素影响，以致不能如期完整脱落。

(三)病理

1.无排卵性异常子宫出血

子宫内膜受雌激素持续作用而无孕激素拮抗，可发生不同程度的增生性改变，少数也可呈萎缩性改变。包括以下 3 种情况。

(1)子宫内膜增生症：分为 3 种类型。①单纯性增生：最常见，内膜呈弥漫性增生，增生程度超过正常周期的增殖晚期，发展为子宫内膜癌的概率约为 1%。②复杂性增生：内膜增生呈息肉状，发展为子宫内膜癌的概率约为 3%。③不典型增生：只涉及腺体增生，通常为局灶性，发展为子宫内膜癌的概率约为 23%。

(2)增殖期子宫内膜：与正常月经周期的增殖期内膜形态一致，只是在月经周期后半期甚至月经期，仍表现为增殖期形态。

(3)萎缩性子宫内膜：子宫内膜薄。

2.黄体功能异常

(1)黄体功能不足：子宫内膜形态一般表现为分泌期内膜，腺体分泌不良，间质水肿不明显或腺体与间质发育不同步，或在内膜各个部位显示分泌反应不均。内膜活检显示分泌反应较实际周期日至少落后 2 日。

(2)子宫内膜不规则脱落：常表现为混合型子宫内膜，即残留的分泌期内膜与出血坏死组织及新增生的内膜混合共存。

(四)临床表现

1.无排卵性异常子宫出血

可有各种不同的临床表现。临床上最常见的症状有：①月经周期紊乱；②经期长短和经量多少不一，出血量少者仅为点滴出血，出血量多时间长者可能继发贫血，大量出血可导致休克。出血期间一般无腹痛或其他不适。

2.黄体功能异常

(1)黄体功能不足：月经周期缩短，表现为月经频发(周期＜21 日)。有时月经周期虽在正常范围内，但卵泡期延长、黄体期缩短(＜11 日)，以致患者不易受孕或在妊娠早期流产。

(2)子宫内膜不规则脱落：月经周期正常，经期延长，可达 9～10 日，出血量可多可少。

(五)处理原则

1.无排卵性异常子宫出血

无排卵性异常子宫出血的一线治疗是药物治疗。青春期以止血、调整周期为主,有生育要求需促排卵治疗;绝经过渡期以止血、调整周期、减少经量,防止子宫内膜病变为主。

2.黄体功能异常

(1)黄体功能不足:针对发生原因,调整性腺轴功能,促使卵泡发育和排卵,以利于正常黄体的形成。

(2)子宫内膜不规则脱落:促进黄体功能,使黄体及时萎缩,内膜按时完整脱落。

二、护理评估

(一)健康史

询问患者年龄、月经史、婚育史、避孕措施、既往有无慢性疾病(如肝病、血液病、高血压、代谢性疾病等)。了解患者发病前有无精神紧张、情绪打击、过度劳累及环境改变等引起月经紊乱的诱发因素。回顾发病经过如发病时间、目前阴道流血情况、流血前有无停经史及诊治经历,包括所用激素名称、剂量和效果、诊断性刮宫的病理结果。询问有无贫血和感染征象。

(二)身心状况

观察患者的精神和营养状态,有无肥胖、贫血貌、出血点、紫癜、黄疸和其他病态。进行全身体格检查,了解淋巴结、甲状腺、乳房发育情况。妇科检查常无异常发现。随着病程延长并发感染或止血效果不佳引起大量出血,患者易产生焦虑和恐惧情绪,影响身心健康和工作学习。绝经过渡期者常常担心疾病严重程度,疑有肿瘤而不安。黄体功能不足常可引起不孕、妊娠早期流产,患者常感焦虑。

(三)辅助检查

1.实验室检查

(1)凝血功能检查:排除凝血和出血功能障碍性疾病。可检查凝血酶原时间、部分促凝血酶原激酶时间、血小板计数、出凝血时间等。

(2)全血细胞计数:确定有无贫血及血小板减少。

(3)尿妊娠试验或血清中人绒毛促性腺激素(HCG)检测:有性生活史者,应排除妊娠及妊娠相关疾病。

(4)血清激素测定:可在下次月经前 7 日测定血清黄体酮水平,了解黄体功能,确定有无排卵,但因出血频繁,常难以选择测定黄体酮的时间。可于早卵泡期测定血清雌二醇(E_2)、FSH、LH、睾酮(T)、泌乳素(PRL)及促甲状腺激素(TSH)等,以排除其他内分泌疾病。

(5)宫颈黏液结晶检查:经前检查出现宫颈黏液羊齿植物叶状结晶提示无排卵。

2.盆腔超声检查

了解子宫内膜厚度及回声,以明确有无宫腔占位病变及其他生殖道器质性病变。

3.其他检查

(1)基础体温测定(BBT):是测定排卵的简易可行方法,该法不仅有助于判断有无排卵,还可了解黄体功能的情况。无排卵性异常子宫出血者 BBT 无上升改变而呈单相曲线,提示无排卵。黄体功能不足者 BBT 双相型,但高温相<11 日。子宫内膜不规则脱落者 BBT 呈双相

型，但下降缓慢。

(2)诊断性刮宫：简称诊刮，其目的是止血和明确子宫内膜病理诊断。年龄＞35 岁、药物治疗无效或存在子宫内膜癌高危因素的 AUB 患者，应行分段诊刮，以排除宫颈管病变。不规则阴道流血或大量出血时，可随时刮宫。拟确定卵巢排卵功能或了解子宫内膜增生程度时，宜在经前期或月经来潮 6 小时内刮宫。子宫内膜不规则脱落者在月经第 5～6 日诊刮。无性生活史的患者，若激素治疗失败或疑有器质性病变，应经患者或其家属知情同意后行诊刮。刮宫要全面、特别注意两侧宫角部，并注意宫腔大小、形态、宫壁是否光滑，刮出物的性质和量。

(3)宫腔镜检查：直接观察子宫内膜情况，表面是否光滑，有无组织突起及充血。在宫腔镜直视下选择病变区如子宫内膜息肉、子宫黏膜下肌瘤、子宫内膜癌等进行活检，较盲取内膜的诊断价值高。

三、常见护理问题

1.疲乏

与子宫异常出血导致的贫血有关。

2.有感染的危险

与子宫不规则出血、出血量多导致贫血，机体抵抗力下降有关。

四、护理目标

(1)患者的异常阴道出血停止，疲乏的感觉减弱或消失。

(2)患者无感染发生。

五、护理措施

(一)补充营养

患者机体抵抗力较低，应加强营养，改善全身情况，可补充铁剂、维生素 C 和蛋白质。成人体内大约每 100 mL 血中含 50 mg 铁，经量多者应额外补铁。行经期妇女每日约从食物中吸收铁 0.7～2.0 mg，应向患者推荐含铁较多的食物如猪肝、豆角、蛋黄、胡萝卜、葡萄干等。按照患者的饮食习惯，为患者制订适合于个人的饮食计划，保证患者获得足够的营养。

(二)诊疗配合

1.无排卵性异常子宫出血

(1)止血：需根据出血量选择合适的制剂和使用方法。对少量出血患者，使用最低有效量激素，减少药物不良反应。对大量出血患者，要求性激素治疗 8 小时内见效，24～48 小时内出血基本停止，若 96 小时以上仍不止血，应考虑有器质性病变存在的可能。

1)性激素。①雌孕激素联合用药：性激素联合用药的止血效果优于单一药物。采用孕激素占优势的口服避孕药，可以有效治疗青春期和生育期无排卵性异常子宫出血。目前使用第三代短效口服避孕药，如复方屈螺酮片、去氧孕烯炔雌醇片、复方孕二烯酮片或复方醋酸环丙黄体酮片。②单纯雌激素：应用大剂量雌激素可促使子宫内膜迅速生长，短期内修复创面而止血，也称“子宫内膜修复法”，适用于急性大量出血的患者。常用药物有结合雌激素(片剂、针剂)、戊酸雌二醇等，也可在 24～48 小时内开始服用口服避孕药。所有雌激素疗法在血红蛋白计数增加至 90 g/L 以上后均必须加用孕激素撤退。对存在血液高凝状态或血栓性疾病史的患者，禁忌应用大剂量雌激素止血。③单纯孕激素：孕激素可使雌激素作用下持续增生的子宫内膜转化为分泌期，并有对抗雌激素作用。停药后子宫内膜脱落较完全，起到药物性刮宫作用，也称“子宫内膜脱落法”或“药物刮宫”。适用于体内已有一定雌激素水平、血红蛋白>80 g/L、生命体征稳定的患者。常用药物包括地屈黄体酮、17α-羟黄体酮衍生物(甲羟黄体酮、甲地黄体酮)、左炔诺黄体酮和 11-去甲基睾酮衍生物(炔诺酮)等。

2)刮宫术。适用于急性大出血、存在子宫内膜癌高危因素、病程长的生育期患者和绝经过渡期患者。对无性生活史的青少年，不轻易做刮宫术，仅适用于大量出血且药物治疗无效，需立即止血或检查子宫内膜组织学者。

3)辅助治疗。①一般止血药：氨甲环酸、巴曲酶、酚磺乙胺、维生素 K 等。②雄激素：丙酸睾酮等，具有对抗雌激素，减少盆腔充血和增强子宫平滑肌及子宫血管张力的作用，可减少子宫出血量，起协助止血作用。③矫正凝血功能：出血严重时可补充凝血因子，如纤维蛋白原、血小板、新鲜冻干血浆或新鲜血。④矫正贫血：对中重度贫血患者在上述治疗的同时给予铁剂和叶酸治疗，必要时输血。⑤预防或控制感染：出血时间长、贫血严重、机体抵抗力低下，或有合并感染的临床征象时应及时使用抗生素。

(2)调整月经周期：应用性激素止血后，必须调整月经周期。青春期及生育期无排卵性异常子宫出血的患者，需恢复正常的内分泌功能，以建立正常月经周期；绝经过渡期患者需控制出血及预防子宫内膜增生症的发生。

1)雌、孕激素序贯法：即人工周期。通过模拟自然月经周期中卵巢的内分泌变化，序贯应用雌激素、孕激素，使子宫内膜发生相应变化，引起周期性脱落。适用于青春期及生育期内源性雌激素水平较低者。从撤退性出血第 5 日开始，口服戊酸雌二醇或结合雌激素片，每晚 1 次，连服 21 日，服雌激素第 11～16 日起加用孕激素，如醋酸甲羟黄体酮或地屈黄体酮，连用 10～14 日，连续 3 个周期为一疗程。若正常月经仍未建立，应重复上述序贯疗法。

2)雌、孕激素联合法：此法开始即用孕激素。孕激素可限制雌激素的促内膜生长作用，使撤退性出血逐步减少，雌激素则可预防治疗过程中孕激素突破性出血。常用口服避孕药，尤其适用于有避孕需求的生育期患者。一般自周期撤退性出血第 5 日起，每日 1 片，连服 21 日，1 周为药物撤退性出血间隔，连续 3 个周期为一个疗程。病情反复者酌情延至 6 个周期。有血栓性疾病、心脑血管疾病等高危因素及 40 岁以上吸烟的女性不宜使用口服避孕药法。

3)孕激素法：适用于有内源性雌激素的青春期或组织学检查为子宫内膜增生期的患者。可于月经周期后半期(撤药性出血的第 16～25 日)口服孕激素，如地屈黄体酮、微粒化黄体酮、醋酸甲羟黄体酮等，或肌内注射黄体酮，酌情应用 3～6 个周期。

4)宫内孕激素释放系统：放置含黄体酮或左炔诺黄体酮缓释系统的宫内节育器，每日释放左炔诺黄体酮 20 μg，能在宫腔内局部抑制子宫内膜生长，减少经量 80%～90%，甚至出现闭经，有效期 4～5 年，适用于已无生育要求的育龄期患者。

(3)手术治疗：对于药物治疗疗效不佳或不宜用药、无生育要求的患者，尤其是不易随访的年龄较大患者，应考虑子宫内膜切除术或子宫切除术等手术治疗。

2.黄体功能不足

①可口服氯米芬或采用人绝经后尿促性腺激素联合人绒毛膜促性腺激素(HMG-HCG)疗法，促进卵泡发育和诱发排卵，促使正常黄体形成。②肌内注射绒毛膜促性腺激素，可促进

黄体形成，并提高黄体酮的分泌，延长黄体期。③选用天然黄体酮制剂，补充黄体分泌黄体酮的不足。④对于合并高催乳素血症者，可口服溴隐亭，降低催乳素水平，改善黄体功能。

3.子宫内膜不规则脱落

可口服甲羟黄体酮、天然微粒化黄体酮，或肌内注射黄体酮等孕激素，使黄体及时萎缩，内膜按时完整脱落，也可肌内注射绒毛膜促性腺激素，促进黄体功能。对于无生育要求者，可口服避孕药，调整周期。

(三)遵医嘱使用性激素

(1)按时、按量正确服用性激素，保持药物在血中的稳定水平，不得随意停服和漏服。

(2)药物减量必须遵医嘱规定在血止后才能开始，每 3 日减量一次，每次减量不得超过原剂量的 1/3，直至维持量。

(3)维持量服用时间，通常按停药后发生撤退性出血的时间与患者上一次行经时间相应考虑。

(4)告知患者在治疗期间如出现不规则阴道流血应及时就诊。

(四)维持正常血容量

观察并记录患者的生命体征，嘱患者保留出血期间使用的会阴垫及内裤，以便更准确地估计出血量。出血量较多者，督促其卧床休息，避免过度疲劳和剧烈活动。贫血严重者，遵医嘱做好配血、输血、止血等措施，以维持患者正常血容量。

(五)预防感染

严密观察与感染有关的征象，如体温、子宫体压痛等，监测白细胞计数和分类，同时做好会阴部护理，保持局部清洁。如有感染征象，及时与医师联系并遵医嘱进行抗生素治疗。

(六)加强心理护理

鼓励患者表达内心感受，耐心倾听患者的诉说，了解患者的疑虑。向患者解释病情及提供相关信息，帮助患者澄清问题，解除思想顾虑，摆脱焦虑情绪。可通过看电视、听广播、看书等方式分散患者的注意力。

六、护理效果评价

(1)患者异常阴道出血停止，疲乏的感觉减弱或消失。

(2)患者未发生感染，体温正常、血白细胞正常、血红蛋白正常。

第二节　外阴鳞状细胞癌

一、疾病概述

(一)概念

外阴鳞状细胞癌是最常见的外阴恶性肿瘤，占外阴恶性肿瘤的 80%～90%。多发生于绝经后女性，发病率随年龄增长而升高，近年发病率有上升趋势。

(二)病因

病因尚不完全清楚。与以下因素有关：①与人乳头瘤病毒感染和吸烟有关，有 5%～10%

的外阴不典型增生者会发展成外阴癌，多发生于年轻女性；②与慢性非瘤性皮肤黏膜病变相关，如外阴鳞状上皮增生和硬化性苔藓；③外阴的慢性长期刺激如外阴尖锐湿疣、外阴瘙痒、慢性前庭大腺炎、慢性溃疡等也可能发展成外阴癌。

（三）病理

镜下见多数外阴鳞癌分化好，有角珠和细胞间桥。前庭和阴蒂的病灶倾向于分化差或未分化，常有淋巴管和神经周围的侵犯，必要时可做电镜或免疫组化染色确定组织学来源。

（四）临床表现

1.症状

主要为不易治愈的外阴皮肤瘙痒。肿瘤合并感染或较晚期癌可出现疼痛、渗液、出血。肿瘤侵犯尿道或直肠时，可出现尿频、尿急、尿痛、血尿、便秘、便血等症状。

2.体征

癌灶可生长在外阴任何部位，但大多数发生于大阴唇，也可发生于小阴唇、阴蒂和会阴，表现为各种不同形态的肿物，如结节状、菜花状、溃疡状。

（五）转移途径

外阴癌具有转移早、发展快的特点。转移途径以局部蔓延和淋巴扩散为主，极少血行转移。

1.直接浸润

癌组织可沿皮肤黏膜直接浸润尿道、阴道、肛门，晚期时可累及直肠和膀胱等。

2.淋巴转移

外阴淋巴管丰富，两侧互相交通形成淋巴网，外阴鳞状细胞癌几乎均通过淋巴管转移。癌灶多向同侧淋巴结转移，最初转移到腹股沟浅淋巴结，再至股深淋巴结，并经此进入盆腔淋巴结，最后转移至主动脉旁淋巴结和左锁骨下淋巴结。

3.血行播散

罕见，仅发生在晚期，引起肺、骨转移多见。

（六）临床分期

目前采用国际妇产科联盟分期法。

Ⅰ期，肿瘤局限于外阴或会阴，最大径线≤2 cm，无淋巴结转移。其中ⅠA期为间质浸润深度≤1.0 mm，ⅠB期为间质浸润深度>1.0 mm。

Ⅱ期，肿瘤局限于外阴或会阴，最大径线>2 cm，无淋巴结转移。

Ⅲ期，任何大小的肿瘤，有或无侵犯会阴邻近结构（下尿道、阴道、肛门），有腹股沟淋巴结转移。

Ⅳ期，肿瘤侵犯其他区域（上尿道、膀胱黏膜、直肠黏膜、骨盆）或远处转移。其中ⅣA期为肿瘤侵犯膀胱黏膜、直肠黏膜或尿道上段黏膜，或固定于骨盆壁；ⅣB期为有远处转移。此分期有助于指导治疗和判断预后。

（七）处理原则

以手术治疗为主，辅以放射治疗与化学治疗。

1.手术治疗

是外阴癌的主要治疗手段，手术的范围取决于临床分期、病变的部位、肿瘤细胞的分化程度、浸润的深度、患者的身体状况以及年龄等。手术治疗强调个体化，在不影响预后的前提下，最大限度地缩小手术范围，以保留外阴的解剖结构，改善生活质量。

2.放射治疗

由于外阴正常组织对放射线耐受性差，放射治疗仅属于辅助治疗。适用于不能手术或需要缩小癌灶再手术的患者、晚期患者或术后局部残留癌灶及复发癌的患者。

3.化学治疗

可作为较晚期或复发癌的综合治疗手段。

二、护理评估

(一)健康史

外阴癌一般发生在60岁以上的老年人，该年龄组人群常伴有高血压、冠心病、糖尿病等，应仔细评估患者各系统的健康状况。了解患者有无不明原因的外阴瘙痒史、外阴赘生物史等。

(二)身心状况

早期患者外阴部有瘙痒、烧灼感等局部刺激的症状。癌灶可生长在外阴任何部位，大阴唇最多见。注意评估外阴局部有无丘疹、硬结、溃疡、赘生物或不规则肿块，并观察其形态、涉及的范围、伴随的症状，如疼痛、瘙痒、恶臭分泌物、尿频、尿痛或排尿困难等。晚期患者主要症状是疼痛，其程度与病变的范围、深浅及发生部位有关。若癌灶已转移至腹股沟淋巴结，可扪及一侧或双侧腹股沟淋巴结增大、质硬且固定。

外阴局部的症状、分泌物的增加，常使患者烦躁、工作及参与活动能力下降。外阴癌为恶性肿瘤，患者常感到悲哀、恐惧、绝望；外阴部手术致使身体完整性受到影响等原因，常使患者出现自尊低下、自我形象紊乱等心理方面的问题。

(三)辅助检查

通过外阴活体组织病理检查以明确诊断。

三、常见护理问题

1.慢性疼痛

与晚期癌肿侵犯神经、血管和淋巴系统有关。

2.体像紊乱

与外阴切除有关。

3.有感染的危险

与患者年龄大，抵抗力低下、手术创面大及邻近肛门等有关。

四、护理目标

(1)住院期间，患者疼痛程度逐渐减轻。

(2)手术后患者有正确的自我认知。

(3)住院治疗期间，患者无感染发生。

五、护理措施

(一)心理护理

给患者讲解外阴癌的相关知识，鼓励患者表达自己的不适，针对具体问题给予耐心的解释、帮助和支持；做好患者的术前指导，向患者讲解手术的方式、手术将重建切除的会阴等，使患者对手术充满信心，积极配合治疗。给家属讲解疾病的相关知识，得到家属的理解和支持，让患者体会到家庭的温暖。

（二）术前准备

除按一般会阴部手术患者准备以外，外阴癌患者多为老年人，常伴有高血压、冠心病、糖尿病等疾患，应协助患者做好检查，积极纠正内科并发症；指导患者练习深呼吸、咳嗽、床上翻身等；给患者讲解预防术后便秘的方法；外阴需植皮者，应在充分了解手术方式的基础上对植皮部位进行剃毛、消毒后用无菌治疗巾包裹；将患者术后用的棉垫、绷带、各种引流管（瓶）进行消毒备用。

（三）术后护理

除按一般会阴部手术患者护理以外，应给予患者积极止痛；术后取平卧外展屈膝体位，并在腘窝垫软垫；外阴癌术后患者因手术部位特殊、术后卧床时间长、年龄大，容易发生切口感染，应严密观察切口有无渗血，皮肤有无红、肿、热、痛等感染征象以及皮肤湿度、温度、颜色等移植皮瓣的愈合情况；保持引流通畅，注意观察引流物的量、色、性状等；遵医嘱给予抗生素；每日行会阴擦洗，保持局部清洁、干燥；术后 2 日起，会阴部、腹股沟部可用红外线照射，每日 2 次，每次 20 分钟，促进切口愈合；指导患者合理进食，鼓励患者上半身及上肢活动，预防压疮；术后第 5 日，给予缓泻剂口服，使粪便软化。

（四）放射治疗患者的皮肤护理

放射治疗者常在照射后 8～10 日出现皮肤的反应。护理人员应在患者放射治疗期间及以后的一段时间内随时观察照射皮肤的颜色、结构及完整性，根据损伤的程度进行护理。轻度损伤表现为皮肤红斑，然后转化为干性脱屑，此期在保护皮肤的基础上可继续照射；中度损伤表现为水疱、溃烂和组织皮层丧失，此时应停止放射治疗，待其痊愈，注意保持皮肤清洁、干燥，避免感染，勿刺破水疱，可涂 1%甲紫或用无菌凡士林纱布换药；重度表现为局部皮肤溃疡，应停止照射，避免局部刺激，除保持局部清洁干燥外，可用生肌散或抗生素软膏换药。

（五）出院指导

告知患者应于外阴根治术后 3 个月返回医院复诊，以全面评估其术后恢复情况，医护人员与患者一起商讨治疗及随访计划。

外阴癌的预后与癌灶的大小、部位、分期、肿瘤分化、有无淋巴结转移及治疗措施等有关。其中以淋巴结转移最为重要，有淋巴结转移者 5 年生存率约为 50%，无淋巴结转移者 5 年生存率约为 90%。治疗后应指导患者定期随访。具体随访时间为第 1 年每 1～2 个月 1 次；第 2 年每 3 个月 1 次；第 3～4 年每半年 1 次；第 5 年及以后每年 1 次。随访内容包括放疗的效果、副反应及有无肿瘤复发的征象等。

六、护理效果评价

（1）住院期间，患者诉说疼痛可以忍受。

（2）患者用语言或行为表达接受外表的改变。

（3）治疗期间，患者无感染发生。

第三节 处女膜闭锁

一、疾病概述

（一）概念

处女膜闭锁又称无孔处女膜，临床较常见，系泌尿生殖窦上皮未能贯穿阴道前庭部所致。青春期少女月经来潮时经血无法排出，最初血沉积于阴道，多周期以后逐渐发展至子宫腔积血，甚至引起输卵管或腹腔积血。

（二）临床表现

患者在月经来潮前无症状。绝大多数患者表现为青春期后出现进行性加重的周期性下腹部疼痛而无月经来潮。严重者可出现便秘、肛门坠胀、尿频或尿潴留等压迫症状。

（三）治疗原则

确诊后即应手术。先用粗针在处女膜正中膨隆部穿刺，抽出积血证实诊断后于处女膜处做“X”形切开，积血大部分排出后，剪去多余的处女膜，缝合切口边缘黏膜，以保持引流通畅和防止创缘粘连，给予抗生素预防感染。

二、护理评估

（一）健康史

详细询问患者的年龄，有无月经来潮及周期性下腹部疼痛，肛门、外阴胀痛等症状。

（二）身心状况

患者有周期性下腹部疼痛或肛门、阴道胀痛症状。检查时可见处女膜向外膨隆，表面呈紫红色，无阴道开口。肛查阴道呈长形肿物，有囊性感，积血较多时张力大，向直肠突出并有明显的触痛。阴道积血较多时可致宫腔积血（图 4-1），在耻骨联合上可触及肿块，宫腔积血反流至输尿管可致输尿管粘连，造成输尿管血肿。

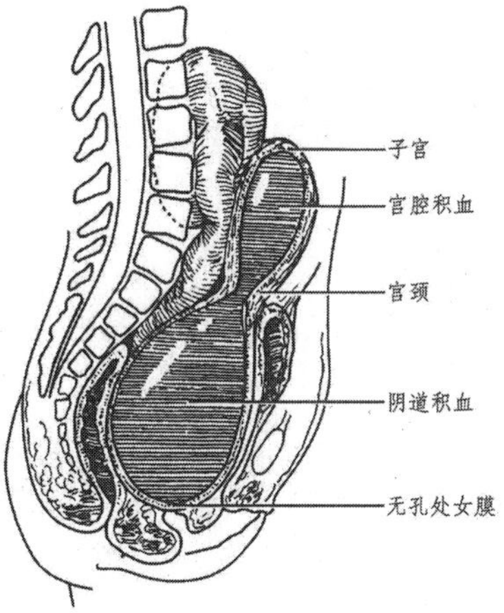

图 4-1 处女膜闭锁并阴道、宫腔积血

处女膜闭锁者多为处于青春期的学生，常因周期性的下腹痛而影响学习，造成情绪不稳定,因对疾病不了解而感到烦恼、恐惧。护士应注意评估患者的紧张、羞怯及对处理方案的疑虑等心理反应。

(三)辅助检查

盆腔超声检查能发现子宫及阴道内有积液。

三、常见护理问题

1.慢性疼痛

与经血潴留有关。

2.恐惧

与不了解疾病及缺乏应对能力有关。

四、护理目标

(1)住院期间患者疼痛逐渐减轻。

(2)住院后患者恐惧感逐渐消失。

五、护理措施

1.心理支持

青春期的女性遇异常情况常表现为害怕、恐惧,护士应和蔼对待患者及家属,通过书面资料、挂图等方式给患者和家属讲解疾病的发生、发展过程,讲解手术的方法,良好的预后,让患者及家属理解,减少其紧张情绪。术后认真倾听患者的感受,肯定患者应对的能力,根据不同的心理特点进行护理。

2.术后体位与活动

术后一般采取头高脚低或半卧位,便于积血排出;注意保持阴道引流通畅,防止创缘粘连;术后尽早离床活动。

3.外阴护理

一般保留尿管1～2日;每日外阴擦洗2次直至积血排尽;教会患者使用消毒卫生垫的方法,遵医嘱给予抗生素预防感染。

4.出院指导

出院前,教会患者保持外阴部清洁、干燥的方法;1个月后到门诊复查;嘱患者及家属注意下个周期月经来潮时经血是否通畅,若仍有下腹部胀痛及肛门坠胀等症状,应及时就诊。

六、结果评价

(1)术后患者自述疼痛减轻或消失。

(2)住院期间,患者能了解病情,积极配合治疗护理。

第四节　阴道发育异常

一、疾病概述

(一)概念

阴道发育异常青春期前一般无症状,多在青春期因原发性闭经、腹痛、婚后性生活困难等原因就医时被确诊,常见的阴道发育异常包括先天性无阴道、阴道闭锁、阴道横隔和阴道纵隔。

先天性无阴道为双侧副中肾管发育不全的结果,几乎均合并先天性无子宫或只有始基子宫,卵巢一般均正常。

阴道闭锁是因泌尿生殖窦未参与形成阴道下段。闭锁位于阴道下段,长约 2～3 cm,其上多为正常阴道。

阴道横隔是指因两侧副中肾管汇合后的尾端与泌尿生殖窦相接处未贯通或部分贯通(图 4-2)。横隔可位于阴道内任何部位,以上中段交界处居多,其厚度约为 1 cm。完全性横隔较少见,多数是隔中央或侧方有一小孔,月经血自小孔排出。

阴道纵隔是因双侧副中肾管汇合后,其中隔未消失或未完全消失。阴道纵隔有两类,完全纵隔形成双阴道,常合并双宫颈、双子宫。有时纵隔偏向一侧形成阴道斜隔(图 4-2),导致该侧阴道完全闭锁,出现因经血潴留形成阴道侧方包块。

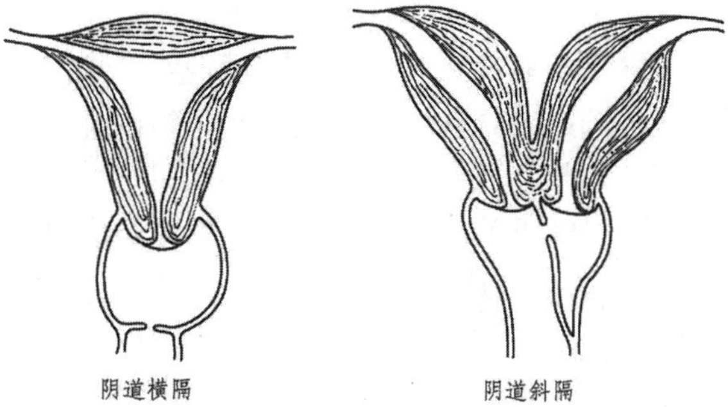

图 4-2　阴道异常

(二)临床表现

1.先天性无阴道

患者一般无症状,多数因青春期后无月经来潮或婚后性交困难而就诊。极少数患者有发育正常的子宫,表现为青春期因宫腔积血而出现周期性下腹部疼痛。

2.阴道闭锁

患者症状与处女膜闭锁相似,无阴道开口,但闭锁处黏膜表面色泽正常,也不向外膨隆,直肠指诊扪及向直肠凸出的阴道积血包块,其位置较处女膜闭锁高。

3.阴道横隔

患者一般无症状,横隔位于上段者,常于妇科检查时发现。横隔位置较低者少见,多因性生活不满意而就医。

4.阴道纵隔

绝大多数患者无症状,有些是因婚后性交困难或潴留在斜隔盲端的积血继发感染后才确诊,另一些可能晚至分娩时产程进展缓慢才确诊。

(三)治疗原则

1.先天性无阴道

对准备有性生活的无子宫或只有始基子宫者,有短浅阴道者可先用机械扩张法。不适宜机械扩张或机械扩张无效者行人工阴道成形术。手术应在性生活开始前进行,以乙状结肠阴道成形术效果较好,其他方法包括游离皮瓣阴道成形术、羊膜阴道成形术、腹膜阴道成形术和外阴阴道成形术等。

子宫发育正常者,在初潮时即应行人工阴道成形术,同时引流宫腔积血,并将人工阴道与子宫相接以保留生育能力,子宫无法保留者应予切除。

2.阴道闭锁

应尽早手术。术时应先切开闭锁段阴道,并游离积血下段的阴道黏膜,再切开积血包块,排净积血后,利用已游离的阴道黏膜覆盖创面。术后定期扩张阴道以防瘢痕挛缩。

3.阴道横隔

一般应将横膈切开并切除其多余部分,最后缝合切缘以防粘连形成。术后短期放置模型防止瘢痕挛缩。若为分娩时发现横隔阻碍胎先露部下降,横隔薄者,当胎先露部下降至横隔处并将横隔撑得极薄时,将其切开后胎儿即能经阴道娩出;横隔厚者应行剖宫产。

4.阴道纵隔

若斜隔妨碍经血排出或纵隔影响性交时,应将其切除,创面缝合以防粘连。若临产后发现纵隔阻碍胎先露部下降,可沿隔的中部切断,分娩后缝合切缘止血。

二、护理评估

(一)健康史

绝大多数患者的症状为青春期后无月经来潮,极少数伴有周期性下腹痛,已婚者有性生活困难及不孕史。

(二)身心状况

患者第二性征发育正常,绝大多数患者青春期前无症状,青春期后表现为无月经来潮、周期性下腹痛、性交困难或产程进展缓慢。先天性无阴道的患者无阴道口或在阴道外口处有一浅窝;肛诊时未见子宫或仅有较小的始基子宫,极少数子宫发育正常者有宫腔积血时可扪及增大的子宫并有压痛。阴道闭锁的患者直肠指诊扪及向直肠突出的阴道积血包块。

患者因原发性闭经、周期性下腹部疼痛或性交困难而感到紧张、恐惧。一旦确诊后,患者会感到自卑,已婚者会对丈夫及家庭产生负疚感;家庭成员也会难以接受患者不能生育的现实。护理人员应评估患者就诊时的心情、家庭支持状况等,已婚或准备结婚者要评估丈夫对生育的态度。

(三)辅助检查

通过B超检查可发现阴道发育异常患者是否有子宫、卵巢及其发育情况。

三、常见护理问题

1.急性疼痛

与宫腔积血、手术创伤或更换阴道模型有关。

2.长期低自尊

与不能生育有关。

四、护理目标

(1)手术以后患者疼痛减轻,并逐步消失。

(2)患者能接受不能生育的现实,自尊得到恢复。

五、护理措施

1.心理护理

某些患者及家属知道不能生育时，往往会感到绝望，护士应多与患者及家属沟通交流，讲解治疗的方式与效果，与患者、家属一起商讨手术方式，让患者、家属了解有关知识，让家属（特别是丈夫）了解疾病的发生、发展过程，积极面对现实，理解患者，并鼓励患者及家属参与手术方案的选择和制订过程。术后鼓励患者尽快恢复原来的学习和工作，积极参与集体活动，充分认识自己其他方面的才能，使其对今后的生活充满信心。

2.教会患者机械扩张方法

对于有短浅阴道选用机械扩张方法的患者应教会其正确使用阴道模型的方法。按顺序由小到大使用阴道模型局部加压扩张，逐渐加深阴道长度，直至能满足性生活要求为止。阴道模型夜间放置，日间取出，便于工作和生活。

3.术前特殊准备

根据患者的年龄选择适当型号的阴道模型，并为患者准备两个以上的阴道模型及丁字带，消毒后备用。对游离皮瓣阴道成形术者，应准备一侧大腿中部皮肤，皮肤进行剃毛及消毒后，用无菌治疗巾包裹，以备术中使用。对于涉及肠道的手术如乙状结肠阴道成形术者应做好肠道的准备。其他术前准备同一般会阴部手术患者。

4.术后护理

术后一般护理与会阴部手术相同。乙状结肠阴道成形术者应观察人工阴道的血运情况，分泌物的量、性状，有无感染，并控制首次排便时间。需使用阴道模型者应教会患者更换阴道模型的方法。患者第一次更换阴道模型时疼痛明显，需在更换前半小时用止痛药。阴道模型应选择适当的型号，并在模型表面涂抹润滑剂，以减轻疼痛；阴道模型应每日消毒并更换。阴道闭锁、阴道横膈、阴道纵隔患者的术后护理同处女膜闭锁。

5.出院指导

出院前评估患者是否掌握阴道模型的消毒及放置方法。鼓励患者出院以后坚持使用阴道模型，并每日消毒更换；青春期女性应用阴道模型至有性生活为止；要求结婚者术后应到医院复查，阴道伤口完全愈合后方可有性生活。

六、结果评价

（1）手术 24 小时以后，患者自诉腹痛症状缓解。

（2）患者能积极面对现实，正确消毒、放置阴道模型。

第五节　子宫腺肌病

一、概念

子宫腺肌病是指当子宫内膜腺体和间质侵入子宫肌层时，形成弥漫或局限性的病变，是妇科常见病。本病多发生于 30～50 岁经产妇；约 15%的患者同时合并子宫内膜异位症；约 50%的患者合并子宫肌瘤；临床病理切片检查发现，10%～47%子宫肌层中有子宫内膜组织，但

35%的患者无临床症状。

二、发病机制

多次妊娠、分娩、人工流产、慢性子宫内膜炎等造成子宫内膜基底层损伤，子宫内膜自基底层侵入子宫肌层内生长可能是主要原因。此外，由于内膜基底层缺乏黏膜下层的保护，在解剖结构上子宫内膜易于侵入肌层。子宫腺肌病常合并子宫肌瘤和子宫内膜增生，提示高水平雌孕激素刺激，也可能是促进内膜向肌层生长的原因之一。

三、辅助检查

阴道B超提示子宫增大，肌层中不规则回声增强；盆腔MRI可协助诊断；宫腔镜下取子宫肌肉活检可确诊。

四、治疗

治疗方式应视患者症状、年龄、生育要求而定。药物治疗适用于症状较轻，有生育要求和接近绝经期的患者；年轻或希望生育的子宫腺肌瘤患者可试行病灶挖除术；症状严重、无生育要求或药物治疗无效者应行全子宫切除术。

五、护理评估

(一)健康史

了解患者年龄、婚姻、月经史、婚育史、生育史、既往患病史、出现典型症状的情况以及对患者身心的影响。子宫腺肌病多发生于生育年龄的经产妇，常合并内异症和子宫肌瘤，有多次妊娠及分娩或过度刮宫史。生殖道阻塞，如单角子宫、宫颈阴道不通畅等患者常同时合并腺肌病。

(二)生理状况

1.症状

询问患者是否有经量过多、经期延长和逐渐加重的进行性痛经。

2.体征

妇科检查时子宫均匀性增大或局限性隆起，质硬且有压痛。

(三)高危因素

1.年龄

40岁以上的经产妇。

2.子宫损伤

多次妊娠、人工流产、慢性子宫内膜炎等造成子宫内膜基底层损伤。

3.先天不足

生殖道阻塞，如单角子宫、宫颈阴道不通、有子宫无阴道的先天畸形等。

4.卵巢功能失调

高水平雌孕激素刺激者，如子宫肌瘤、子宫内膜增生患者。

(四)心理-社会因素

了解患者对疾病的认知，是否存在焦虑、恐惧等表现；了解患者家庭关系，是否因不孕或继发不孕影响夫妻、家庭关系；了解患者的经济水平等。

六、护理措施

(一)症状护理

1.月经改变

对于经量增多者，指导其使用透气棉质卫生巾，保留卫生巾称重，以评估月经量；经期延长者，早晚各用温开水清洗外阴1次，以防逆行感染。若合并贫血，需指导患者遵医嘱服用药物，观察贫血的改善情况。

2.痛经

询问患者疼痛部位、性质、疼痛开始时间及持续时间。疼痛轻者，指导患者腹部热敷、卧床休息；疼痛重者，遵医嘱给予前列腺素合成酶抑制剂。

(二)用药护理

1.口服避孕药

口服避孕药适用于轻度患者，常用低剂量高效孕激素和炔雌醇复合制剂，用法为每日1片，连续用6～9个月，护士需观察药物疗效，观察有无恶心、呕吐等不良反应。

2.促性腺激素释放激素激动剂

常用亮丙瑞林3.75 mg，月经第1日皮下注射后，每隔28日注射1次，共3～6次，需观察有无潮热、阴道干燥、性欲减退和骨质丢失等不良反应，停药后可消失。连续用药3个月以上者，需添加小剂量雌激素和孕激素，以防止骨质丢失。

3.左炔诺黄体酮宫内节育器

治疗初期部分患者会出现淋漓出血、下移甚至脱落等，需加强随访。

(三)手术护理

1.保守手术

保守手术，如小病灶挖除术或子宫肌壁楔形切除术，可明显减轻症状并增加妊娠概率。指导其术后6个月受孕，其余护理同全子宫切除患者手术前后护理。

2.子宫切除术

年轻或未绝经的患者可保留卵巢；绝经后或合并严重子宫内膜异位症者，可行双卵巢切除术。护理同全子宫切除患者手术前后护理。

(四)心理护理

(1)痛经、月经改变以及贫血影响患者生活质量，患者焦虑烦躁，向患者说明月经时轻度疼痛不适是生理反应，给予其舒缓的音乐、舒适的环境，保证其足够的休息和睡眠，患者、家属、护士共同制订规律而适度的锻炼计划，家属督促患者适度锻炼，可缓解患者的心理压力。

(2)手术患者担心预后和性生活，向其说明子宫切除术后症状可基本消失，生活质量会得到改善。此外，向其说明子宫是月经来潮和孕育胎儿的器官，切除子宫不会导致男性化，以增加其对治疗的信心。

(五)健康指导

(1)指导患者随访：手术患者出院后3个月到门诊复查，了解术后康复情况。

(2)保守手术和子宫切除患者，术后休息1～3个月，3个月之内避免性生活及阴道冲洗，避免提举重物，防止正在愈合的腹部肌肉用力，并应逐渐加强腹部肌肉的力量。未经医护人员许可，避免从事可增加盆腔充血的活动，如跳舞、久站等。

(3)有生殖道阻塞疾病时，嘱患者积极治疗，实施整形手术。

(4)对实施保守手术治疗的患者，指导其术后6个月受孕。

(5)注意高危因素与妇科疾病的相关性，定期做好妇科病普查。

七、注意事项

(1)医务人员应避免刮宫过度，减少内膜碎片进入肌层的机会。

(2)药物治疗过程中如出现严重的绝经期症状，可酌情反向添加治疗，提高雌激素水平，降低相关血管症状和骨质疏松的发生率，也可提高患者的顺应性。

第六节　子宫内膜癌

一、概念

子宫内膜癌是指发生于子宫内膜的一组上皮性恶性肿瘤，以来源于子宫内膜腺体的腺癌最为常见。该病占女性生殖道恶性肿瘤的20%～30%，占女性全身恶性肿瘤的7%，是女性生殖道三大恶性肿瘤之一。近年来，发病率呈上升趋势。

二、发病机制

子宫内膜癌的确切病因仍不清楚，目前认为可能有以下两种发病类型。一种为雌激素依赖型，可能是在缺乏孕激素拮抗而长期受雌激素刺激的情况下导致子宫内膜增生症，继而癌变，该类型占大多数，均为内膜样腺癌，肿瘤分化好，预后好，其中20%的内膜癌患者有家族史，常伴有肥胖、高血压、糖尿病、不孕或不育及绝经期延迟等临床表现。另一种为非雌激素依赖型，发病与雌激素无明显关系，其病理类型属于少见型，如透明细胞癌、腺鳞癌等，多见于老年体瘦女性，肿瘤恶性程度高，分化差，预后不良。

三、辅助检查

分段诊断性刮宫是目前早期子宫内膜癌最常用且最有价值的诊断方法，确诊依据是组织学诊断。宫腔镜检查可观察宫腔，取活组织送病理检查，可提高诊断率。经阴道B超检查可了解子宫大小、宫腔形状、宫腔内有无赘生物、子宫内膜厚度、肌层有无浸润及深度。MRI可对浸润有较准确的判断。CT可协助判断有无宫外转移。

四、治疗

根据患者病情及全身情况选择手术、放射治疗或药物(化学药物及激素)治疗，可单独或综合应用。早期患者以手术为主，术后根据高危因素选择辅助治疗；晚期患者采用手术、放射治疗、药物治疗等综合治疗方案。

五、护理评估

(一)健康史

了解既往病史、药物过敏史；了解婚育史、是否不孕或不育以及自然流产史；了解有无家族疾病史；了解是否接受过雌激素替代治疗。

(二)生理状况

1.症状

了解是否有不规则阴道流血，从经期、经量以及间隔时间进行评估，判断是否存在异常；了解绝经后是否有异常阴道流血；了解阴道排液的性质、颜色、气味、量；了解有无疼痛、贫血、消瘦、发热等表现。

2.体征

早期妇科检查可无异常发现，晚期可有子宫增大，若癌肿累及宫颈内口，可有宫腔积脓，子宫明显压痛，偶可在宫旁扪及不规则结节状物，偶见癌组织自宫颈口脱出、质脆，触之易出血。

(三)高危因素

1.年龄

绝经后女性，平均发病年龄为 60 岁，其中 75%的子宫内膜癌发生于 50 岁以上。

2.体质因素

肥胖、高血压、糖尿病、不孕及其他心血管疾病。

3.绝经后延

绝经后延女性发生子宫内膜癌的危险性增加 4 倍，子宫内膜癌患者的绝经年龄比一般女性平均晚 6 年。

4.遗传因素

约 20%子宫内膜癌患者有家族史。

(四)心理-社会因素

了解患者对疾病的认知，是否有恐惧、焦虑、抑郁等表现；了解患者的家庭关系；了解患者的经济水平等。

六、护理措施

(一)症状护理

(1)有阴道流血者，需观察阴道流血的时间、量，指导患者清洁会阴部，每日 2 次。

(2)有阴道排液者，需观察排液的性质、颜色、气味、量，指导患者清洁会阴部，每日 2 次。

(3)有腹痛者，需观察疼痛的部位、性质、程度、持续时间。

(二)用药护理

1.孕激素治疗

常用药物：口服醋酸甲炔黄体酮每日 200～400 mg；己酸黄体酮 500 mg，每周肌内注射 2 次。孕激素治疗以高效、大剂量、长期应用为宜，至少使用 12 周方可判定疗效，长期使用者需观察是否有水钠潴留、水肿或药物性肝炎等不良反应，停药后即可恢复。

2.抗雌激素制剂

此类常用药物为他莫昔芬，用法 10～20 mg，每日 2 次，若有潮热、畏寒、急躁等类似绝经期综合征的表现，以及头晕、恶心、呕吐、不规则阴道少量流血、闭经等不良反应及时汇报医师。

3.化学治疗

常用化学治疗药物有顺铂、环磷酰胺等，可单独或联合使用。

(三)放射治疗护理

1.腔内治疗护理

腔内治疗多采用后装治疗机放置铱-192 进行治疗，接受盆腔内放疗者，应先灌肠并留置导尿管，以保持直肠、膀胱空虚状态，避免放射性损伤。治疗后，观察阴道充血水肿情况，观察有无渗血、出血，有出血应协助医师用纱布压迫止血，无出血者可每日阴道冲洗 1 次，防止阴道粘连。观察膀胱功能，护士应观察患者是否有尿频、尿痛、血尿、排尿困难、尿潴留等，鼓励患者每日饮水不少于3 000 mL，并遵医嘱使用维生素类药物。放射性肠炎是腔内放疗最常见的并发症，护士需观察患者大便的性状，腹痛、腹泻的程度，发现异常及时汇报医师停止治疗。

2.体外照射护理

护士应随时观察患者照射部位皮肤的颜色、结构、完整性，有无干燥、瘙痒或疼痛等症状；告知患者不要搔抓皮肤，可用手轻拍局部皮肤或涂维生素软膏；指导患者保持皮肤清洁、干燥，每日用温水软毛巾蘸洗，避免冷热刺激；禁止使用刺激性消毒剂；指导患者着宽松、纯棉的内衣。

(四)心理护理

(1)关心体贴患者，以减轻其心理压力。

(2)提供疾病知识，告知患者子宫内膜癌治疗的良好结局和预后，以缓解其恐惧、焦虑情绪。

(3)鼓励患者诉说内心的真实想法，积极配合治疗。

(4)协助患者取得家人的理解和帮助，增加其对治疗的信心。

(五)健康指导

(1)指导患者随访：术后 2 年内每 3～6 个月 1 次；术后 3～5 年每 6～12 个月 1 次，5 年后每年 1 次。嘱患者如出现异常阴道流血、异常分泌物、下腹疼痛，及时到医院就诊。

(2)指导患者术后 3～6 个月内避免重体力劳动，术后 3 个月禁止性生活。

(3)指导患者注意个人卫生，术后 3 个月禁止盆浴，可选择淋浴。

(4)嘱手术患者出院后避免剧烈运动，避免负重过久，如久坐、久蹲、久站，保持大便通畅，必要时可口服导泻药物。患者可适当参加户外活动，劳逸结合，但应避免从事会增加盆腔充血的活动，如跳舞、久站等。

七、注意事项

(1)患者术后 6～7 日，阴道残端羊肠线吸收或感染可致残端出血，需严密观察并记录。

(2)3 个月内禁止行阴道超声检查，以免导致阴道残端破裂。

第七节　产褥感染

产褥感染是指分娩时及产褥期生殖道受病原体感染，引起局部和全身的炎性变化。发病率为1%～7.2%，是产妇死亡的四大原因之一。产褥病率是指分娩 24 小时以后的 10 日内用口表每日测量4 次，体温有 2 次达到或超过 38 ℃。可见产褥感染与产褥病率的含义不同。虽然造成产褥病率的原因以产褥感染为主，但也包括产后生殖道以外的其他感染与发热，如泌尿系统感染、乳腺炎、上呼吸道感染等。

一、病因

(一)感染来源

1.自身感染

正常孕妇生殖道或其他部位的病原体,出现感染诱因时即可使机体抵抗力低下而致病。孕妇生殖道病原体不仅可以导致产褥感染,而且在孕期即可通过胎盘、胎膜、羊水间接感染胎儿,并导致流产、早产、死胎、宫内生长受限、胎膜早破等。有些病原体造成的感染,在孕期只表现出阴道炎、子宫颈炎等局部症状,常常不被患者重视,而在产后机体抵抗力低下时发病。

2.外来感染

由被污染的衣物、用具、各种手术器械、物品等接触患者后引起感染,常与无菌操作不严格有关。产后住院期间探视者、陪伴者的不洁护理和接触,是引起产褥感染极其重要的来源,也是极容易被疏忽的感染因素,应引起产科医师、医院管理者的高度重视。

(二)感染病原体

引起产褥感染的病原体种类较多,较常见的有链球菌、大肠杆菌、厌氧菌等,其中内源性需氧菌和厌氧菌混合感染的发生有逐渐增高的趋势。需氧性链球菌是外源性感染的主要致病菌,有极强的致病力、毒力和播散力,可致严重的产褥感染。大肠杆菌属包括大肠埃希菌及其相关的革兰阴性杆菌、变形杆菌等,也为外源性感染的主要致病菌之一,也是菌血症和感染性休克最常见的病原体。在阴道、尿道、会阴周围均有寄生,平常不致病,产褥期机体抵抗力低下时可迅速增殖而发病。厌氧性链球菌存在于正常阴道中,当产道损伤、机体抵抗力下降,可迅速大量繁殖,并与大肠杆菌混合感染,其分泌物异常恶臭。

(三)感染诱因

1.一般诱因

机体对入侵的病原体的反应,取决于病原体的种类、数量、毒力及机体自身的免疫力。女性生殖器官具有一定的防御功能,任何削弱产妇生殖道和全身防御功能的因素均有利于病原体的入侵与繁殖,如贫血、营养不良;各种慢性疾病,如肝功能不良、妊娠合并心脏病、糖尿病等;临近预产期前性交、羊膜腔感染。

2.与分娩相关的诱因

(1)胎膜早破:完整的胎膜对病原体的入侵起着有效的屏障作用,胎膜破裂导致阴道内病原体上行性感染,是病原体进入宫腔并进一步入侵输卵管、盆腔、腹腔的主要原因。

(2)产程延长、滞产、多次反复的肛检和阴道检查增加了病原体入侵机会。

(3)剖宫产操作中无菌措施不严格、子宫切口缝合不当,导致子宫内膜炎的发生率为阴道分娩的20倍,并伴随严重的腹壁切口感染,尤以分枝杆菌所致者为甚。

(4)产程中宫内仪器使用不当或使用次数过多、使用时间过长,如宫内胎儿心电监护、胎儿头皮血采集等,将阴道及宫颈的病原体直接带入宫腔而感染。宫内监护超过8小时者,产褥病率可达71%。

(5)各种产科手术操作(产钳助产、胎头吸引术、臀牵引等)以及产道损伤、产前产后出血、宫腔填塞纱布、产道异物、胎盘残留等,均为产褥感染的诱因。

二、分型及临床表现

发热、腹痛和异常恶露是最主要的临床表现。由于机体抵抗力不同，炎症反应程度、范围和部位的不同，临床表现有所不同。根据感染发生的部位可将产褥感染分为以下几种类型。

(一)急性外阴、阴道、子宫颈炎

常由于分娩时会阴损伤或手术产、孕前有外阴阴道炎而诱发，表现为局部灼热、坠痛、肿胀，炎性分泌物刺激尿道可出现尿痛、尿频、尿急。会阴切口或裂伤处缝线嵌入肿胀组织内，针孔流脓。阴道与宫颈感染者其黏膜充血、水肿、溃疡、化脓，日久可致阴道粘连甚至闭锁。病变局限者，一般体温不超过38 ℃，病情发展可向上或宫旁组织，导致盆腔结缔组织炎。

(二)剖宫产腹部切口、子宫切口感染

剖宫产术后腹部切口的感染多发生于术后 3～5 日，局部红肿、触痛。组织侵入有明显硬结，并有浑浊液体渗出，伴有脂肪液化者其渗出液可呈黄色浮油状，严重患者组织坏死，切口部分或全层裂开，伴有体温明显升高，超过 38 ℃。有学者报道剖宫产术后的持续发热主要为腹部切口的感染，尤其是普通抗生素治疗无效者。

据报道，3.97%的剖宫产术患者有切口感染、愈合不良，常见的原因有合并糖尿病、妊娠期高血压疾病、贫血等。剖宫产术后子宫切口感染者则表现为持续发热，早期低热多见，伴有阴道出血增多，甚至晚期产后大出血，子宫切口缝合过紧过密是其因素之一。妇科检查子宫复旧不良、子宫切口处压痛明显，B 超检查显示子宫切口处隆起呈混合性包块，边界模糊，可伴有宫腔积液(血)，彩色多普勒超声检查显示有子宫动脉血流阻力异常。

(三)急性子宫内膜炎、子宫肌炎

为产褥感染最常见的类型，由病原体经胎盘剥离而侵犯至蜕膜所致者为子宫内膜炎，侵及子宫肌层者为子宫肌炎，两者常互相伴随。临床表现为产后 3～4 日开始出现低热，下腹疼痛及压痛，恶露增多且有异味，如早期不能控制，病情加重，出现寒战、高热、头痛、心率加快、白细胞及中性粒细胞增多，有时因下腹部压痛不明显及恶露不一定多而容易误诊。有学者报道急性子宫内膜炎的患者 100%有发热，61.6%其恶露有恶臭，60%患者子宫压痛明显。最常培养分离出的病原体主要有溶血性葡萄球菌、大肠杆菌、链球菌等。当炎症波及子宫肌壁时，恶露反而减少，异味也明显减轻，容易误认为病情好转。感染逐渐发展可于肌壁间形成多发性小脓肿，B 超检查显示子宫增大复旧不良、肌层回声不均，并可见小液性暗区，边界不清。如继续发展，可导致败血症甚至死亡。

(四)急性盆腔结缔组织炎、急性输卵管炎

多继发于子宫内膜炎或宫颈深度裂伤，病原体通过淋巴道或血行侵及宫旁组织，并延及输卵管及其系膜。临床表现主要为一侧或双侧下腹持续性剧痛，妇科检查或肛检可触及宫旁组织增厚或有边界不清的实质性包块，压痛明显，常常伴有寒战和高热。炎症可在子宫直肠聚积形成盆腔脓肿，如脓肿破溃则向上播散至腹腔。如侵及整个盆腔，使整个盆腔增厚呈巨大包块状，不能辨别其内各器官，整个盆腔似乎被冻结，称为“冰冻骨盆”。

(五)急性盆腔腹膜炎、弥漫性腹膜炎

炎症扩散至子宫浆膜层。形成盆腔腹膜炎，继续发展为弥漫性腹膜炎，出现高热、寒战、恶心、呕吐、腹胀、下腹剧痛等全身中毒症状，体检时下腹明显压痛、反跳痛。产妇因产后腹壁松

弛，腹肌紧张多不明显。腹膜炎性渗出及纤维素沉积可引起肠粘连，常在直肠子宫陷凹形成局限性脓肿，刺激肠管和膀胱导致腹泻、里急后重及排尿异常。病情不能彻底控制者可发展为慢性盆腔炎。

（六）血栓性静脉炎

细菌分泌肝素酶分解肝素导致高凝状态，加之炎症造成的血流淤滞，静脉壁损伤，尤其是厌氧菌和类杆菌造成的感染极易导致血栓性静脉炎。可累及卵巢静脉、子宫静脉、髂内静脉、髂总静脉及下腔静脉，病变常为单侧性，患者多在产后1～2周，继子宫内膜炎之后出现寒战、高热、反复发作，持续数周，不易与盆腔结缔组织炎鉴别。下肢血栓性静脉炎者病变多位于一侧股静脉和腘静脉及大隐静脉，表现为弛张热、下肢持续性疼痛、局部静脉压痛或触及硬索状包块，血液循环受阻，下肢水肿，皮肤发白，称为股白肿。可通过彩色多普勒超声血流显像检测确诊。

（七）脓毒血症及败血症

病情加剧则细菌进入血液循环引起脓毒血症、败血症，尤其是当感染血栓脱落时，可致肺、脑、肾脓肿或栓塞死亡。

三、处理原则

治疗原则是抗感染。辅以整体护理、局部病灶处理、手术或中医中药治疗。

（一）支持疗法

纠正贫血与电解质紊乱，增强免疫力。半卧位以利于脓液流向陶氏腔，使之局限化。进食高蛋白质、易消化的食物，多饮水，补充维生素，纠正贫血和水、电解质紊乱。发热者以物理退热方法为主，高热者酌情给予50～100 mg双氯芬酸栓塞肛门退热，一般不使用安替比林退热，以免体温不升。重症患者应少量多次输新鲜血或血浆、清蛋白，以提高机体免疫力。

（二）清除宫腔残留物

有宫腔残留者应予以清宫，对外阴或腹壁切口感染者可采用物理治疗，如红外线或超短波局部照射，有脓肿者应切开引流，盆腔脓肿者行阴道后穹隆穿刺或切开引流，并取分泌物培养及药物敏感试验。严重的子宫感染，经积极的抗感染治疗无效，病情继续扩展恶化者，尤其是出现败血症、脓毒血症者，应果断及时地行子宫全切除术或子宫次全切除术，以清除感染源，拯救患者的生命。

（三）抗生素的应用

应注意需氧菌与厌氧菌及耐药菌株的问题。感染严重者，首选广谱高效抗生素，如青霉素、氨苄阿林、头孢类或喹诺酮类抗生素等，必要时进行细菌培养及药物敏感试验，并应用相应的有效抗生素。可短期加用肾上腺糖皮质激素，提高机体应激能力。

（四）活血化瘀

血栓性静脉炎者产后在抗感染同时，加用肝素48～72小时，即肝素50 mg加5%葡萄糖溶液静脉滴注，6～8小时一次，体温下降后改为每日2次，维持4～7日，并口服双香豆素、双嘧达莫等。也可用活血化瘀中药及溶栓类药物治疗。若化脓性血栓不断扩散，可考虑结扎卵巢静脉、髂内静脉等，或切开病变静脉直接取栓。

四、护理

(一)护理评估

1.病史

认真进行全身及局部体检,注意有无引起感染的诱因,排除可致产褥病率的其他因素或切口感染等,查血尿常规、C 反应蛋白、红细胞沉降率则有助于早期诊断。

2.身心状况

通过全身检查,三合诊或双合诊检查,有时可触到增粗的输卵管或盆腔脓肿包块,辅助检查如 B 超、彩色超声多普勒、CT、MRI 等检测手段能对产褥感染形成的炎性包块、脓肿以及静脉血栓作出定位及定性诊断。

3.辅助检查

病原体的鉴定对产褥感染诊断与治疗非常重要,方法有以下 3 种。

(1)病原体培养:常规消毒阴道与宫颈后,用棉拭子通过宫颈管取宫腔分泌物或脓液进行需氧菌和厌氧菌的双重培养。

(2)分泌物涂片检查:若需氧培养结果为阴性,而涂片中出现大量细菌,应疑厌氧菌感染。

(3)病原体抗原和特异抗体检查:已有许多检测盒问世,可快速检测。

(二)常见护理问题

(1)疼痛:与产褥感染有关。

(2)体温过高:与伤口、宫内等感染有关。

(3)焦虑:与自身疾病有关。

(三)护理目标

(1)产妇疼痛减轻,体温正常。

(2)产妇感染得到控制,舒适感增加。

(3)产妇焦虑减轻或消失,能积极配合治疗。

(四)护理措施

(1)卧床休息:取半卧位,有利于恶露的排出及炎症的局限。

(2)注意观察子宫复旧情况:给予宫缩剂即缩宫素,促使子宫收缩,及时排出恶露。

(3)饮食:增强营养,提高机体抵抗力,高热量、高蛋白质、高维生素、易消化饮食。产后 3 日内不能吃过于油腻、汤太多的食物。饮食中必须含足量的蛋白质、矿物质及维生素。少食或不食辛辣刺激性食物。保持精神愉快,心情舒畅,避免精神刺激。

(4)体温升高的护理:严密观察体温、脉搏,每 4 小时测量 1 次,体温在 39 ℃以上者,可采取物理降温(冰帽、温水、酒精擦洗),鼓励患者多饮水。

(5)食欲缺乏者:可静脉补液,注意纠正酸中毒,纠正电解质紊乱,必要时输血。

(6)保持会阴部清洁、干燥:每日消毒、擦洗外阴 2 次;会阴水肿严重者,可用 50%硫酸镁湿热敷;会阴伤口感染扩创引流者每日用消毒液换药或酌情坐浴;盆腔脓肿切开者,注意引流通畅。

(7)抗感染治疗:使用大剂量的抗生素。应用抗生素的原则是早用、快速、足量;对于严重的病例要采取联合用药(氨苄霉素、庆大霉素、卡那霉素、甲硝唑等);必要时取分泌物做药物敏感试验。

(8)下肢血栓性静脉炎:卧床休息,局部保暖并给予热敷,以促进血液循环,减轻肿胀,注意抬高患肢,防止栓子脱落栓塞肺部。急性期过后,指导和帮助患者逐渐增加活动。

(9)做好患者的口腔、乳房护理,感染患者实施床边隔离,尤其是患者使用的便盆要严格隔离,防止交叉感染;及时消毒患者用物,产妇出院后应严格消毒所用物品。

(五)护理评价

(1)产妇疼痛减轻,体温正常。

(2)产妇感染得到控制,舒适感增加。

(3)产妇焦虑减轻或消失,积极配合治疗。

第八节　产褥期抑郁症

产褥期抑郁症又称产后抑郁症,是指产妇在分娩后出现抑郁症状,是产褥期精神综合征中最常见的一种类型。易激惹、恐怖、焦虑、沮丧和对自身及婴儿健康过度担忧,常失去生活自理及照料婴儿的能力,有时还会陷入错乱或嗜睡状态。多于产后2周发病,于产后4～6周症状明显,既往无精神障碍史。

一、病因

与生理、心理及社会因素密切相关。其中,年龄偏小、独生子女、不良妊娠结局对产妇的抑郁情绪影响很大。此外,与缺乏妊娠、分娩及小儿喂养常识也有一定关系。

(一)社会因素

家庭对婴儿性别的敏感程度越高,以及孕期发生不良生活事件越多,越容易患产褥期抑郁症。孕期、分娩前后诸如孕期工作压力大、失业、夫妻分离、亲人病丧等生活事件的发生,以及产后体形改变,都是患病的重要诱因。产后遭到家庭和社会的冷漠,缺乏帮助与支持,也是致病的危险因素。

(二)遗传因素

遗传因素是精神障碍的潜在因素。有精神病家族史,特别是有家族抑郁症病史的产妇,产褥期抑郁症的发病率高。有情感性障碍的病史、经前抑郁症史等均可引起该病。

(三)心理因素

由于分娩带来的疼痛与不适使产妇感到紧张恐惧,出现滞产、难产时,产妇的心理准备不充分,紧张、恐惧的程度增加,导致躯体和心理的应激增强,从而诱发产褥期抑郁症的发生。

二、临床表现

心情沮丧、情绪低落,易激惹、恐怖、焦虑,对自身及婴儿健康过度担忧,失去生活自理及照料婴儿能力,有时还会出现嗜睡、思维障碍、迫害妄想,甚至伤婴或出现自杀行为。

三、处理原则

产褥期抑郁症通常需要治疗,包括心理治疗和药物治疗。

(一)心理治疗

通过心理咨询,以解除致病的心理因素(如婚姻关系不良、想生男孩却生女孩、既往有精神障碍史等)。对产妇多加关心和无微不至的照顾,尽量调整好家庭中的各种关系,指导其养成良好睡眠习惯。

(二)药物治疗

应用抗抑郁症药,主要是选择5-羟色胺再吸收抑制剂、三环类抗抑郁药等,例如帕罗西汀以每日20 mg为开始剂量,逐渐增至每日50 mg口服;舍曲林以每日50 mg为开始剂量,逐渐增至每日200 mg口服;氟西汀以每日20 mg为开始剂量,逐渐增至每日80 mg口服;阿米替林以每日50 mg为开始剂量,逐渐增至每日150 mg口服等。这类药物优点为不进入乳汁中,故可用于产褥期抑郁症。

四、诊断标准

产褥期抑郁症至今尚无统一的诊断标准。美国精神病学会在《精神疾病的诊断与统计手册》一书中,制订了产褥期抑郁症的诊断标准。在产后2周内出现下列5条或5条以上的症状,必须具备①②两条:①情绪抑郁;②对全部或多数活动明显缺乏兴趣或愉悦;③体重显著下降或增加;④失眠或睡眠过度;⑤精神运动性兴奋或阻滞;⑥疲劳或乏力;⑦遇事皆感毫无意义或自罪感;⑧思维力减退或注意力溃散;⑨反复出现死亡想法。

五、护理

(一)引导解决心理问题

耐心倾听产妇的诉说,做好心理疏导工作,解除产妇不良的社会、心理因素,减轻产妇的心理负担。

(二)关心、体贴产妇

加强与产妇的沟通,取得其信任,缓解其焦虑情绪。

(三)指导、帮助产妇

进行母乳喂养、照顾婴儿,使产妇逐步适应母亲角色,增强产妇的自信心。

(四)做好基础护理工作

使产妇感到舒适,缓解躯体症状,并指导产妇养成良好的睡眠习惯。

(五)重视高危因素

对存在抑郁症的高危因素、有焦虑症状及手术结束妊娠的产妇应高度重视,加强心理关怀与生活护理。

(六)发动产妇的家庭成员及其他的支持系统

使他们理解、关心产妇,多与产妇进行交流沟通,形成良好的家庭氛围。

(七)做好出院指导

出院时做好指导工作,并定期随访,提供心理咨询,解决产妇的心理问题。

六、预防

(一)加强对孕妇的精神关怀

利用多种渠道普及有关妊娠、分娩常识,减轻孕妇妊娠、分娩的紧张、恐惧心情,完善自我保健。

(二)运用医学心理学、社会学知识

对孕妇在分娩过程中,多关心和爱护,对于预防产褥期抑郁症有积极意义。

第九节　产后乳腺炎

产后乳腺炎是乳腺的化脓性感染,初产妇常见,多为凝固酶阳性的金黄色葡萄球菌感染,通常在产后2～3周时发生。

急性乳腺炎常发生在初产妇产后哺乳期,由于婴儿吸吮乳头时致使乳头裂伤,乳汁淤滞,如不注意哺乳前后乳头卫生,细菌可以沿乳腺管致乳腺感染,引起乳腺急性炎症。

来自婴儿鼻咽部的细菌,婴儿吸吮时,通过乳头皮肤裂口,经乳腺导管侵入乳腺小叶或经淋巴浸润到间隙而发生急性乳腺炎。

一、护理评估

(一)病史

询问产妇是经产妇还是初产妇;妊娠期(尤其妊娠中、晚期)乳房保健的情况,发生异常时如乳头凹陷等,是否进行相应的矫正和处理;产后哺乳的姿势、习惯,婴儿含接的姿势,是否做到有效吸吮,每次哺乳后乳汁排空的情况;哺乳前后乳头的清洁卫生,发现乳头破损或皲裂是否及时处理。另外婴儿的口腔卫生也不容忽视。

(二)身心状况

最初感乳房肿胀疼痛,患处出现有压痛的硬块,表面皮肤红热,同时可有发热、无力、酸痛等全身表现。炎症继续发展,则上述征象加重,此时疼痛呈搏动性,患者可有寒战、高热、脉率加快。患侧腋窝淋巴结常肿大,并有压痛,肿块常在数日内软化而形成脓肿。

(三)实验室检查

血常规检查示白细胞计数明显增高,母乳细菌培养可找出致病菌的种类。

二、主要护理问题

(一)疼痛

感染后乳房肿胀、压痛。

(二)体温过高

其与乳房创伤有关。

(三)母乳喂养中断

其与乳腺炎需暂停哺乳有关。

三、护理目标

(1)患者主诉疼痛减轻或消失。

(2)患者的体温尽快恢复正常。

(3)母亲维持正常的乳汁分泌,好转或痊愈后能继续进行母乳喂养。

四、护理措施

(1)安排时间与患者及家属交谈,听取他们诉说所忧虑的事情。

(2)纠正乳头裂伤、乳腺管阻塞情形,护理人员协助产妇做到正确的喂养姿势,体位舒适,婴儿含接姿势正确,有效母乳喂养,让母亲心情愉快,体位舒适和全身肌肉松弛,有益于乳汁排出。

(3)产妇要认真做好乳房的保健和护理,喂奶前清洁双手、热敷乳房,柔和地按摩乳房再让婴儿吸吮,喂完奶后挤出少量乳汁涂搽在乳头上,防止乳头裂伤,待其干燥后再穿上棉制胸罩,以托起乳房和改善乳房的血液循环,哺乳结束时,不要强行用力拉出乳头,因在口腔负压情况下拉出乳头,易引起局部疼痛或皮损,应让婴儿自己张口,乳头自然地从口中脱出。

(4)炎症早期,乳房胀痛时,可给予冰敷减轻疼痛,直至症状改善,但不可按摩,以免炎症扩散。

(5)炎症严重的乳房应停止母乳喂养,将母乳用吸奶器抽空,并用柔软的棉垫支托患侧。

(6)如已有脓肿形成,则用湿热敷,以抑制脓肿扩大,减轻水肿,必要时可切开引流排脓。

(7)使用止痛剂、镇静剂,以缓解疼痛,有利于其休息和睡眠。

(8)症状出现,应及时、足量地给予有效的广谱抗生素,以及时控制炎症。

(9)炎症反应引起的发热,可用温水擦浴,以缓解体温升高,严密地观察体温、脉搏、呼吸、血压。

(10)患侧乳房用合适的胸罩托起,鼓励产妇进食,以保证良好的营养,有利于健康的恢复。

(11)产妇暂停喂养,无法满足新生儿的需要,而降低了产妇的自信心,影响母亲角色的自我概念,可向产妇提供有关乳腺炎及乳腺脓肿的相关知识,尽快帮助产妇恢复喂奶。

(12)向产妇解释,乳腺炎治疗好后,不会影响哺乳的能力。

(13)增进产妇自我照顾的能力,预防乳腺炎的复发,告知乳腺炎的预防方法与症状出现的处理。

(14)预防乳头破裂,新生儿吸吮时间不要过长,吸吮姿势要正确,喂养时尽量使乳房与新生儿紧贴,以免拉扯乳头。

(15)每次哺乳,应两侧乳房交替进行,排空乳房,防止乳腺管被阻塞,保持乳头柔软干燥,注意乳房的护理。

(16)如有复发应及时随诊。

第五章　儿科护理

第一节　惊厥

惊厥是脑神经元的异常放电和过度兴奋，是由多种原因所致的大脑神经元暂时性功能紊乱的一种表现。发作时全身或局部肌群突然发生阵挛或强直性收缩，多伴有不同程度的意识障碍。惊厥是小儿最常见的急症，有5%～6%的小儿曾发生过高热惊厥。

一、病因

小儿惊厥可由众多因素引起，凡能造成脑神经元兴奋性功能紊乱的因素，如脑缺氧、缺血、低血糖、脑炎症、水肿、中毒变性、坏死等，均可导致惊厥的发生。将其病因归纳为以下几类。

(一)感染性疾病

1.颅内感染性疾病

(1)细菌性脑膜炎、脑血管炎、颅内静脉窦炎。

(2)病毒性脑炎、脑膜脑炎。

(3)脑寄生虫病，如脑型肺吸虫病、脑型血吸虫病、脑囊虫病、脑棘球蚴病、脑型疟疾等。

(4)各种真菌性脑膜炎。

2.颅外感染性疾病

(1)呼吸系统感染性疾病。

(2)消化系统感染性疾病。

(3)泌尿系统感染性疾病。

(4)全身性感染性疾病及某些传染病。

(5)感染性病毒性脑病，脑病合并内脏脂肪变性综合征。

(二)非感染性疾病

1.颅内非感染性疾病

(1)癫痫。

(2)颅内创伤，出血。

(3)颅内占位性病变。

(4)中枢神经系统畸形。

(5)脑血管病。

(6)神经皮肤综合征。

(7)中枢神经系统脱髓鞘病和变性疾病。

2.颅外非感染性疾病

(1)中毒：如有毒动植物，氰化钠、铅、汞中毒，急性酒精中毒及各种药物中毒等。

(2)缺氧:如新生儿窒息、溺水、麻醉意外、一氧化碳中毒、心源性脑缺血综合征等。

(3)先天性代谢异常疾病:如苯酮尿症、黏多糖贮积症、半乳糖血症、肝豆状核变性、尼曼-皮克病等。

(4)水电解质紊乱及酸碱失衡:如低血钙、低血钠、高血钠及严重代谢性酸中毒等。

(5)全身及其他系统疾病并发症:如系统性红斑狼疮、风湿病、肾性高血压脑病、尿毒症、肝昏迷、糖尿病、低血糖、胆红素脑病等。

(6)维生素缺乏症:如维生素 B_6 缺乏症、维生素 B_6 依赖症、维生素 B_1 缺乏症等。

二、临床表现

(一)惊厥发作形式

1.强直-阵挛发作

其发作时突然意识丧失,摔倒,全身强直,呼吸暂停,角弓反张,牙关紧闭,面色发绀,持续10～20秒,转入阵挛期;不同肌群交替收缩,致肢体及躯干有节律地抽动,口吐白沫(若咬破舌头可吐血沫);呼吸恢复,但不规则,数分钟后肌肉松弛而缓解,可有尿失禁,然后入睡,醒后可有头痛、疲乏,对发作不能回忆。

2.肌阵挛发作

这是由于肢体或躯干的某些肌群突然收缩(或称电击样抽动),表现为头、颈、躯干或某个肢体快速抽搐。

3.强直发作

强直发作表现为肌肉突然强直性收缩,肢体可固定在某种不自然的位置持续数秒钟,躯干四肢姿势可不对称,面部强直表情,眼及头偏向一侧,睁眼或闭眼,瞳孔散大,可伴呼吸暂停,意识丧失,发作后意识较快恢复,不出现发作后嗜睡。

4.阵挛性发作

其发作时全身性肌肉抽动,左右可不对称,肌张力可增高或减低,有短暂意识丧失。

5.局限性运动性发作

此发作时无意识丧失,常表现为下列形式。

(1)某个肢体或面部抽搐:由于口、眼、手指在脑皮质运动区所代表的面积最大,因而这些部位最易受累。

(2)杰克逊癫痫发作:发作时大脑皮质运动区异常放电灶逐渐扩展到相邻的皮质区。抽搐也按皮质运动区对躯干支配的顺序扩展,如从面部抽搐开始→手→前臂→上肢→躯干→下肢;若进一步发展,可成为全身性抽搐,此时可有意识丧失;常提示颅内有器质性病变。

(3)旋转性发作:发作时头和眼转向一侧,躯干也随之强直性旋转,或一侧上肢上举,另一侧上肢伸直、躯干扭转等。

6.新生儿轻微惊厥

这是新生儿期常见的一种惊厥形式,发作时呼吸暂停,两眼斜视,眼睑抽搐,频频的眨眼动作,伴流涎,吸吮或咀嚼样动作,有时还出现上下肢类似游泳或蹬自行车样的动作。

(二)惊厥的伴随症状及体征

1.发热

发热为小儿惊厥最常见的伴随症状,如为单纯性或复杂性高热惊厥患儿,于惊厥发作前均有38.5 ℃,甚至 40 ℃以上高热。由上呼吸道感染引起者,还可有咳嗽、流涕、咽痛、咽部出血、扁桃体肿大等表现。如为其他器官或系统感染所致惊厥,绝大多数均有发热及其相关的症状和体征。

2.头痛及呕吐

此为小儿惊厥常见的伴随症状之一,年长儿能正确叙述头痛的部位、性质和程度,婴儿常表现为烦躁、哭闹、摇头、抓耳或拍打头部。多伴有频繁喷射状呕吐,常见于颅内疾病及全身性疾病,如各种脑膜炎、脑炎、中毒性脑病、瑞氏综合征、颅内占位性病变等。同时还可出现程度不等的意识障碍,颈项抵抗,前囟饱满,肌张力增高或减弱,克尼格征、布鲁津斯基征及巴宾斯基征阳性等体征。

3.腹泻

如遇重度腹泻,可致水、电解质紊乱及酸碱失衡,出现严重低钠或高钠血症,低钙、低镁血症,以及由于补液不当,造成水中毒也可出现惊厥。

4.黄疸

新生儿溶血症,当出现胆红素脑病时,不仅皮肤巩膜高度黄染,还可有频繁性惊厥;重症肝炎患儿,当肝衰竭,出现惊厥前可见到明显黄疸;在瑞氏综合征、肝豆状核变性等病程中,均可出现程度不同的黄疸,此类疾病初期或中末期均能出现惊厥。

5.水肿、少尿

水肿、少尿是各类肾炎或肾病为儿童时期常见多发病,水肿、少尿为该类疾病的首起表现,当其中部分患儿出现急性、慢性肾衰竭或肾性高血压脑病时,均可有惊厥。

6.智力低下

智力低下常见于新生儿窒息所致缺氧、缺血性脑病,颅内出血患儿,病初即有频繁惊厥,其后有不同程度的智力低下。智力低下也见于先天性代谢异常疾病,如苯酮尿症、枫糖尿症等氨基酸代谢异常病。

三、诊断依据

(一)病史

了解惊厥的发作形式,持续时间,有无意识丧失,伴随症状,诱发因素及有关的家族史。

(二)体检

全面的体格检查,尤其神经系统的检查,如意识、头颅、头围、囟门、颅缝、脑神经、瞳孔、眼底、颈抵抗、病理反射、肌力、肌张力、四肢活动等。

(三)实验室及其他检查

1.血尿粪常规

血白细胞显著增高,通常提示细菌感染。红细胞血色素很低,网织红细胞增高,提示急性溶血。尿蛋白及细胞数增高,提示肾小球肾炎或肾盂肾炎。大便镜检,排除痢疾。

2.血生化等检验

除常规查肝肾功能、电解质外，应根据病情选择有关检验。

3.脑脊液检查

凡疑有颅内病变惊厥患儿，尤其是颅内感染时，均应做脑脊液常规、生化、培养或有关的特殊化验。

4.脑电图

脑电图阳性率可达80%～90%，小儿惊厥，尤其无热惊厥，其中不少为小儿癫痫。脑电图上可表现为阵发性棘波、尖波、棘慢波、多棘慢波等多种波形。

5.CT 检查

疑有颅内器质性病变惊厥患儿，应做脑 CT 扫描，高密度影见于钙化、出血、血肿及某些肿瘤；低密度影常见于水肿、脑软化、脑脓肿、脱髓鞘病变及某些肿瘤。

6.MRI 检查

MRI 对脑、脊髓结构异常反应较 CT 更敏捷，能更准确反映脑内病灶。

7.单光子发射计算机体层成像(SPECT)

其可显示脑内不同断面的核素分布图像，对癫痫病灶、肿瘤定位及脑血管疾病提供诊断依据。

四、治疗

(一)止痉治疗

1.地西泮

每次0.25～0.50 mg/kg，最大剂量≤10 mg，缓慢静脉注射，1分钟≤1 mg。必要时可在15～30分钟后重复静脉注射1次，以后可口服维持。

2.苯巴比妥钠

新生儿首次剂量15～20 mg静脉注射，维持量3～5 mg/(kg · d)，婴儿、儿童首次剂量为5～10 mg/kg，静脉注射或肌内注射，维持量5～8 mg/(kg · d)。

3.水合氯醛

每次50 mg/kg，加水稀释成5%～10%溶液，保留灌肠。惊厥停止后改用其他镇静药、止痉药维持。

4.氯丙嗪

剂量为每次1～2 mg/kg，静脉注射或肌内注射，2～3小时后可重复1次。

5.苯妥英钠

每次5～10 mg/kg，肌内注射或静脉注射。遇有“癫痫持续状态”时可给予15～20 mg/kg，速度不超过1 mg/(kg · min)。

6.硫苯妥钠

催眠，大剂量有麻醉作用。每次10～20 mg/kg，稀释成2.5%溶液肌内注射；也可缓慢静脉注射，边注射边观察，痉止即停止注射。

(二)降温处理

1.物理降温

物理降温可用30%～50%乙醇溶液擦浴，头部、颈、腋下、腹股沟等处可放置冰袋，也可用冷盐水灌肠，或用低于体温 3～4 ℃的温水擦浴。

2.药物降温

一般用安乃近 1 次 5～10 mg/kg，肌内注射；也可用其滴鼻，3 岁以上患儿，每次 2～4 滴。

(三)降低颅内压

惊厥持续发作时，引起脑缺氧、缺血，易致脑水肿；如惊厥由颅内感染炎症引起，疾病本身即有脑组织充血水肿，颅内压增高，因而及时应用脱水降颅内压治疗。常用 20%甘露醇溶液 5～10 mL/(kg·次)，静脉注射或快速静脉滴注(10 mL/min)，6～8 小时重复使用。

(四)纠正酸中毒

惊厥频繁或持续发作过久，可致代谢性酸中毒，如血气分析发现血 pH<7.2，代谢性酸碱平衡指标为15 mmol/L时，可用 5%碳酸氢钠 3～5 mL/kg，稀释成 1.4%的等张液静脉滴注。

(五)病因治疗

对惊厥患儿应通过病史了解，全面体检及必要的化验检查，争取尽快地明确病因，给予相应治疗。对可能反复发作的病例，还应制订预防复发的防治措施。

五、护理

(一)常见护理问题

(1)有窒息的危险。

(2)有受伤的危险。

(3)潜在并发症：脑水肿。

(4)潜在并发症：酸中毒。

(5)潜在并发症：呼吸、循环衰竭。

(6)知识缺乏。

(二)护理目标

(1)不发生误吸或窒息，适当加以保护防止受伤。

(2)保护呼吸功能，预防并发症。

(3)患儿家长情绪稳定，能掌握止痉、降温等应急措施。

(三)护理措施

1.一般护理

(1)将患儿平放于床上，取头侧位。保持安静，治疗操作应尽量集中进行，动作轻柔敏捷，禁止一切不必要的刺激。

(2)保持呼吸道通畅：头侧向一边，以及时清除呼吸道分泌物。有发绀者供给氧气，窒息时施行人工呼吸。

(3)控制高热：物理降温可用温水或冷水毛巾湿敷额头部，5～10 分钟更换 1 次，必要时用冰袋放在额部或枕部。

(4)注意安全，预防损伤，清理好周围物品，防止坠床和碰伤。

(5)协助做好各项检查，以及时明确病因。根据病情需要，于惊厥停止后，配合医师做血糖、血钙或腰椎穿刺、血气分析及血电解质等针对性检查。

(6)加强皮肤护理：保持皮肤清洁干燥，衣、被、床单清洁、干燥、平整，以防皮肤感染及压疮的发生。

(7)心理护理:关心体贴患儿,处置操作熟练、准确,以取得患儿信任,消除其恐惧心理。说服患儿及家长主动配合各项检查及治疗,使诊疗工作顺利进行。

2.临床观察内容

(1)惊厥发作时,观察惊厥患儿抽搐的时间和部位,有无其他伴随症状。

(2)观察病情变化,尤其随时观察呼吸、面色、脉搏、血压、心率、瞳孔大小、对光反射等重要的生命体征,发现异常及时通报医师,以便采取紧急抢救措施。

(3)观察体温变化,如有高热,应及时做好物理降温及药物降温;如体温正常,应注意保暖。

3.药物观察内容

(1)观察止痉药物的疗效。

(2)使用地西泮、苯巴比妥钠等止痉药物时,注意观察患儿呼吸及血压的变化。

4.预见性观察

若惊厥持续时间长、频繁发作,应警惕有无脑水肿、颅内压增高的表现,如收缩压升高、脉率减慢、呼吸节律慢而不规则,则提示颅内压增高。如未及时处理,可进一步发生脑疝,表现为瞳孔不等大、对光反射消失、昏迷加重、呼吸节律不整甚至骤停。

六、康复与健康指导

(1)做好患儿的病情观察准备好急救物品,教会家属正确的退热方法,提高家长的急救知识水平和技能。

(2)加强患儿营养与体育锻炼,做好基础护理等。

(3)向家长详细交代患儿的病情、惊厥的病因和诱因,指导家长掌握预防惊厥的措施。

第二节　先天性心脏病

先天性心脏病简称“先心病”,是胚胎时期心脏血管发育异常而致的一大类疾病,是小儿时期最常见的心脏病。根据左右心腔或大血管间有无直接分流和临床有无青紫,可将先心病分为三大类:①左向右分流型(潜伏青紫型),常见有室间隔缺损、房间隔缺损、动脉导管未闭。②右向左分流型(青紫型),常见有法洛四联症和大动脉错位。③无分流型(无青紫型),常见有主动脉缩窄和肺动脉狭窄。

小儿先天性心脏病中最常见的是室间隔缺损、房间隔缺损、动脉导管未闭、肺动脉狭窄、法洛四联症和大动脉错位。

一、临床特点

(一)室间隔缺损

室间隔缺损为小儿最常见的先天性心脏病,缺损可单独存在,也可为其他畸形的一部分。按缺损部位可分为室上嵴上方、室上嵴下方、三尖瓣后方、室间隔肌部四种类型。临床症状与缺损大小及肺血管阻力有关。大型室间隔缺损(缺损 1～3 cm 者)可继发肺动脉高压,当肺动脉压超过主动脉压时,造成右向左分流而产生发绀,称为艾森曼格综合征。

1.症状

小型室间隔缺损可无症状;中型室间隔缺损易患呼吸道感染,或在剧烈运动时发生呼吸急促,生长发育多为正常,偶有心力衰竭;大型室间隔缺损在婴幼儿时期由于缺损较大,左向右分流量多超过肺循环量的50%,使体循环内血量显著减少,而肺循环内明显充血,可于出生后1～3个月即发生充血性心力衰竭,表现为平时反复呼吸道感染、肺炎、哭声嘶哑、喂养困难、乏力、多汗等,并有生长发育迟缓。

2.体征

心前区隆起;胸骨左缘3～4肋间可闻及Ⅲ～Ⅳ/6级全收缩期杂音,在心前区广泛传导;肺动脉第二心音显著增强或亢进。

3.辅助检查

(1)X线检查:肺充血,心脏左心室或左、右心室大;肺动脉段突出,主动脉结缩小。

(2)心电图:小型室间隔缺损,心电图多数正常;中等大小室间隔缺损示左心室增大或左右心室增大;大型室间隔缺损或有肺动脉高压时,心电图示左、右心室增大。

(3)超声心动图:室间隔回声中断征象,左、右心室增大。

(二)房间隔缺损

房间隔缺损按病理解剖分为继发孔(第二孔)缺损和原发孔(第一孔)缺损,以继发孔缺损多见。继发孔缺损为较常见的先天性心脏病之一,以女性较多见,缺损位于房间隔中部卵圆窝处,血流动力学特点为右心室舒张期负荷过重。原发孔缺损位于房间隔下端,是心内膜垫发育障碍未能与第一房间隔融合,常合并二尖瓣裂缺。

1.症状

在初生后及婴儿期大多无症状,偶有暂时性青紫。年龄稍大,症状渐渐明显,患儿发育迟缓,体格瘦小,易反复呼吸道感染,活动耐力减低,有劳累后气促、咳嗽等症状。左胸部常隆起,一般无青紫或杵状指(趾)。

2.体征

胸骨左缘第2～3肋间闻及柔和的喷射性收缩期杂音,肺动脉瓣区第二心音可增强或亢进、固定分裂。

3.辅助检查

(1)X线检查:右心房、右心室扩大,主动脉结缩小,肺动脉段突出,肺血管纹理增多,肺门舞蹈。

(2)心电图:电轴右偏,完全性或不完全性右束支传导阻滞,右心房、右心室增大;原发孔房间隔缺损常见电轴左偏及心室肥大。

(3)超声心动图:右心房、右心室增大,右心室流出道增宽,室间隔与左心室后壁呈同向运动。二维切面可显示房间隔缺损的位置及大小。

(三)动脉导管未闭

动脉导管未闭是临床较常见的先天性心脏病,女性多于男性。开放的动脉导管位于肺总动脉分叉与主动脉之间,有管型、漏斗型和窗型,以漏斗型多见。

1.症状

导管较细时，临床无症状。导管较粗时临床表现为反复呼吸道感染、肺炎，发育迟缓，早期即可发生心力衰竭。重症病例常有呼吸急促、心悸。临床无青紫，但若合并肺动脉高压，即出现青紫。

2.体征

胸骨左缘第2肋间可闻及粗糙、响亮、机器样的连续性杂音，向心前区、颈部及左肩部传导，肺动脉第二音亢进。脉压增宽，出现股动脉枪击音、毛细血管搏动和水冲脉。

3.辅助检查

(1)X线检查：分流量小者，心影正常；分流量大者，多见左心房、左心室增大，主动脉结增宽，可有漏斗征，肺动脉段突出，肺血增多，重症病例左右心室均肥大。

(2)心电图：左心房、左心室增大或双心室肥大。

(3)超声心动图：左心房、左心室大，肺动脉与降主动脉之间有交通。

(四)法洛四联症

法洛四联症是临床上最常见的发绀型先天性心脏病，病变包括肺动脉狭窄、室间隔缺损、主动脉骑跨及右心室肥大，其中肺动脉狭窄程度是决定病情严重程度的主要因素。主动脉骑跨及室间隔缺损的存在使体循环血液中混有静脉血，临床上出现发绀与缺氧，并代偿性引起红细胞增多现象。

1.症状

发绀是主要症状，它出现的时间早、晚和程度与肺动脉狭窄程度有关，多见于毛细血管丰富的浅表部位，如唇、指(趾)甲床、球结膜等。患儿活动后有气促、易疲劳、蹲踞等；并常有缺氧发作，表现为呼吸加快、加深，烦躁不安，发绀加重，持续数分钟至数小时，严重者可表现为意识模糊，惊厥或偏瘫，死亡。发作多在清晨、哭闹、吸乳或用力后诱发，发绀严重者常有鼻出血和咯血。

2.体征

生长发育落后，全身发绀，眼结膜充血，杵状指(趾)；多有行走不远自动蹲踞姿势或膝胸位。胸骨左缘第2～4肋间闻及粗糙收缩期杂音；肺动脉第二心音减弱。

3.辅助检查

(1)X线检查：心影呈靴形，上纵隔增宽，肺动脉段凹陷，心尖上翘，肺纹理减少，右心房、右心室肥厚。

(2)心电图：电轴右偏，右心房、右心室肥大。

(3)超声心动图：显示主动脉骑跨及室间隔缺损，右心室流出道、肺动脉狭窄，右心室内径增大，左心室内径缩小。

(4)血常规：血红细胞增多，一般在$(5.0 \sim 9.0) \times 10^{12}/L$，血红蛋白170～200 g/L，红细胞容积60%～80%。当有相对性贫血时，血红蛋白低于150 g/L。

二、护理评估

(一)健康史

了解母亲妊娠史，在孕期最初3个月内有无病毒感染、放射线接触和服用过影响胎儿发育的药物，孕母是否有代谢性疾病。患儿出生有无缺氧、心脏杂音，出生后各阶段的生长发育状况。是否有下列常见表现：喂养困难，哭声嘶哑，易气促、咳嗽，青紫，蹲踞现象，突发性晕厥。

（二）症状、体征

评估患儿的一般情况，生长发育是否正常，皮肤发绀程度，有无气急、缺氧、杵状指(趾)，有无哭声嘶哑，有无蹲踞现象，胸廓有无畸形。听诊心脏杂音位置、性质、程度，尤其要注意肺动脉第二心音的变化。评估有无肺部啰音及心力衰竭的表现。

（三）社会、心理

评估家长对疾病的认知程度和对治疗的信心。

（四）辅助检查

了解并分析 X 线、心电图、超声心动图、血液等检查结果。较复杂的畸形者还应了解心导管检查和心血管造影的结果。

三、常见护理问题

（一）活动无耐力

与氧的供需失调有关。

（二）有感染的危险

与机体免疫力低下有关。

（三）营养失调

低于机体需要量，与缺氧使胃肠功能障碍、喂养困难有关。

（四）焦虑

与疾病严重，花费大，预后难以估计有关。

（五）潜在并发症

脑血栓、脑脓肿、心力衰竭、感染性心内膜炎、晕厥。

四、护理措施

(1)休息：制订适合患儿活动的生活制度，轻症无症状者与正常儿童一样生活，但要避免剧烈活动；有症状患儿应限制活动，避免情绪激动和剧烈哭闹；重症患儿应卧床休息，给予妥善的生活照顾。

(2)饮食护理：给予高蛋白质、高热量、高维生素饮食，适当限制食盐摄入，并给予适量的蔬菜类粗纤维食品，以保证大便通畅。重症患儿喂养困难，应有耐心，少量多餐，以免导致呛咳、气促、呼吸困难等，必要时从静脉补充营养。

(3)预防感染：病室空气清新，穿着衣服冷热要适中，防止受凉，应避免与感染性疾病患儿接触。

(4)注意心率、心律、呼吸、血压变化，必要时使用监护仪监测。

(5)防止法洛四联症患儿因哭闹、进食、活动、排便等引起缺氧发作，一旦发生可立即置于胸膝卧位，吸氧，遵医嘱应用普萘洛尔、吗啡和纠正酸中毒。

(6)青紫型先天性心脏病患儿由于血液黏稠度高，暑天、发热、吐泻时体液量减少，加重血液浓缩，易形成血栓，有造成重要器官栓塞的危险，因此应注意多饮水，必要时静脉输液。

(7)合并贫血者可加重缺氧，导致心力衰竭，须及时纠正。

(8)合并心力衰竭者按心力衰竭护理。

(9)做好心理护理关心患儿,建立良好护患关系,充分理解家长及患儿对检查、治疗、预后的期望心理,介绍疾病的有关知识、诊疗计划、检查过程、病室环境,消除恐惧心理。

(10)健康教育:①向家长讲述疾病的相关护理知识和各种检查的必要性,以取得配合。②指导患儿及家长掌握活动种类和强度。③告知家长如何观察病情变化,一旦发现异常(婴儿哭声无力,呕吐,不肯进食,手脚发软,皮肤出现花纹,较大患儿自诉头晕等),应立即呼叫。④向患儿及家长讲述重要药物如地高辛的作用及注意事项。

五、出院指导

(1)饮食宜高营养、易消化,少量多餐。人工喂养儿用柔软的奶头孔稍大的奶嘴,每次喂奶时间不宜过长。

(2)轻者根据耐受力确立适宜的活动,以不出现乏力、气短为度,重者应卧床休息。

(3)避免感染,保持居室空气新鲜,经常通风,不去公共场所、人群集中的地方。注意气候变化,及时添减衣服,预防感冒。按时预防接种。

(4)发热、出汗时要给足水分,呕吐、腹泻时应到医院就诊补液,以免血液黏稠而发生脑血栓。

(5)保证休息,避免哭闹,减少外界刺激以预防晕厥的发生。当患儿在吃奶、哭闹或活动后出现气急、青紫加重或年长儿诉头痛、头晕时应立即将患儿取胸膝卧位并送医院。

第三节　原发性心肌病

原发性心肌病是指病因不明,病变局限于心肌的一组疾病。依据临床和病理改变可分为扩张型心肌病、肥厚型心肌病、限制型心肌病,以前两类常见。临床上以缓慢进展的心脏增大、心律失常及心功能不全为主要表现,病因尚不清楚,可能与遗传因素、免疫因素及感染因素有关,个别柯萨奇病毒所致心肌炎可转化为心肌病。本病预后不良,常并发心力衰竭而死亡。

一、临床特点

(一)扩张型心肌病

扩张型心肌病又称充血型心肌病,主要表现为慢性充血性心力衰竭。

1.症状与体征

较大儿童表现为乏力、食欲缺乏、不爱活动、腹痛,活动后呼吸困难及心动过速,尿少、水肿。婴儿出现喂养困难、体重不增、吮奶时呼吸困难、多汗、烦躁不安、食量减少。约10%患儿会发生晕厥。体检时心率、呼吸加快,脉搏细弱,血压正常或偏低,有的可有奔马律,可闻及Ⅱ～Ⅲ/6级收缩期杂音,肝脏增大,下肢水肿。

2.辅助检查

(1)X线检查:心脏增大,并以左心室为主或普遍性增大,呈球形。心搏减弱,肺淤血明显。

(2)心电图:左心肥厚,各种心律失常及非特异性ST-T改变。

(3)超声心电图:左心房、左心室明显扩大,左心室流出道增宽,心室壁活动减弱。

(二)肥厚型心肌病

肥厚型心肌病是一种遗传性疾病，其特征为心室肥厚，心腔无扩大。临床表现具有多变性。

1.症状与体征

婴儿常见症状有呼吸困难，心动过速，喂养困难。较重者发生心力衰竭，伴随发绀。儿童多无明显症状，常因心脏杂音而首次就诊。少数儿童有呼吸加快、乏力、心绞痛、晕厥，并可于活动后发生猝死。体检有的可听到奔马律，有的在胸骨左缘下端及心尖部可听到Ⅰ～Ⅲ/6级收缩期杂音。

2.辅助检查

(1)X线检查：左心室轻到中度增大。

(2)心电图：左心室肥厚伴劳损，可有ST-T改变、病理性Q波及各种心律失常。

(3)超声心动图：室间隔非对称性肥厚，室间隔厚度与左心室后壁厚度之比≥1.3。左心室流出道狭窄。

(三)限制型心肌病

限制型心肌病以一侧或双侧心室充盈受限和舒张期容量下降为特点，常见于儿童及青少年，预后不良。

1.症状与体征

起病缓慢，表现为原因不明的心力衰竭。右心病变主要表现为静脉压升高、颈静脉曲张、肝大、腹水及下肢水肿，与缩窄性心包炎相似。左心病变有呼吸困难、咳嗽、咯血、胸痛，有时伴有肺动脉高压的表现。

2.辅助检查

(1)X线检查：心影扩大，肺血减少。

(2)心电图：心房肥大、房性期前收缩、心房颤动、ST-T改变、P-R间期延长及低电压。

(3)超声心动图：左右心房明显扩大(左心房尤为明显)、左右心室腔正常或变小。

二、护理评估

(一)健康史

询问患儿发病前有无感染的病史及其家族史。

(二)症状、体征

监测生命体征，评估心率、心律、呼吸、血压、心功能。

(三)社会、心理

了解患儿及其家长对疾病的性质、预后的认识程度和心理需求。

(四)辅助检查

了解分析X线、心电图、超声等各种检查结果。

三、常见护理问题

(一)心排血量减少

与心室扩大、肥厚致心肌收缩力减弱有关。

(二)体液过多

与肾灌注量减少、水钠潴留、尿量排出减少有关。

(三)有感染的危险

与机体抵抗力降低有关。

(四)潜在并发症

猝死。

四、护理措施

(一)限制活动

卧床休息,让患儿保持稳定、愉悦的心情。

(二)饮食护理

低盐饮食,增加维生素、蛋白质、微量元素的摄入,对服用利尿剂者应鼓励多进食含钾丰富的食物,如香蕉、橘子等。

(三)供氧

根据缺氧程度可给予鼻导管或面罩吸氧。

(四)密切观察病情

监测患儿血压、脉搏、呼吸、心律、尿量及意识状态。注意观察心力衰竭的早期表现,有无心律失常及栓塞症状。

(五)用药护理

应用强心药、利尿剂、扩血管药物时要观察其疗效及不良反应,尤其是扩张型心肌病因其对洋地黄耐受性差,故尤应警惕发生中毒。

(六)预防诱因

心力衰竭者应避免过度劳累。饮食清淡,忌暴饮暴食,预防便秘,以免用力排便诱发心力衰竭。控制输液速度,保持病室安静、整洁、舒适,保证充足睡眠,保持室内空气新鲜和温度适宜,防止呼吸道感染。

(七)健康教育

(1)向家长解释该病病程长及本病预后等情况,需要长期调整生活及精神状况。

(2)合理安排活动与休息时间。

(3)当患儿出现心悸、呼吸困难时应立即停止活动,并取平卧位,必要时予以吸氧。

五、出院指导

(1)调整情绪,促进身心健康。

(2)饮食要易消化、低盐、高维生素、少量多餐。

(3)扩张型心肌病患儿应避免劳累,宜长期卧床休息,减轻与延缓心脏扩大,促进心功能的恢复;肥厚型心肌病患儿要避免剧烈运动、情绪激动、突然用力或提取重物等。

(4)本病进展缓慢,应定期复查及指导合理用药。

(5)避免感染,保持居室空气清新,经常通风,不去人群集中的公共场所,注意气候变化,及时增减衣服,避免受凉而引发感冒。

第四节　病毒性心肌炎

一、概述

病毒性心肌炎是由多种病毒侵犯心脏，引起局灶性或弥漫性心肌间质炎性渗出和心肌纤维变性、坏死或溶解的疾病，有的可伴有心包或心内膜炎症改变。可导致心肌损伤、心功能障碍、心律失常和周身症状。可发生于任何年龄，近年来发生率有增长的趋势，是儿科常见的心脏疾病之一。据全国九省市“病毒性心肌炎协作组”调查，其发病率占住院患儿总数的5.97%，占门诊患者总数的0.14%。

(一)病因

近年来由于病毒学及免疫病理学的迅速发展，通过大量动物实验及临床观察，证明多种病毒皆可引起心肌炎。其中柯萨奇病毒B_6(1～6型)最常见，其他如柯萨奇病毒A、脊髓灰质炎病毒、流感及副流感病毒、腮腺炎病毒、水痘病毒、单纯疱疹病毒、带状疱疹病毒及肝炎病毒等也可能致病。由于柯萨奇病毒具有高度亲心肌性和流行性，据报道在很多原因不明的心肌炎和心包炎中，约39%由柯萨奇病毒B所致。

尽管罹患病毒感染的机会很多，但多数不发生心肌炎，在一定条件下才发病。例如当机体由于继发细菌感染(特别是链球菌感染)、发热、缺氧、营养不良、接受类固醇或放射治疗等，而抵抗力低下时，可诱发发病。

病毒性心肌炎的发病机制至今未完全了解，目前提出病毒学说、免疫学说、生化机制等几种学说。

(二)病理

病毒性心肌炎病理改变轻重不等。轻者常以局灶性病变为主，而重者则多呈弥漫性病变。局灶性病变的心肌外观正常，而弥漫性者则心肌苍白、松软，心脏呈不同程度的扩大、增重。镜检可见病变部位的心肌纤维变性或断裂，心肌细胞溶解、水肿、坏死。间质有不同程度水肿及淋巴细胞、单核细胞和少数多核细胞浸润。病变以左心室及室间隔最显著，可波及心包、心内膜及传导系统。

慢性病例心脏扩大，心肌间质炎症浸润及心肌纤维化并有瘢痕组织形成，心内膜呈弥漫性或局限性增厚，血管内皮肿胀等变化。

二、临床表现

病情轻重悬殊。轻症可无明显自觉症状，仅有心电图改变。重型可出现严重的心律失常、充血性心力衰竭、心源性休克，甚至个别患者因此而死亡。1/3以上病例在发病前1～3周或发病同时呼吸道或消化道病毒感染，同时伴有发热、咳嗽、咽痛、周身不适、腹泻、皮疹等症状，继而出现心脏症状如年长儿常诉心悸、气短、胸部及心前区不适或疼痛、疲乏感等。发病初期常有腹痛、食欲缺乏、恶心、呕吐、头晕、头痛等表现。3个月以内婴儿有拒乳、苍白、发绀、四肢凉、两眼凝视等症状。心力衰竭者，呼吸急促、突然腹痛、发绀、水肿等；心源性休克者，烦躁不安，面色苍白、皮肤发花、四肢厥冷或末梢发绀等；发生窦性停搏或心室纤颤时可突然死亡；高度房室传导阻滞在心室自身节律未建立前，由于脑缺氧而引起抽搐、昏迷称心脑综合征。如病情拖延至慢性期。常表现为进行性充血心力衰竭、全心扩大，可伴有各种心律失常。

体格检查：多数心尖区第一音低钝。一般无器质性杂音，仅在胸前或心尖区闻及Ⅰ～Ⅱ级吹风样收缩期杂音。有时可闻及奔马律或心包摩擦音。心律失常多见如阵发性心动过速、异位搏动、心房纤颤、心室扑动、停搏等。严重者心脏扩大，脉细数，颈静脉曲张，肝大和压痛，肺部啰音等；或面色苍白、四肢厥冷、皮肤发花、指(趾)发绀、血压下降等。

三、辅助检查

(一)实验室检查

(1)白细胞总数(10.0～20.0)$\times 10^9$/L，中性粒细胞偏高。血沉、抗链“O”大多数正常。

(2)血清肌酸磷酸激酶、乳酸脱氢酶及其同工酶、谷草转氨酶在病程早期可增高。超氧化物歧化酶急性期降低。

(3)若从心包、心肌或心内膜分离到病毒，或用免疫荧光抗体检查找到心肌中有特异的病毒抗原，电镜检查心肌发现有病毒颗粒，可以确定诊断；咽洗液、粪便、血液、心包液中分离出病毒，同时结合恢复期血清中同型病毒中和抗体滴度较第1份血清升高或下降4倍以上，则有助于病原诊断。

(4)补体结合抗体的测定及用分子杂交法或聚合酶链反应检测心肌细胞内的病毒核酸也有助于病原诊断。部分病毒性心肌炎患者可有抗心肌抗体出现，一般于短期内恢复，如持续提高，表示心肌炎病变处于活动期。

(二)心电图检查

心电图在急性期有多变与易变的特点，对可疑病例应反复检查，以助诊断。其主要变化为ST-T改变，各种心律失常和传导阻滞。恢复期以各种类型的期前收缩为多见。少数慢性期患儿可有房室肥厚的改变。

(三)X线检查

心影正常或不同程度的增大，多数为轻度增大。若反复迁延不愈或合并心力衰竭，心脏扩大明显。后者可见心搏动减弱，伴肺淤血、肺水肿或胸腔少量积液。有心包炎时，有积液征。

(四)心内膜心肌活检

心内膜心肌活检，在成人患者中早已开展，为心肌炎诊断提供了病理学依据。据报道：原因不明的心律失常、充血性心力衰竭患者，经心内膜心肌活检证明约40%为心肌炎；临床表现和组织学相关性较差。原因是心内膜心肌活检取材很小且局限，以及取材时不一定是最佳机会；心内膜心肌活检本身可导致心肌细胞收缩，而出现一些病理性伪迹。因此，对于心内膜心肌活检病理无心肌炎表现者不一定代表心脏无心肌炎，此时临床医师不能忽视临床诊断。此项检查在一般医院尚难开展，不作为常规检查项目。

四、诊断与鉴别诊断

(一)诊断要点

1.病原学诊断依据

(1)确诊指标：自患儿心内膜、心肌、心包(活检、病理)或心包穿刺液检查，发现以下之一者可确诊心肌炎由病毒引起。①分离到病毒。②用病毒核酸探针查到病毒核酸。③特异性病毒抗体阳性。

(2)参考依据：有以下之一者结合临床表现可考虑心肌炎由病毒引起。①自患儿粪便、咽拭子或血液中分离到病毒，且恢复期血清同抗体滴度较第一份血清升高或降低 4 倍以上。②病程早期患儿血中特异性免疫球蛋白 M 抗体阳性。③用病毒核酸探针自患儿血中查到病毒核酸。

2.临床诊断依据

(1)心功能不全、心源性休克或心脑综合征。

(2)心脏扩大(X 线、超声心动图检查具有表现之一)。

(3)心电图改变以 R 波为主的 2 个或 2 个以上主要导联(Ⅰ、Ⅱ、aVF、V_5)的 ST-T 改变持续 4 日以上伴动态变化，窦房传导阻滞，房室传导阻滞，完全性右或左束支阻滞，成联律、多形、多源、成对或并行性期前收缩，非房室结及房室折返引起的异位性心动过速，低电压(新生儿除外)及异常 Q 波。

(4)肌酸激酶同工酶升高或心肌肌钙蛋白阳性。

3.确诊依据

(1)具备临床诊断依据 2 项，可临床诊断为心肌炎。发病同时或发病前 1～3 周有病毒感染的证据支持诊断者。

(2)同时具备病原学确诊依据之一，可确诊为病毒性心肌炎，具备病原学参考依据之一，可临床诊断为病毒性心肌炎。

(3)凡不具备确诊依据，应给予必要的治疗或随诊，根据病情变化，确诊或除外心肌炎。

(4)应除外风湿性心肌炎、中毒性心肌炎、先天性心脏病、结缔组织病及代谢性疾病的心肌损害、甲状腺功能亢进症、原发性心肌病、原发性心内膜弹力纤维增生症、先天性房室传导阻滞、心脏自主神经功能异常、β 受体功能亢进及药物引起的心电图改变。

4.临床分期

(1)急性期：新发病，症状及检查阳性发现明显且多变，一般病程在半年以内。

(2)迁延期：临床症状反复出现，客观检查指标迁延不愈，病程多在半年以上。

(3)慢性期：进行性心脏增大，反复心力衰竭或心律失常，病情时轻时重，病程在 1 年以上。

(二)鉴别诊断

在考虑心肌炎诊断时，应首先排除其他疾病，包括风湿性心肌炎、中毒性心肌炎，结核性心包炎、先天性心脏病、结缔组织病或代谢性疾病或代谢性疾病的心肌损害(包括维生素 B_1 缺乏症)、原发性心肌病、先天性房室传导阻滞、高原性心脏病、克山病、川崎病、良性期前收缩和神经功能紊乱、电解质紊乱及药物等引起的心电图改变。

五、治疗、预防、预后

本症尚无特殊治疗。应结合患儿病情采取有效的综合措施，大部患儿痊愈或好转。

(一)一般治疗

1.休息

急性期应卧床休息至热退 3～4 周，有心功能不全或心脏扩大者，更应强调绝对卧床休息，以减轻心脏负荷及减少心肌耗氧量。

2.抗生素

虽对引起心肌炎的病毒无直接作用，但因细菌感染是病毒性心肌炎的重要因素，故在开始治疗时，均主张适当使用抗生素。一般应用青霉素肌内注射 1～2 周，以清除链球菌和其他敏感细菌。

3.保护心肌

大剂量维生素 C，具有增加冠状血管血流量、心肌糖原、心肌收缩力、改善心功能、清除自由基、修复心肌损伤的作用。剂量为 100～200 mg/(kg·d)，溶于 10%～25%葡萄糖液 10～30 mL内静脉注射，每日1 次，15～30 日为 1 个疗程；抢救心源性休克时，第 1 日可用 3～4 次。

至于极化液、能量合剂及三磷腺苷等均因难进入心肌细胞内，故疗效差，近年来多推荐：①辅酶 Q_{10} 1 mg/(kg·d)，口服，可连用 1～3 个月。②1,6-二磷酸果糖 0.7～1.6 mL/kg 静脉注射，最大量不超过2.5 mL/kg(75 mg/mL)，静脉注射速度 10 mL/min，每日 1 次，10～15 日为 1 个疗程。

(二)激素治疗

肾上腺皮质激素可用于抢救危重病例及其他治疗无效的病例。口服泼尼松 1.0～1.5 mg/(kg·d)，用3～4 周，症状缓解后逐渐减量停药。对反复发作或病情迁延者，依据近年来对本病发病机制研究的进展，可考虑较长期的激素治疗，疗程不少于半年，对于急重抢救病例可采用大剂量，如地塞米松0.3～0.6 mg/(kg·d)或氢化可的松 15～20 mg/(kg·d)，静脉滴注。

(三)免疫治疗

动物及临床研究均发现丙种球蛋白对心肌有保护作用。从 1990 年开始，在美国波士顿及洛杉矶儿童医院已将静脉注射丙种球蛋白作为病毒性心肌炎治疗的常规用药。

(四)抗病毒治疗

动物实验中联合应用利巴韦林和干扰素可提高生存率，但其疗效尚待确定。环孢霉素 A、环磷酰胺尚无肯定疗效。

(五)控制心力衰竭

心肌炎患者对洋地黄耐受性差，易出现中毒而发生心律失常，故应选用快速作用的洋地黄制剂如毛花苷 C 或地高辛。病重者用地高辛静脉滴注，一般病例用地高辛口服，饱和量用常规的 1/2～2/3 量，心力衰竭不重，发展不快者，可用每日口服维持量法。利尿剂应早用和少用，同时注意补钾，否则易导致心律失常。注意供氧，保持安静。若烦躁不安，可给镇静药。发生急性左心功能不全时，除短期内并用毛花苷 C、利尿剂、镇静药、氧气吸入外，应给予血管扩张剂如酚妥拉明 0.5～1.0 mg/kg 加入 10%葡萄糖溶液 50～100 mL 内快速静脉滴注。紧急情况下，可先用半量以 10%葡萄糖溶液稀释静脉缓慢注射，然后将其余半量静脉滴注。

(六)抢救心源性休克

镇静、吸氧、大剂量维生素 C、扩容、激素、升压药、改善心功能及心肌代谢等。近年来，应用血管扩张剂硝普钠取得良好疗效，常用剂量 5～10 mg，溶于 5%葡萄糖液 100 mL 中，开始 0.2 μg/(kg·min)静脉滴注，以后每隔 5 分钟增加 0.1 μg/kg，直到获得疗效或血压降低，最大剂量不超过每分钟 4～5 μg/kg。

(七)纠正严重心律失常

心律失常的纠正在于心肌病变的吸收或修复。一般轻度心律失常如期前收缩、一度房室传导阻滞等，多不用药物纠正，而主要是针对心肌炎本身进行综合治疗。若发生严重心律失常如快速心律失常、严重传导阻滞都应迅速及时纠正，否则威胁生命。

六、护理

(一)常见护理问题

(1)活动无耐力：与心肌功能受损、组织器官供血不足有关。

(2)舒适的改变：胸闷，与心肌炎症有关。

(3)潜在并发症：心力衰竭、心律失常、心源性休克。

(二)护理目标

(1)患儿活动量得到适当控制、休息得到保证。

(2)患儿胸闷缓解或消失。

(3)患儿无并发症发生或有并发症时能被及时发现和适当处理。

(三)护理措施

1.休息

(1)急性期卧床休息至热退后3～4周，根据心功能恢复情况逐渐增加活动量。

(2)有心功能不全者或心脏扩大者应绝对卧床休息。

(3)总的休息时间不少于3个月。

(4)创造良好的休息环境，合理安排患儿的休息时间，保证患儿的睡眠时间。

(5)主动提供服务，满足患儿的生活需要。

2.胸闷的观察与护理

(1)观察患儿的胸闷情况，注意诱发和缓解因素，必要时给予吸氧。

(2)遵医嘱给予心肌营养药，促进心肌恢复正常。

(3)保证休息，减少活动。

(4)控制输液速度和输液总量，减轻心肌负担。

3.并发症的观察与护理

(1)密切注意心率、心律、呼吸、血压和面色改变，有心力衰竭时给予吸氧、镇静、强心等处理，应用洋地黄制剂时要密切观察患儿有无洋地黄中毒表现，如出现新的心律失常、心动过缓等。

(2)注意有无心律失常的发生，警惕危险性心律失常的发生，如频发室早、多源室早、二度以上房室传导阻滞房颤、室颤等。一旦发生，需及时通知医师并给予相应处理。如高度房室传导阻滞者给异丙肾上腺素和阿托品提升心率。

(3)警惕心源性休克，注意血压、脉搏、尿量、面色等变化，一旦出现心源性休克，立即取平卧位，配合医师给予大剂量维生素C或肾上腺皮质激素治疗。

(四)康复与健康指导

(1)讲解病毒性心肌炎的病因、病理、发病机制、临床特点及诊断、治疗措施。

(2)强调休息的重要性，指导患儿控制活动量，建立合理的休息制度。

(3)讲解本病的预防知识,如预防上呼吸道感染和肠道感染等。

(4)向有高度房室传导阻滞者讲解安装心脏起搏器的必要性。

七、展望

近年来,心肌炎已成为常见心脏病之一,对人类健康构成了不同程度的威胁,因而对此病的诊治研究也正日益受到重视。其中,胸闷、心悸常可提示心脏波及,心脏扩大、心律失常或心力衰竭,心电图 ST-T 改变与异位心律或传导阻滞反映心肌病变的存在。但对于怀疑为病毒性心肌炎的患者,提倡进行心脏活检以行病理学检查。

但分离病毒检查或特异性荧光抗体检查存在以下问题。①患者不宜接受。②炎症组织在心肌中呈灶状分布,由于活检标本小且致病灶标本不一定取到。③提取 RNA 的质量和检测方法的敏感性不同。④心脏上有病毒存在,而血液中不一定有抗原或抗体检出;心脏上无病毒存在,而心脏中有抗原或抗体检出;即使二者构成阳性反应也不足以证实有病毒性心肌炎存在;只有当感染某种病毒并引起相应的心脏损害时,心脏和血液检查呈阳性反应才有意义。在检查血液中抗原或抗体时,结果也会因检测试剂、检查方法、操作技术的不同而产生差异。

因此,病毒性心肌炎的确诊相当困难。由于抗病毒药物的疗效不显著,目前建议采用中西医结合疗法。有学者用黄芪、牛磺酸及一般抗心律失常等药物为主的中西医结合方法治疗病毒性心肌炎,取得了比较满意的效果,如中药黄芪除具有抗病毒、调节免疫、保护心肌的作用,还可拮抗病毒感染心肌细胞对L形钙离子通道的增加,抑制内向钠钙交换电流,改善部分心电活动,清除氧自由基,而广泛应用于临床。牛磺酸是心肌游离氨基酸的重要成分,也可通过抑制病毒复制,抑制病毒感染心肌细胞引起的钙电流增加,使受感染而降低的最大钙电流膜电压及外向钾电流趋于正常,使心肌细胞钙内流减少,在病毒性心肌炎动物模型及临床病毒性心肌炎患者中,具有保护心肌、改善临床症状等作用。

第五节　心包炎

心包炎可分感染和非感染性两类,且多为其他疾病(婴儿常见于败血症、肺炎、脓胸,学龄儿童多见于结核病、风湿病)的一种表现。

一、临床特点

(一)症状

较大儿童常有心前区刺痛,平卧时加重,坐位或前倾位可减轻,疼痛可向肩背及腹部放射;婴儿则表现为烦躁不安。同时有原发病的症状表现,常有呼吸困难、咳嗽、发热等。

(二)体征

早期可听到心包摩擦音,多在胸骨左缘第 3～4 肋间最清晰,但多为一过性。有心包积液时心音遥远、低钝,出现奇脉。当心包积液达一定量时,心包舒张受限,出现颈静脉曲张、肝脏增大、肝颈反流征阳性、下肢水肿、心动过速、脉压变小。

(三)辅助检查

1.X 线检查

心影呈烧瓶样增大而肺血大多正常。

2.心电图

窦性心动过速,低电压,广泛 ST 段、T 波改变。

3.超声心动图

超声心动图能提示心包积液的部位、量。

4.实验室检查

血沉增快,C 反应蛋白水平升高,血常规白细胞、中性粒细胞计数增高。

二、护理评估

(一)病史

了解患儿近期有无感染性疾病及有无结核、风湿热病史。

(二)症状、体征

评估患儿有无发热、胸痛,胸痛与体位的关系;评估有无心脏压塞症状,如呼吸困难、心率加快、颈静脉曲张、肝大、水肿、心音遥远及奇脉。听诊心脏,注意有无心包摩擦音。

(三)社会、心理

评估家长对疾病的了解程度和态度。

(四)辅助检查

了解并分析胸片、心电图、超声心动图等检查结果。

三、常见护理问题

(一)疼痛

与心包炎性渗出有关。

(二)体温异常

与炎症有关。

(三)气体交换受损

与心包积液、心脏受压有关。

(四)合作性问题

为急性心脏压塞。

四、护理措施

(一)休息与卧位

患儿应卧床休息,宜取半卧位。

(二)饮食

给予高热量、高蛋白质、高维生素、易消化的半流质或软食,限制钠盐摄入,少食易产气的食物,如薯类,多食芹菜、海带等富含纤维素的食物,以防止肠内产气过多引起腹胀及便秘而导致膈肌上抬。

(三)高热护理

及时做好降温处理,测定并及时记录体温。

（四）吸氧

胸闷、气急严重者给予氧气吸入。

（五）对症护理

有心包积液者，护理人员应做好患儿的解释工作，协助医师进行心包穿刺，操作过程中仔细观察生命体征的变化，记录抽出液体性质和量，穿刺完毕后局部加压数分钟后无菌包扎，送回病床后继续观察有无渗液、渗血，必要时局部沙袋加压。

（六）病情观察

（1）呼吸困难为急性心包炎和慢性缩窄性心包炎最主要突出症状，应密切观察呼吸频率和节律。

（2）当患儿出现静脉压升高，面色苍白、发绀，烦躁不安，肝脏在短期内增大，应及时报告医师并做好心包穿刺准备。

（七）心理护理

对患儿疼痛的描述予以肯定，并设法分散和减轻其不适感觉。

（八）健康教育

（1）向家长讲解舒适的体位、安静的休息环境和充足的营养供给是治疗本病的良好措施。

（2）若需要进行心包穿刺时，应向家长说明必须配合和注意的事宜。

五、出院指导

（1）遵医嘱及时、准确使用药物并定期随访。

（2）由于心包炎患儿机体抵抗力减弱，出院后仍应坚持休息半年左右，并加强营养，以利于心功能的恢复。

第六节　急性感染性喉炎

急性感染性喉炎是由病毒或细菌等引起的喉部黏膜的急性炎症，多见于 5 岁以下的儿童，冬、春季发病较多。由于小儿喉腔狭小、黏膜下血管淋巴组织丰富、声门下组织疏松等解剖特点，患儿易出现犬吠样咳嗽、声音嘶哑、吸气性喉鸣伴呼吸困难，严重时出现喉梗阻症状，若处理不及时，可危及生命。

一、临床特点

（一）症状

1.发热

患儿可有不同程度的发热，严重时体温可高达 40 ℃以上并伴有中毒症状。

2.咳嗽

轻者为刺激性咳嗽，伴有声音嘶哑，较重的有犬吠样咳嗽。

3.喉梗阻症状

呈吸气性喉鸣、三凹征，重者迅速出现烦躁不安、吸气性呼吸困难、发绀、心率加快等缺氧症状。临床上将喉梗阻分为 4 度。

(1)Ⅰ度喉梗阻:安静时如常人,但活动(或受刺激)后可出现喉鸣及吸气性呼吸困难。胸部听诊呼吸音清晰,心率无改变。

(2)Ⅱ度喉梗阻:即使在安静状态下也有喉鸣和吸气性呼吸困难。听诊可闻喉鸣传导或气管呼吸音,呼吸音强度大致正常。心率稍快,一般状况尚好。

(3)Ⅲ度喉梗阻:吸气性呼吸困难严重,除上述表现外,还因缺氧严重而出现明显发绀,患儿常极度不安、躁动、恐惧、大汗,胸廓塌陷,呼吸音明显减低。心率增快,>140 次/分,心音低钝。

(4)Ⅳ度喉梗阻:由于呼吸衰竭及逐渐体力耗竭,患儿极度衰竭,呈昏睡状或进入昏迷,三凹征反而不明显,呼吸微弱,呼吸音几乎消失,胸廓塌陷明显,心率或慢或快,心律不齐,心音微弱,面色由发绀变成苍白或灰白。

(二)体征

咽部充血,肺部无湿性啰音。直达喉镜检查可见黏膜充血肿胀,声门下黏膜呈梭状肿胀,黏膜表面有时附有黏稠性分泌物。

二、护理评估

(一)健康史

询问发病情况,病前有无上呼吸道感染现象。

(二)症状、体征

检查患儿有无发热、声音嘶哑、咳嗽、气促、三凹征。

(三)社会、心理

评估患儿及家长的心理状态,对疾病的了解程度,家庭环境及经济情况,了解患儿有无住院的经历。

(四)辅助检查

了解病原学及血常规检查结果。

三、常见护理问题

(一)低效性呼吸形态

与喉头水肿有关。

(二)舒适的改变

与咳嗽、呼吸困难有关。

(三)有窒息的危险

与喉梗阻有关。

(四)体温过高

与感染有关。

四、护理措施

(一)改善呼吸功能,保持呼吸道通畅

(1)保持室内空气清新,每日定时通风 2 次,保持室内湿度在 60%左右,以缓解喉肌痉挛,湿化气道。

(2)适当抬高患儿颈肩部,怀抱小儿使头部稍后仰以保持气道通畅,体位舒适。

(3)Ⅱ度以上喉梗阻患儿应给予吸氧。

(4)吸入用布地奈德混悬液+肾上腺素用生理盐水稀释后雾化吸入,每日3～4次。以消除喉水肿,恢复气道通畅。

(5)指导较大患儿进行有效的咳嗽,当患儿剧烈咳嗽时,可嘱患儿深呼吸以抑制咳嗽。

(二)密切观察病情变化

根据患儿三凹征、喉鸣、发绀及烦躁的表现来判断缺氧的程度,以及时发现喉梗阻,积极处理,避免窒息。如有喉梗阻先兆,立即通知医师,备好抢救物品,积极配合抢救。

(三)发热护理

监测体温变化,发热时给温水擦浴,解热贴敷前额,必要时按医嘱给予药物降温。

(四)提高患儿的舒适度

卧床休息,减少活动,各种护理操作尽量集中进行,避免哭闹。一般情况下不用镇静药,若患儿过度烦躁不安,可遵医嘱用地西泮、苯巴比妥肌内注射或10%水合氯醛灌肠。因氯丙嗪及吗啡有抑制呼吸的作用,不宜应用。

五、健康教育

(1)向患儿家长讲解疾病的有关知识和护理要点,指导家长耐心细致地喂养,进食易消化的流质食物或半流质食物,多饮水,不吃有刺激性的食物,避免患儿进食时发生呛咳。

(2)向家长说明雾化吸入的重要性,鼓励患儿配合治疗。

(3)避免哭闹时间过长,吸入有害气体或进食辛辣食物,刺激损伤喉部。

六、出院指导

(1)注意锻炼身体,合理喂养,增强机体抵抗力。

(2)养成良好卫生生活习惯,饭后漱口,多饮水,保持口腔清洁。

(3)一旦发生痉挛性喉炎(出现呼吸紧促如犬吠,喉鸣,吸气困难,胸廓塌陷,唇色发绀)应立即送医院治疗,并保持气道通畅(患儿头向后仰,解开衣领)。

第七节　急性上呼吸道感染

急性上呼吸道感染是小儿最常见的疾病,主要侵犯鼻、鼻咽和咽部,常诊断为“急性鼻咽炎(普通感冒)”“急性咽炎”“急性扁桃体炎”等,也可统称为上呼吸道感染。

一、病因

各种病毒和细菌都可引起上呼吸道感染,尤以病毒为多见,占上呼吸道感染发病病原体的60%甚至90%以上,常见有鼻病毒、腺病毒、副流感病毒、流感病毒、呼吸道合胞病毒等,其他病毒如冠状病毒、肠道病毒、单纯疱疹病毒、EB病毒等也可引起。细菌感染常继发于病毒感染之后,其中溶血性链球菌占重要地位,其次为肺炎链球菌、葡萄球菌、嗜血流感杆菌,偶尔也有革兰阴性杆菌。有报道肺炎支原体菌也可引起上呼吸道感染。

二、病理改变

病变部位早期表现为毛细血管和淋巴管扩张,黏膜充血水肿、腺体和杯状细胞分泌增加及单核细胞和吞噬细胞浸润，之后转为中性粒细胞浸润，上皮细胞和纤毛上细胞坏死脱落。恢复期上皮细胞新生、黏膜修复、恢复正常。

三、临床表现

本病多为散发，偶然也见流行。婴幼儿患病症状较重，年长儿较轻。婴幼儿患病时可有或无流涕、鼻塞、打喷嚏等呼吸道症状，常突发高热、呕吐、腹泻，甚至因高热而引起惊厥。年长儿患者常有流涕、鼻塞、打喷嚏、咽部不适、发热等症状，可伴有轻度咳嗽与声嘶。部分患儿发病早期可出现脐周围阵痛、咽痛等症状，咽黏膜充血，若咽侧索也受累，则在咽两外侧壁上各见一纵行条索状肿块突出。疱疹性咽峡炎，在咽弓、软腭、悬雍垂黏膜上可见数个或数十个灰白色小疱疹，直径1～3 mm，周围有红晕，1～2日破溃成溃疡。咽结合膜热患者，临床特点为发热39 ℃左右，咽炎及结膜炎同时存在，而有别于其他类型的上呼吸道感染。急性扁桃体炎除了发热、咽痛外，扁桃体可见明显红肿，表面有黄白色脓点，可融合成假膜状。

四、实验室检查

病毒感染时白细胞计数多偏低或正常，粒细胞不增高。病因诊断除病毒分离与血清反应外，近年来广泛利用免疫荧光、酶联免疫等方法开展病毒学的早期诊断，对初步鉴别诊断有一定帮助。细菌感染时白细胞计数及中性粒细胞可增高；由链球菌引起者血清抗链球菌溶血素“O”滴度增高，咽拭子培养可有致病菌生长。

五、诊断

急性上呼吸道感染具有典型症状，如发热、鼻塞、咽痛、扁桃体肿大等全身和局部症状，结合季节、流行病学特点等，临床诊断并不困难，但对病原学的诊断则需依靠病毒学和细菌学检查。

六、鉴别诊断

(1)症状中以高热惊厥和腹痛严重者，须与中枢神经系统感染和急腹症等疾病相鉴别。

(2)很多急性传染病早期，也有上呼吸道感染的症状，虽然现在预防接种比较普遍及传染病发病率明显下降，但在传染病流行季节要仔细询问麻疹、猩红热、腮腺炎、百日咳、流感及脊髓灰质炎的流行接触史。当夏季时尤要注意和中毒性疾病的早期相鉴别。

(3)如有高热、流涎、拒食、咽后壁及扁桃体周围有小疱疹及小溃疡者，可诊断为疱疹性咽峡炎；如高热、咽红伴眼结膜充血，可诊为咽结膜热；扁桃体红肿且有渗出者为急性扁桃体炎或化脓性扁桃体炎；如有明显流行史、高热、四肢酸痛、头痛等全身症状而较鼻咽部症状更重时，要考虑为流行性感冒。

七、治疗

(一)一般治疗

充分休息，多饮水，注意隔离，预防并发症。世界卫生组织在急性呼吸道感染的防治纲要中指出，关于本病的治疗主要是家庭护理和对症处理。

(二)对症治疗

1.高热

高热时口服阿司匹林，剂量为1次10 mg/kg，持续高热可4小时口服1次；也可用对乙酰氨基酚，剂量为1次5～10 mg/kg，市场上多为糖浆剂，便于小儿服用。高热时还可用赖氨酸阿司匹林或复方氨林巴比妥等肌内注射，同时也可用冷敷、温湿敷、乙醇擦浴等物理方法降温。

2.高热惊厥

出现高热惊厥可针刺人中、十宣等穴位或肌内注射苯巴比妥钠 1 次 4～6 mg/kg，有高热惊厥史的小儿可在服退热剂同时服用苯巴比妥等镇静药。

3.鼻塞

乳儿鼻塞妨碍喂奶时，可在喂奶前用 0.5%麻黄碱 1～2 滴滴鼻，年长儿也可加用氯苯那敏等脱敏剂。

4.咽痛

疱疹性咽峡炎时可用冰硼酸、锡类散、金霉素鱼肝油或碘甘油涂抹口腔内疱疹或溃疡处；年长儿可口含碘喉片及其他中药利咽喉片，如华素片、度米芬、四季润喉片、草珊瑚、西瓜霜润喉片等。

(三)病因治疗

如诊断为病毒感染，目前常用 1%利巴韦林滴鼻，2～3 小时双鼻孔各滴 2～3 滴，或口服利巴韦林口服液，或用利巴韦林口含片。也有用口服金刚烷胺、吗啉胍片，但疗效不肯定。如明确腺病毒或单纯性溃疡病毒感染可用碘苷、阿糖胞苷。近年来有文献报道用干扰素治疗重症病毒性感染取得较好疗效。如诊断为细菌感染，大多合并有中耳炎、鼻窦炎、化脓性扁桃体炎、淋巴结炎及下呼吸道炎症时，可选用复方新诺明、氨苄西林、阿莫西林或其他抗生素。但多数上呼吸道感染病例不应滥用抗生素。

八、预防

减少上呼吸道感染的根本办法在于预防。平时要多户外活动，增强体质，要避免交叉感染，特别是在感冒流行季节要少去公共场所；注意气候骤变，以及时添减衣服；对体弱儿及反复呼吸道感染儿可服玉屏风散或左旋咪唑，0.25～3 mg/(kg·d)，每周服 2 日停 5 日，3 个月为 1 个疗程，也可口服卡慢舒。这些治疗目的多是增强机体抵抗力，预防呼吸道感染复发。

九、并发症

正常 5 岁以下小儿平均每年患急性呼吸道感染 4～6 次。但有的患儿患呼吸道感染的次数过于频繁，可称为反复呼吸道感染，简称复感儿。

(一)影响因素

由于小儿正处在生长发育之中，身体的免疫系统还未发育完善，缺乏抵御微生物侵入的能力，故很容易患急性呼吸道感染，但有的患儿由于环境或机体本身条件比一般小儿更易患急性呼吸道感染，影响因素有以下几点。

1.机体条件

如患儿长期营养不良，婴儿母乳不足又未及时添加辅食，体内缺乏必需的蛋白质、脂肪及热量不足，影响器官组织的正常发育致机体抵抗力低下；也有的家庭经济条件并不差，但父母缺乏科学育儿知识，偏食或喂养不合理，特别是只喝牛奶，缺乏多种维生素和微量元素如铁、锌等，也会对免疫系统造成损害，免疫力下降而易患病。

2.环境因素

环境因素特别是大气污染或被动吸烟。如冬天屋内生炉子，空气中大量烟雾、粉尘及有害物质进入小儿呼吸道；同样被动吸烟也是。这些有害物质不但损伤呼吸道黏膜，而且可降低抵抗力,诱发呼吸道感染。有文献报道在吸烟家庭中生长的婴儿比无吸烟家庭的小儿患急性呼吸道感染的概率大数倍至近10倍。

3.先天因素

小儿患有先天的免疫缺陷病或暂时性免疫低下也可造成反复呼吸道感染。

(二)诊断

根据全国小儿呼吸道疾病学术会议讨论标准作出诊断(表5-1)。

表5-1　小儿反复呼吸道疾病诊断标准

年龄(岁)	上呼吸道感染(次/年)	下呼吸道感染(次/年)
0～2	7	3
3～5	5	2
6～12	5	2

(三)治疗

急性感染可参照上述方法外,还要针对引起反复上呼吸道感染的原因,如增加营养、改善环境因素。应该指出患先天性免疫缺陷的小儿是极少数,大部分还是护理问题,因此,增强患儿体质是治疗及预防的根本。加强体育锻炼及注意户外活动,使患儿增强适应外界环境及气候变化的能力;同时注意对反复呼吸道感染患儿的生活护理,随气候变化增减衣服,切忌过捂过饱,这些都是治疗反复呼吸道感染的关键。

十、护理评估

(一)健康史

询问发病情况,注意有无受凉史,或当地有无类似疾病的流行,患儿发热的开始时间、程度,伴随症状及用药情况;了解患儿有无营养不良、贫血等病史。

(二)身体状况

观察患儿精神状态,注意有无鼻塞、呼吸困难,测量体温,检查咽部有无充血和疱疹,扁桃体及颈部淋巴结是否肿大,结合咽喉膜有无充血,皮肤有无皮疹,腹痛及支气管、肺受累的表现。了解血常规等实验室检查结果。

(三)心理-社会状况

了解患儿及家长的心理状态和对该病因、预防及护理知识的认识程度;评估患儿家庭环境及经济情况,注意疾病流行趋势。

十一、常见护理问题

(一)体温过高

与上呼吸道感染有关。

(二)潜在并发症

惊厥,与高热有关。

(三)有外伤的危险

与发生高热惊厥时抽搐有关。

(四)有窒息的危险

与发生高热惊厥时胃内容物反流或痰液阻塞有关。

(五)有体液不足的危险

与高热大汗及摄入减少有关。

(六)低效性呼吸形态

与呼吸道炎症有关。

(七)舒适的改变

与咽痛、鼻塞等有关。

十二、护理目标

(1)患儿体温降至正常范围(36～37.5 ℃)。

(2)患儿不发生惊厥或惊厥时能被及时发现。

(3)患儿维持于舒适状态无自伤及外伤发生。

(4)患儿呼吸道通畅,无误吸及窒息发生。

(5)患儿体温正常,能接受该年龄组的液体入量。

(6)患儿呼吸在正常范围,呼吸道通畅。

(7)患儿感到舒适,不再哭闹。

十三、护理措施

(1)保持室内空气新鲜,每日通风换气 2～4 次,保持室温 18～22 ℃,湿度 50%～60%,空气每日用过氧乙酸或含氯制剂喷雾消毒 2 次。有患儿居住的房间最好用空气消毒机,消毒净化空气。

(2)密切观察体温变化,体温超过 38.5 ℃时给予物理降温,如头部冷敷、腋下及腹股沟处置冰袋,温水或乙醇擦浴。冷盐水灌肠,必要时给予药物降温:对乙酰氨基酚、安乃近、肌内注射复方氨林巴比妥。

(3)发热者卧床休息直到退热 1 日以上可适当活动,做好心理护理,提供玩具、画册等有利于减轻患儿焦虑、不安情绪。

(4)防止发生交叉感染,患儿与正常小儿分开,接触者戴口罩,防止继发细菌感染。

(5)保持口腔清洁,每日用生理盐水漱口 1～2 次,婴幼儿可经常喂少量温开水以清洗口腔,防止口腔炎的发生。

(6)保持鼻咽部通畅,鼻腔分泌物和干痂及时清除,鼻孔周围应保持清洁,避免增加鼻腔压力,使炎症经咽管向中耳发展引起中耳炎。鼻腔严重时于清洁鼻腔分泌部后用 0.5%麻黄碱液滴鼻,每次 1～2 滴;对鼻塞而妨碍吸吮的婴幼儿,宜在哺乳前 10～15 分钟滴鼻,使鼻腔通畅,保持吸吮。

(7)多饮温开水,以加速毒物排泄和降低体温,患儿衣着、被子不宜过多,出汗后及时给患儿用温水擦干汗液,更换衣服。

(8)4 小时测体温 1 次,体温骤升或骤降时要随时测量并记录,如患儿病情加重,体温持续不退,应考虑并发症的可能,需要及时报告医师并及时处理,如病程中出现皮疹,应区别是否为某种传染病的早期征象,以便及时采取措施。

(9)注意观察咽部充血、水肿等情况,咽部不适时给予润喉含片或雾化吸入(雾化吸入药物可用利巴韦林、糜蛋白酶、地塞米松加 20～40 mL 注射用水每日 2 次)。

(10)室内安静减少刺激,发生高热惊厥时按惊厥护理常规。

(11)给予易消化和富含维生素的清淡饮食,必要时静脉补充营养和水分。

(12)患儿安置在有氧气、吸痰器的病室内。

(13)平卧、头偏向一侧,注意防止舌咬伤。防止呕吐物误吸,防止舌后倒引起窒息,应托起患儿下颌同时解开衣物及松开腰带,以减轻呼吸道阻力。

(14)密切观察病情变化,防止发生意外如坠床或摔伤等。

(15)抽搐时,上、下牙之间放牙垫,防止舌及口唇咬伤;患儿持续发作时,可按照医嘱给予对症处理。

(16)按医嘱使用止痉药物,如地西泮、苯巴比妥等,观察患儿用药后的反应并记录。

(17)治疗、护理等集中进行,保持安静,减少刺激。

(18)保持呼吸道通畅,以及时吸痰,发绀者给予吸氧,窒息者给人工呼吸,注射呼吸兴奋剂。

(19)高热者给予物理降温或退热剂降温,在严重感染并伴有循环衰竭,抽搐、高热者,可行冬眠疗法,冬眠期间不能搬动患儿或突然竖起,防止发生直立性低血压导致休克。

(20)详细记录发作时间,抽搐的姿势、次数及特点,因有的患儿抽搐时间相当短暂,虽有几秒钟,抽搐姿势也不同,有的像眨眼一样,有的口角微动,有的肢体像无意乱动一样等,因此需仔细注视才能发现。

(21)密切观察血压、呼吸、脉搏、瞳孔的变化,并做好记录。

十四、健康教育

(1)指导家庭护理。因上呼吸道感染患儿多不住院,要帮助患儿家长掌握上呼吸道感染的护理要点。让患儿多饮水,促进代谢及体内毒素的排泄;饮食要清淡,少食多餐,给高蛋白质、高热量、高维生素的流质或半流质饮食;要注意休息,避免剧烈活动,防止咳嗽加重。患儿鼻塞时呼吸不畅可在哺乳及临睡前用0.5%的麻黄碱溶液滴鼻,每次 1～2 滴,可使鼻腔通畅。但不能用药过频,以免引起心悸等表现。

(2)指导预防并发症的方法,以免引起中耳炎、鼻窦炎,介绍如何观察并发症的早期表现,如高热持续不退而复升,淋巴结肿大,耳痛或外耳道流脓,咳嗽加重、呼吸困难等,应及时与医护人员联系并及时处理。

(3)介绍上呼吸道感染的预防重点,增加营养和体格锻炼,避免受凉;在上呼吸道感染流行季节避免到人多的公共场所;有流行趋势时给易感儿服用板蓝根、金银花、连翘等中药汤剂预防,对反复发生上呼吸道感染的小儿应积极治疗原发病,改善机体健康状况;鼓励母乳喂养,积极防治各种慢性病,如维生素 D 缺乏性佝偻病、营养不良及贫血等,在集体儿童机构中,有如上呼吸道感染流行趋势,应早期隔离患儿,室内用食醋熏蒸法消毒。

(4)用药指导。指导患儿家长不要给患儿滥服感冒药,如成人速效伤风胶囊及其他市场流行的各种感冒药、消炎药、抗病毒药,必须在医师指导下服药,服药时不要与奶粉、糖水同服,两种药物必须间隔半小时以上再服用。

第八节　急性支气管炎

急性支气管炎是小儿常见的一种呼吸道疾病。本病常继发于上呼吸道感染之后，也常为肺炎的早期表现，也有的是小儿急性传染病如麻疹、百日咳、伤寒、猩红热等疾病的早期症状或并发症。

急性支气管炎，由各种病毒和细菌或二者混合感染所引起。另外小儿年龄小，体格弱，气温变化冷热不均，公共场所或居室空气污浊，都可诱发本病。

疾病开始时表现为上呼吸道感染症状，发热、流鼻涕、咳嗽，咳嗽逐渐加重并且有痰，起初是白色黏痰，几天后变为黄色脓痰。有的小儿喉间呼噜呼噜作响，早晚咳嗽较重，经常因咳嗽将食物吐出。还常伴有头痛、食欲缺乏、疲乏无力、睡眠不安、腹泻等症状。

另外，有一种特殊型的支气管炎，称为急性毛细支气管炎也叫哮喘性支气管炎。主要表现为下呼吸道梗阻症状，似支气管哮喘样发作，患儿鼻翼翕动，呈喘憋状呼吸，很快出现呼吸困难，缺氧发绀。这种类型多见于 2 岁以内虚胖小儿，往往有湿疹或其他过敏史。

一、护理要点

(1)发热时要注意卧床休息，选用物理降温或药物降温。

(2)室内保持空气新鲜，适当通风换气，但避免对流风，以免患儿再次受凉。

(3)须经常协助患儿变换体位，轻轻拍打背部，使痰液易于排出。

二、注意事项

(1)急性支气管炎一般 1 周左右可治愈。有部分患儿咳嗽的时间要长些，逐渐会减轻、消失，适当地服用止咳剂即可。不过在患病的早期，对于痰多的患儿，不主张用止咳剂，以免影响排痰。痰稠咳重者可服用祛痰药。

(2)也有部分患儿发展为肺炎，应按护理肺炎患儿的方法精心护理。如果急性支气管炎发作时缺氧、发绀，必须住院治疗，若缺氧得不到及时纠正，会发生脑缺氧等并发症。其他最常见的并发症是心力衰竭。

(3)对于哮喘重的患儿，在使用氨茶碱等缓解支气管痉挛的药物时，应在医师指导下用药，家长不可乱用。中药麻杏石甘汤或小青龙汤加减治疗急性支气管炎有一定效果，也可采取中西医结合治疗。

第九节　支气管哮喘

支气管哮喘简称哮喘，是一种以嗜酸性粒细胞、肥大细胞和 T 细胞等多种细胞参与的气道变应原性慢性炎症性疾病，具有气道高反应性特征。

一、疾病相关知识

(一)流行病学

以 1～6 岁患病较多，大多数在 3 岁以内起病。在青春期前，男孩哮喘的患病率是女孩的

1.5～3 倍，青春期时此种差别消失。

（二）临床表现

反复发作性喘息、呼吸困难、胸闷或咳嗽等症状。

（三）治疗

去除病因、控制发作、预防复发。坚持长期、持续、规范、个体化的治疗原则。

（四）康复

经对症治疗，症状消失，维持正常呼吸功能。

（五）预后

预后较好，病死率为(2～4)/10 万，70%～80%年长后症状不再复发，但可能存在不同程度气道炎症和高反应性，30%～60%的患儿可完全治愈。

二、专科评估与观察要点

(1)刺激性干咳、哮鸣音、吸气性呼吸困难。

(2)观察患儿精神状态，有无烦躁不安等症状发生。

(3)呼吸道黏膜、口腔黏膜干燥，评估是否有痰液黏稠不易咳出、皮肤弹性下降、尿量少于正常等情况发生。

三、常见护理问题

（一）低效性呼吸形态

与支气管痉挛、气道阻力增加有关。

（二）清理呼吸道无效

与呼吸道分泌物黏稠、体弱无力排痰有关。

（三）活动无耐力

与缺氧和辅助呼吸机过度使用有关。

（四）潜在并发症

呼吸衰竭。

（五）焦虑

与哮喘反复发作有关。

四、护理措施

（一）常规护理

(1)保持病室空气清新，温湿度适宜。做好呼吸道隔离，避免有害气体及强光的刺激。

(2)保持患儿安静，给予坐位或半卧位，以利于保持呼吸道通畅。

(3)保证患儿摄入足够的水分，以降低分泌物的黏稠度，防止形成痰栓。

(4)遵医嘱给予氧气吸入，注意吸氧浓度和时间，根据病情，定时进行血气分析以及时调整氧流量，保持 PaO_2 在 9.3～11.9 kPa(70～90 mmHg)。

(5)给予雾化吸入、胸部叩击或震荡，以利于分泌物的排出，鼓励患儿做有效的咳嗽，对痰液黏稠无力咳出者应及时吸痰。

(6)密切观察病情变化，以及时监测生命体征，注意呼吸困难的表现。记录哮喘发作的时间，注意诱因及避免接触变应原。

(二)专科护理

(1)哮喘发作时应密切观察病情变化,给患儿以坐位或半卧位,背后给予衬垫,使患儿舒适,正确使用定量气雾剂或静脉输入止喘药物,记录哮喘发作及持续时间。

(2)哮喘持续状态时应及时给予氧气吸入,监测生命体征,以及时准确给药,并备好气管插管及呼吸机,随时准备抢救。

五、健康指导

(1)指导呼吸运动,以加强呼吸肌的功能。

(2)指导患儿及家长认识哮喘发作的诱因,室内禁止放置花草或毛毯等,避免接触变应原。

(3)给予营养丰富、易消化、低盐、高维生素、清淡无刺激性食物。避免食用易过敏、刺激性食物,以免诱发哮喘发作。

(4)哮喘发作时应绝对卧床休息,保持患儿安静和舒适,指导家长给予合适的体位。缓解期逐渐增加活动量。

(5)教会家长正确认识哮喘发作的先兆,确认患儿对治疗的依从性,指导患儿及家长正确使用药物和设备,如喷雾剂、峰流速仪、吸入器,以及早用药控制、减轻哮喘症状。指导家长帮助患儿进行缓解期的功能锻炼,多进行户外活动及晒太阳,增强御寒能力,预防呼吸道感染。

(6)建立随访计划,坚持门诊随访。

六、护理效果评价

(1)患儿气道通畅,通气量有改善。

(2)患儿舒适感增强,能得到适宜的休息。

(3)患儿能保持平静状态,焦虑得到改善,无并发症的发生。

七、急危重症观察与处理

(1)表现:哮喘发作严重,有明显的呼吸困难及吸气三凹征,伴有心功能不全和低氧血症。

(2)处理:应注意严密监测呼吸、心率变化,并注意观察意识状态,遵医嘱立即建立静脉通路,以及时准确给药,随时准备行气管插管和机械通气。

第六章　骨科护理

第一节　骨科常用护理技术

一、翻身

协助患者翻身是护士的基本功，因此，掌握正确的翻身方法至关重要。翻身总的原则是保证患者舒适、安全，被压迫的部位能得到减轻或改善，避免压疮的发生。如何在翻身时既可预防压疮发生又使患者感觉舒适、无痛或疼痛减轻，这是骨科护理的重点之一，也是最能体现人性化关怀的一面。

(一)翻身方法

1.四肢骨折患者翻身

(1)协助患者翻身：一人站在患者翻身部位的对侧，一手扶住肩膀，一手扶住腰部，另一人站在床尾，抓住患肢稍做牵引，随着身体的翻转而同步转动患肢，并臀下垫软枕，每 2 小时 1 次。

(2)指导患者翻身：指导患者如何利用肩膀、腹肌及健肢进行翻转身体和抬高臀部动作。首先，健肢屈曲，用力蹬床，一手扶住床栏，侧转身体。然后，指导其用两侧肩膀及健肢三点一线，辅以腹肌用力使腰背及臀部抬高，并用双手掌轻托髋部，手指平伸轻揉臀部及骶尾部，从而提高自护能力，避免臀部长期受压，促进血液循环。

2.昏迷、瘫痪及各种原因不能起床的患者翻身

患者仰卧，一手放于腹部，另一手(侧卧方向的手)上臂平放外展与身体成 45°角，前臂屈曲放于枕旁，护士站立于床旁一侧，轻轻将患者推向对侧，使患者背向护士。

3.脊柱骨折患者的翻身方法

保持受伤的局部固定，不弯曲、不扭转。例如，给一个伤在胸腰椎的患者翻身时，要用手扶着患者的肩部和髋部同时翻动。如伤在颈椎，则须保持头部和肩部同时翻动，以保持颈部固定不动。患者自己翻身时，也要掌握这个原则。其方法是：挺直腰背部再翻动，以绷紧背肌，使形成天然的内固定夹板，不要上身和下身分别翻转。伤在颈椎的患者，不可以随意低头、仰头或向左右扭转。对于脊柱骨折患者不可随便使用枕头。

4.髋部人工假体置换术后翻身方法

患者术后 1～3 日最好采取两人翻身方法。护士分别站在患者患侧的床边，先将患者的双手放在胸前，让患者屈曲健侧膝关节。一人双手分别放至患者的肩和腰部，另一人将双手分别放至患者的臀部和患肢膝部，并让患者的健侧下肢配合用力，同时将身体抬起移向患侧床沿。然后让患者稍屈曲健侧膝关节，在两膝间放置 2～3 个枕头，高度以患者双侧髂前上棘之间距离再加 5 cm，操作者一人双手再分别放至患者的肩和腰部，另一人双手分别放至臀部和患肢

膝部，同时将患者翻向健侧，将患肢置于两膝间的枕头上。保持患肢成外展 15°～20°，屈髋 10°～20°，屈膝 45°，然后在患者的背部垫一软枕，胸前放一软枕置上肢，注意保持患者的舒适度。

（二）护理注意事项

（1）心理护理：了解他们的心理动态，坦承翻身的痛苦，耐心倾听拉近与患者间的距离，增加亲切感，提出解决痛苦的方式。其次，让患者了解不翻身的危害，并告知如何翻身可避免疼痛，让其接受帮助，并掌握方法。

（2）鼓励患者尽量自主活动，调动患者的主观能动性和潜在能力；配合患者的文化需求，调动患者的参与意识，使患者积极配合疾病的治疗、护理，做一些力所能及的自护。

（3）下肢牵引的患者在翻身时不可放松牵引，石膏固定术的患者翻身后应注意将该肢体放于适当功能位置，观察患肢的血运，避免石膏受压开裂。

（4）若患者身上带有多种导管，应先将各种导管安置妥当，翻身后注意检查各导管是否扭曲脱落，保持各引流管的通畅。

（5）若伤口敷料已脱落或已被分泌物浸湿，应先换药后再翻身。翻身时避免推、拉、拖等动作，以免皮肤受损。

（6）注意记录患者翻身前后各项生理指标的变化（血压、心率、呼吸次数、血氧饱和度等）及患者翻身过程中各项主观感觉指标的变化。

（7）在翻身工作中，正确应用人体力学原理，使患者身体各部分保持平衡，保证患者有舒适和稳定的卧位，预防拮抗肌长期过度伸张或挛缩，提高患者的安全性。护士如能在工作中掌握身体平衡，使用最小的能量，发挥最大的效能，减轻疲劳，提高工作效率，则具有重大意义。

二、牵引术及牵引患者的护理

牵引是利用力学作用原理对组织或骨骼进行牵引，是治疗脱位的关节或错位的骨折及矫正畸形的医疗措施。牵引患者的护理工作是疾病得以治疗的重要手段。

（一）牵引的目的和作用

牵引在治疗骨与关节损伤中占有重要的地位，骨科临床应用广泛，牵引对脱位的关节或错位的骨折既有复位作用又有固定作用，可以稳定骨折断端，减轻关节面所承受的压力，缓解疼痛和促进骨折愈合，保持功能位，便于关节活动，防止肌肉萎缩，矫正畸形。

（二）牵引的种类

1.皮肤牵引

借助胶布贴于伤肢皮肤上或用泡沫塑料布包压伤肢皮肤上，利用肌肉在骨骼上的附着点，牵引力传递到骨骼，故又称间接牵引。

皮牵引的特点是操作简便，不需穿入骨组织，为无创性；缺点是不能承受过大拉力，重量一般不超过5 kg，否则容易把胶布拉脱而不能达到治疗的目的；应用较局限，适用于少儿或老年患者；牵引时间不能过久，一般为 2～4 周。

（1）胶布牵引：多用于四肢牵引。贴胶布前，皮肤要用肥皂、清水洗净。皮脂要用乙醇擦拭，因皮肤上有皮脂、汗水或污垢，都能影响胶布的黏着力。目前国内对成年人，一般都剃毛。对于小儿患者，则一般不剃毛。胶布的宽度以患肢最细部位周径的 1/2 为宜。胶布粘贴范围以下肢为例，大腿牵引起自大腿中上1/3的内外侧，小腿牵引起自胫骨结节下缘的内外侧，胶布下界绕行并距离足底约10 cm，在足远端胶布中央贴一块比远端肢体稍宽、且有中央孔的扩张板（距足底4～5 cm），从中央孔穿一牵引绳备用；将近侧胶布纵向撕开长达2/3，粘贴时稍分开，使牵引力均匀分布于肢体。将胶布平行贴于肢体两侧，不可交叉缠绕，在骨隆突部位加纱布衬垫，以保护局部不受压迫。将胶布按压贴紧后，用绷带包扎肢体，以免胶布松脱，但缠绕时松紧必须合适，太松绷带容易散开、脱落，太紧则影响血液循环。缠贴时，要从远心端开始向近心端，顺着静脉回流的方向进行。半小时后加牵引锤，进行牵引（图6-1）。

（2）海绵带牵引：利用市售泡沫塑料布，包压于伤肢皮肤，远端也置有扩张板，从中央穿一牵引绳进行牵引。

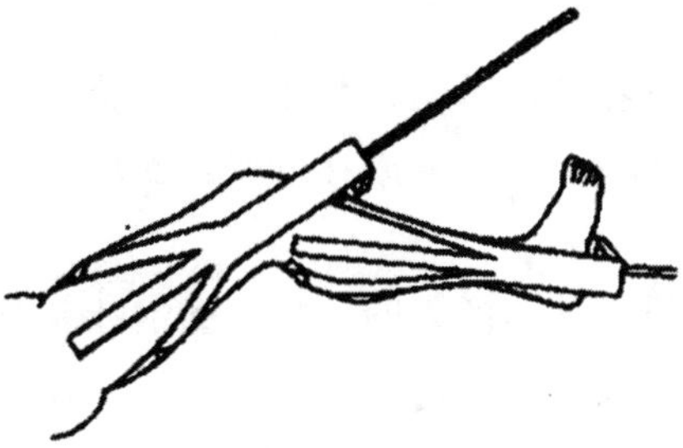

图6-1　皮牵引

2.兜带牵引

利用布带或海绵兜带托住身体突出部位施加牵引力。

（1）枕颌带牵引：用枕颌带托住下颌和枕骨粗隆部，向头顶方向牵引，牵引时使枕颌带两上端分开，保持比头稍宽的距离，重量3～10 kg。适用于颈椎骨折、脱位，颈椎间盘突出症和神经根型颈椎病等（图6-2）。

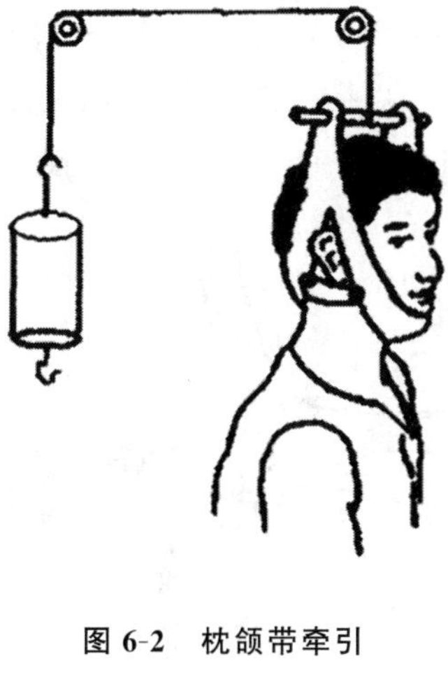

图6-2　枕颌带牵引

（2）骨盆带牵引：用骨盆牵引带包托于骨盆，保证其宽度的2/3在髂嵴以上的腰部，两侧各一个牵引带，所牵重量相等，总重量为10 kg，床脚抬高20～25 cm，使人体重量作为对抗牵引

(图 6-3)。适用于腰椎间盘突出症及有腰神经根刺激症状者。

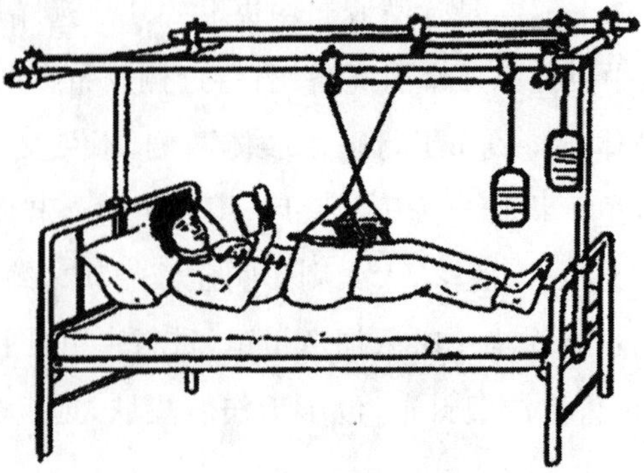

图 6-3　骨盆带牵引

(3)骨盆悬吊牵引:使用骨盆悬吊带通过滑轮及牵引支架进行牵引,同时可进行双下肢的皮肤或骨牵引。适用于骨盆骨折有明显分离移位或骨盆环骨折有向上移位和分离移位者。

3.骨牵引

骨牵引通过贯穿于骨端松质骨内的骨圆针或不锈钢针和牵引弓、牵引绳及滑轮装置,对骨折远侧端施加重量直接牵引骨骼,又称直接牵引。

骨牵引常用部位:颅骨骨板、尺骨鹰嘴、股骨髁上、胫骨结节、跟骨等。

骨牵引特点是牵引力大,而且时间持久,且能有效的调节,对青壮年人,肌力强大处,以及不稳定骨折等,疗效很好。缺点是因需要在骨骼上穿针,增加了患者的痛苦和感染机会。

(1)适应证:股骨颈囊内骨折手术前准备、肱骨粗隆间粉碎性骨折、股骨骨折、胫骨骨折及小腿开放性损伤、肱骨干骨折、肱骨髁上骨折伴有关节明显肿胀及肱骨髁部骨折、颈椎骨折脱位或伴有神经损伤症状的高位截瘫。

(2)操作方法:将穿刺部位的皮肤洗净、剃毛,消毒皮肤做局部麻醉,然后由医师在无菌条件下,用手术刀刺破穿刺部位皮肤,将骨针固定在手摇钻上,通过皮肤切口,沿与骨干垂直方向横穿骨端或骨隆起处,到达对侧皮下时,再用手术刀刺破该处皮肤,使骨针穿出。穿针的针眼用75%乙醇消毒,用无菌纱布包盖骨针两端,可插上无菌小瓶,以免骨针刺伤健肢或他人,然后安装牵引弓,将牵引绳连接在牵引弓上,通过滑车,在牵引绳末端系挂重量,即可对骨直接牵引(图 6-4)。

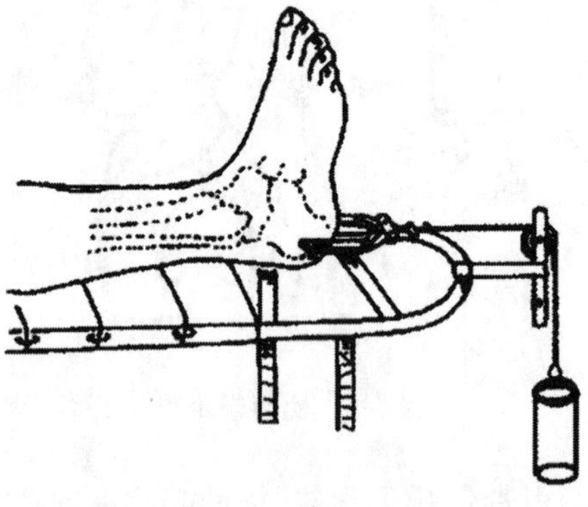

图 6-4　跟骨牵弓

(三)牵引患者的护理

1.配合医师用物准备

(1)牵引器:牵引弓、马蹄铁、颅骨钳等。

(2)穿针用具:手摇钻或手钻、锤子等。

(3)牵引针:有克氏针和骨圆针两种。

(4)局部麻醉、手术等用品。

2.患者准备

向患者及家属解释实施牵引的必要性、重要性及步骤,取得患者配合,并摆正体位,协助医师进行牵引。

3.牵引术后护理

(1)设置对抗牵引:一般将床头或床尾抬高 15～30 cm,利用体重形成与牵引方向相反的对抗牵引力。

(2)保持有效牵引:皮肤牵引时,应注意防止胶布或绷带松散、脱落;颅骨牵引时,注意定期拧紧牵引弓的螺母,防止脱落;保持牵引锤悬空、滑车灵活;适当垫高患者的床头、床尾或床的一侧,牵引绳与患肢长轴平行;明确告知患者及其家属不能擅自改变体位;牵引重量不可随意增减,重量过小可影响畸形的矫正和骨折的复位;过大可因过度牵引造成骨折不愈合;定期测量患肢长度,并与健侧对比,以便及时调整。

(3)维持患肢有效血液循环:加强指(趾)端血液循环的观察,重视患者的主诉。如有肢端皮肤颜色变深、温度下降,说明发生了血液循环障碍,应及时查明原因,如是否包扎过紧、牵引重量过大等,须及时予以对症处理。

(4)并发症的预防。①皮肤水疱、溃疡和压疮:牵引重量不宜过大;胶布过敏或因粘贴不当出现水疱者应及时处理;胶布边缘溃疡,若面积大,须去除胶布暂停皮肤牵引,或改为骨牵引,嘱患者如有不适应及时报告而不能擅自撕下胶布,否则影响治疗效果;长期卧床者应在骨隆突部位,如肩背部、骶尾部、双侧髂嵴、膝踝关节、足后跟等处放置棉圈、气垫等,并定时按摩,每日温水擦浴,保持床单清洁、平整和干燥。②血管和神经损伤:骨牵引穿针时,如果进针部位定位不准、进针深浅、方向不合适及过度牵引均可导致相关血管、神经损伤,出现相应的临床征象。如颅骨牵引钻孔太深、钻透颅骨内板时,可损伤血管,甚至形成颅内血肿。故牵引期间应加强观察。③牵引针、弓滑落:四肢骨牵引针若仅通过骨前方密质,牵引后可撕脱骨密质;若颅骨牵引钻孔太浅,未钻通颅骨外板,螺母未拧紧可引起颅骨牵引弓脱落。故应每日检查并拧紧颅骨牵引弓螺母,防止其松脱。④牵引针眼感染:保持牵引针眼干燥、清洁,针眼处每日滴 70%乙醇 2 次,无菌敷料覆盖。针眼处有分泌物或结痂时,应用棉签拭去,以免发生痂下积脓。避免牵引针滑动移位,骨牵引针两端套上木塞或胶盖小瓶,以防伤及他人及挂钩被褥。定期加强观察,发现牵引针偏移时,局部经消毒后再调整至对称位或及时通知医师,切不可随手将牵引针推回。继发感染时,积极引流;严重者,须拔去钢针,换位牵引。⑤关节僵硬:患肢长期处于被动体位、缺乏功能锻炼,关节内浆液性渗出物和纤维蛋白沉积,易致纤维性粘连和软骨变性;同时由于关节囊和周围肌肉的挛缩,关节活动可有不同程度的障碍。故牵引期间应鼓励和协助患者进行主动和被动活动,包括肌肉等长收缩,关节活动和按摩等,以促进血液循环,维持肌肉和关节的正常功能。⑥足下垂：膝关节外侧腓骨小头下方有腓总神经通过，因位置较浅，容易受压。若患者出现足背伸无力时，应高度警惕腓总神经损伤的可能。故下肢水平牵引时应注意：在膝外侧垫棉垫，防止压迫腓总神经；应用足底托板，将足底垫起，置踝关节于功能位；加强足部的主动和被动活动；经常检查局部有无受压，认真听取主诉。应及时去除致病因素。⑦坠积性肺炎：长期卧床及抵抗力差的老年人，易发生此并发症。应鼓励患者利用牵引床上的拉手做抬臀运动；练习深呼吸，用力咳嗽；协助患者定期翻身，拍背促进痰液排出。⑧便秘：保证患者有足够的液体摄入量；鼓励多饮水，多摄入膳食纤维；按摩腹部，刺激肠蠕动；在不影响治疗的前提下，鼓励和协助患者变换体位；已发生便秘者，可遵医嘱口服润肠剂、缓泻剂、开塞露肛塞或肥皂水润肠等，以缓解症状，必要时协助排便。

三、石膏绷带固定术及患者的护理

随着科技的进步及对骨关节损伤机制深入研究，陆续出现了一些新的固定方法、固定器材，但传统的石膏绷带外固定，由于价格便宜，使用方便，应用广泛，是骨科医师必须熟悉掌握的一项外固定技术。其优点是可透气及吸收分泌物，对皮肤无不良反应，适用于骨关节损伤及骨关节手术后的外固定，易于达到符合三点固定的治疗原则，固定效果较好，护理方便，且适合于长途运送骨关节损伤患者，缺点是无弹性，不能随意调节松紧度，也不利于肢体功能锻炼。

(一)石膏特性

(1)医用石膏是生石膏煅制、研磨制成的熟石膏粉。当熟石膏遇到水分时，可重新结晶而硬化。利用此特性可达到固定骨折、制动肢体的目的。

(2)石膏粉从浸湿到硬固定型，需 10～20 分钟。石膏包扎后从初步硬固到完全干固需 24～72 小时。水中加入少量食盐或提高水温，可缩短硬化时间。包扎后石膏中水分的蒸发时间与空气的潮湿度、气温及空气流通程度有关。

(3)石膏粉应储存在密闭容器内，以防受潮吸水而硬化失效；也不能放在过热处干烤以免石膏粉过分脱水，影响硬化效果。

(4)石膏的 X 线穿透性较差。

(二)常用的石膏固定类型

(1)固定躯干的石膏：石膏床、石膏背心、石膏围腰及石膏围领。

(2)固定肩部和髋部的肩人字石膏和髋人字石膏。

(3)上肢的长臂石膏管型及石膏托，短臂石膏管型及石膏托。

(4)固定下肢的长腿石膏管型及石膏托，短腿石膏管型及石膏托。

(三)石膏固定技术操作步骤

1.术前准备

(1)材料设备的准备：①预先将石膏绷带拣出放在托盘内，以便及时做石膏条带，供包制石膏用。②其他石膏用具，如石膏剪、石膏刀、剪刀、线织纱套、棉卷、绷带、纱布块及有色铅笔等准备齐全，在固定地方排放整齐，以便随用随拿，用后放回原处。

(2)局部准备：用肥皂水及水清洗石膏固定部位的皮肤，有伤口者应更换敷料，套上纱套，摆好肢体功能位或特殊位置，并由专人维持或置于石膏牵引架上；将拟行固定的肢体擦洗干净，如有伤口应更换敷料，胶布要纵形粘贴，便于日后石膏开窗时揭取和不影响血液循环。对骨隆突部位应加衬垫，衬垫物可用棉织套、棉纸或棉花，以免石膏绷带硬固后软组织受压。

2.石膏绷带包扎手法

用盆或桶盛 40 ℃左右的温水，桶内水面要高过石膏绷带。待气泡停止表明绷带已被浸湿，取出后用手握其两端向中间轻轻挤压，挤出多余的水分后即可使用。助手将患肢保持在功能位或治疗需要的特殊位置。包扎管形石膏时，术者将石膏绷带始端平铺在肢体上，自近端向远端环绕肢体包扎。包扎时动作要敏捷，用力均匀，不能拉紧，每圈应重叠 1/3，并随时用手将每层绷带安抚妥帖，才能使石膏绷带层层凝固成一个整体。助手托扶肢体时，不能在石膏绷带上留下手指压痕，以免干固后压迫肢体。包扎完毕应将边缘部分修齐并使表面光滑，用彩色笔在石膏表面做好包扎日期等标记。为了方便更换敷料，伤口的部位需在石膏未干固前开窗。处理完毕后，将肢体垫好软枕，10～20 分钟内保持不动，以防止石膏绷带变形或折裂(图 6-5)。

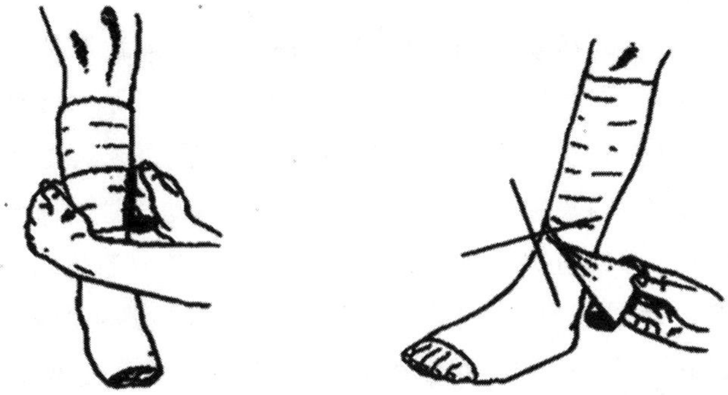

正确手法　　　　错误手法

图 6-5　石膏绷带包扎手法

四肢石膏包扎时要暴露手指、足趾，以便观察肢体的血运、感觉及活动功能。不在固定范围内的关节要充分暴露，以免影响功能。

(四)石膏绷带包扎的护理

(1)对刚刚完成石膏固定的患者应进行床头交接班。

(2)未干石膏的护理。①促进石膏干燥：石膏固定完成以后，需用两日左右时间才能完全干固。石膏完全干固前容易发生断裂或受压引起凹陷变形。为了促进石膏迅速干固，夏天可暴露在空气中，不加覆盖，冬天可用电灯烘烤。②保持石膏完整：不要按压石膏或将用石膏固定的患肢放置在硬物上，防止产生凹陷压迫皮肤。抬高患肢时，应托住主要关节以防关节活动引起石膏断裂。③抬高患肢：石膏固定后应让患肢高于心脏水平，有利于静脉血及淋巴液回流，减轻肢体肿胀。④观察肢端循环及神经功能：若患者主诉固定肢端疼痛或跳痛、麻木，检查时发现肢端出现发绀、温度降低、肿胀，可能预示着血液循环障碍，应及时检查，必要时做减压处理或拆除石膏。石膏内有局限性疼痛时也应该及时开窗观察。并应经常检查石膏边缘及骨突处防止压伤。

(3)已干石膏的护理。①防止石膏折断：石膏完全干固后，应按其凹凸的形状垫好枕头。②保持石膏清洁：防止被水、尿、粪便浸渍和污染。③注意功能锻炼：没有被石膏完全固定的关节需加强活动。即使是包裹在石膏里的肢体也要遵照医嘱练习肌肉收缩运动。

四、骨科患者功能锻炼

功能锻炼是通过主动和被动活动，维持患肢的肌肉、关节活动功能，防止肌肉萎缩、关节僵直或因静脉回流缓慢而造成的肢体远端肿胀。功能锻炼应循序渐进，活动范围由小到大，次数由少渐多，时间由短至长，强度由弱至强。

（一）心理护理

功能锻炼是骨科护士的一项重要工作任务。为此，护士要善于观察患者的思想状态，做好患者的思想工作，还要指导、督促、检查患者能否进行正确、适量的功能锻炼以促进功能恢复。如患者有时怕痛或怕损坏了伤处而不敢活动，护士应以鼓励的形式调动患者的积极心理因素，主观能动地参与锻炼。通过指导患者的活动，促进康复。同时进一步掌握骨科患者的护理要点，提高护理水平。

（二）锻炼方式

（1）有助于主动锻炼的被动活动。①按摩：对损伤部位的远端肢体进行按摩，为主动锻炼做准备。②关节的被动活动：如截瘫患者。③起动与加强：肌肉无力带动关节时，可在开始时给予被动力量作为起动，以弥补肌力不足。④挛缩肌腱的被动延长：主要是前臂的肌腱挛缩，既影响了该肌腱本身的作用，也限制了所支配关节的反向运动。通过逐渐增加不重复的、缓和的被动牵拉，可使之延长。⑤被动功能运动：CPM 关节康复器械的应用。

（2）主动活动：强调主动锻炼为主，被动锻炼为辅的原则。被动锻炼固然可以预防关节粘连僵硬，或使活动受限的关节增加其活动范围，但最终仍由神经支配下的肌肉群来运动关节的肢体。完全以被动代替主动锻炼的做法，必须禁止。强力牵拉时患者的拮抗肌更加紧张，反而达不到活动关节的效果。并非任何主动活动都是有利的，概括来说，凡是不增加或减弱骨折端压力的活动锻炼都是有利的，反之都是不利的。

第二节　脊髓损伤

一、疾病概述

（一）概念

脊髓损伤是脊柱骨折最严重的并发症，由于椎体的移位或碎骨片突出于椎管内，是脊髓或马尾神经产生不同程度的损伤，多发生于颈椎下部和胸腰段。

（二）相关病理生理

按脊髓损伤和马尾损伤的程度可有不同的病理生理变化。

1.脊髓震荡

脊髓震荡属最轻微的脊髓损伤，损伤后脊髓有暂时性功能抑制，呈弛缓性瘫痪，损伤平面以下的感觉、运动、反射及括约肌功能全部丧失，常在数分钟或数小时内逐渐恢复，最后可完全恢复。无组织形态学病理变化。

2.脊髓挫伤和出血

脊髓挫伤和出血为脊髓的实质性破坏，脊髓外观完整，但内部可有出血、水肿、神经细胞破坏和神经传导纤维束的中断。脊髓挫伤的程度很大，轻者少量点状出血、水肿，重者有成片脊髓挫伤和出血，导致脊髓软化及瘢痕形成，预后差。

3.脊髓断裂

脊髓的连续性中断可为完全性或不完全性。不完全性常伴挫伤，又称挫裂伤，脊髓断裂者预后极差。

4.脊髓受压

骨折移位或破碎的椎间盘和碎骨片挤入椎管可直接压迫脊髓，而后方皱褶的黄韧带与血肿也可压迫脊髓，产生一系列病理变化，若能及时解除脊髓压迫，脊髓功能可望得到部分或完全恢复；若压迫时间过久可发生脊髓软化，萎缩或瘢痕形成，瘫痪难以恢复。

5.马尾神经损伤

马尾神经起自第 2 腰椎的骶脊髓，一般终止于第 1 骶椎下缘。第 2 腰椎以下的骨折脱位可引起马尾神经损伤，受伤平面以下出现弛缓性瘫痪。

除上述各种病理生理变化外，在各种较重的脊髓损伤后均可立即发生损伤平面以下的弛缓性瘫痪，属失去高级中枢控制的一种病理生理现象，称为脊髓休克。2～4 周后，随脊髓实质性损伤程度不同而发生损伤平面以下不同程度的痉挛性瘫痪。

（三）病因与诱因

常见于各种外伤（如交通事故、高空坠落等）所致的椎体移位或碎骨片突出于椎管内，使脊髓或马尾神经产生不同程度的损伤。

（四）临床表现

脊髓损伤可因损伤部位和程度不同而有不同表现。

1.脊髓损伤

其主要表现为受伤平面以下单侧或双侧感觉、运动、反射的全部或部分丧失，可出现随意运动功能丧失。因膀胱平滑肌麻痹和排尿反射消失，可有尿潴留或充盈性尿失禁。第 8 颈髓节段以上水平损伤者可出现四肢瘫，第 8 颈髓节段以下水平损伤可出现截瘫。弛缓性瘫痪患者为肌张力降低和反射减弱；痉挛性瘫痪患者为肌张力增强和反射亢进，瘫痪的早期呈弛缓性瘫痪，胸髓及颈髓损伤患者常在伤后 3～6 周逐渐转变为痉挛性瘫痪。

2.脊髓半横切损伤时

损伤平面以下同侧肢体的运动和深感觉消失，对侧肢体的痛觉和温觉消失；称脊髓半切征。

3.脊髓圆锥损伤

第 1 腰椎骨折可造成脊髓圆锥损伤。表现为会阴部皮肤鞍状感觉缺失，括约肌功能丧失，大小便不能控制，性功能障碍。双下肢的感觉、运动正常。

4.马尾神经损伤

第 2 腰椎以下骨折脱位可马尾神经损伤，表现为受伤平面以下弛缓性瘫痪，感觉障碍和运动障碍，括约肌功能丧失，腱反射消失。

（五）辅助检查

脊柱骨折的辅助检查包括以下几种。X 线检查可观察脊柱的整体形态、椎体高度，有无脱位等，但对细微骨折显示欠佳。CT 检查能清晰显示椎体及附件的骨折情况，如骨折碎片的位置。MRI 检查对于脊髓、神经损伤及软组织损伤的诊断有优势，可发现脊髓水肿、出血等情况。另外，骨密度检查有助于判断是否因骨质疏松等原因导致骨折。这些检查相互补充，指导治疗。

（六）治疗原则

1.非手术治疗

（1）固定和制动：一般先采用枕颌带牵引或持续颅骨牵引，以防因损伤部位移位而产生脊髓再损伤。

（2）减轻脊髓水肿和继发性损害。①激素治疗：地塞米松 10～20 mg 静脉滴注，连续 5～7 日后，改为口服，0.75 mg/次，每日 3 次，维持 2 周左右。②脱水：20%甘露醇 250 mL 静脉滴注，每日 2 次，连续 5～7 日。③甲泼尼龙冲击治疗：只适用于受伤 8 小时内者。30 mg/kg 剂量给药 1 次，15 分钟内静脉注射完毕；休息 45 分钟，在以后 23 小时内以 5.4 mg/(kg·h)剂量持续静脉滴注。④高压氧治疗：一般在伤后 4～6 小时内应用。

2.手术治疗

目前在于尽早解除对脊髓的压迫和稳定脊柱，手术方式和途径需视骨折的类型和受压部位而定。手术指征包括以下 4 种：①脊柱骨折-脱位有关节交锁者。②脊柱骨折复位后不满意或仍有不稳定因素存在者。③影像学显示有碎骨片突至椎管内压迫脊髓者。④截瘫平面不断上升，提示椎管内有活动性出血者。

二、护理评估

（一）一般评估

1.健康史

（1）一般情况：了解患者的年龄、职业特点、运动爱好、日常饮食结构、有无酗酒等。

（2）受伤情况：了解患者受伤的原因、部位和时间，受伤时的体位、症状和体征，搬运方式、现场及急诊室急救情况，有无昏迷史和其他部位复合伤等。

（3）既往史与服药史：有无脊柱受伤或手术史，近期是否因其他疾病而服用激素类药物，以及应用的剂量、时间和疗程。

2.生命体征与意识情况

评估患者的呼吸、血压、脉搏、体温及意识情况。其包括呼吸型态、节律、频率、深浅，呼吸道是否通畅，患者能否有效咳嗽和排出分泌物；有无心动过缓和低血压；有无出汗，观察患者皮肤的颜色、温度；有无体温调节障碍。患者有无尿潴留或充盈性尿失禁；尿液颜色、量和比重；有无便秘或大便失禁。对伴有颅脑损伤的患者，可用格拉斯哥昏迷量表评估患者的意识情况。

3.患者主诉

受伤的时间、原因和部位，受伤时的体位、症状和体征、搬运方式、现场及急诊室急救的情况，有无昏迷史和其他部位的合并伤。

4.相关记录

疼痛评分、全身皮肤及其他外伤情况。

(二)身体评估

1.视诊

受伤部位有无皮肤组织破损，局部肤色和温度，有无活动性出血及其他复合性损伤的迹象。

2.触诊

评估感觉和运动情况：患者的痛、温、触及位置觉的丧失平面及程度。

3.叩诊

患肢神经反射是否正常。

4.动诊

肢体感觉，活动和肌力的变化，双侧有无差异，有无腹胀和麻痹性肠梗阻征象。

5.神经系统检查

躯体痛觉、温度觉、触觉及位置觉的丧失平面及程度，肢体运动、反射和括约肌功能损伤情况。

脊髓功能丧失程度评估：可以用截瘫指数来表示。“0”代表功能完全或接近正常；“1”代表功能部分丧失；“2”代表完全或者接近完全瘫痪。一般记录肢体的自主运动、感觉及二便的三项功能情况，相加即为该患者的截瘫指数，范围为0～6。

(三)心理-社会评估

评估患者有无恐惧、紧张心理；评估患者和亲属对疾病的心理承受能力和对相关康复知识的认知程度；家庭及社会支持情况。

(四)辅助检查阳性结果评估

评估患者的影像学检查和实验室检查结果有无异常，以帮助判断病情和预后。

(五)治疗效果的评估

(1)患者躯体感觉、运动和各项生理功能康复情况。

(2)患者有无呼吸系统或泌尿系统功能障碍、压疮等并发症发生。

(3)患者是否按计划进行功能锻炼，有无活动障碍引起的并发症。

三、主要护理问题

(一)低效性呼吸型态

与脊髓损伤、呼吸肌无力、呼吸道分泌物存留有关。

(二)体温过高或体温过低

与脊髓损伤、自主神经系统功能紊乱有关。

(三)尿潴留

与脊髓损伤、逼尿肌无力有关。

(四)便秘

与脊髓神经损伤、液体摄入不足、饮食和活动受限有关。

(五)有皮肤完整性受损的危险

与肢体感觉及活动障碍有关。

(六)体象紊乱

与受伤后躯体运动障碍或肢体萎缩变形有关。

四、主要护理措施

(一)甲泼尼龙冲击治疗的护理

1.适应证

只适用于受伤8小时内者。

2.用法及用量

30 mg/kg剂量,给药1次,15分钟内静脉注射完毕;休息45分钟,在以后23小时内以5.4 mg/(kg·h)剂量持续静脉滴注。

3.注意事项

严格遵医嘱按要求输液,同时必须使用心电监护仪和输液泵,密切观察患者的生命体征变化,同时观察患者有无消化道出血、心律失常等并发症。

(二)术后护理

1.体位

瘫痪肢体保持关节于功能位,防止关节屈曲、过伸或过展。用矫正鞋或支足板固定足部,以防足下垂。

2.观察感觉与运动功能

脊髓受手术刺激易出现水肿反应,术后严密观察躯体及肢体感觉、运动情况,当出现瘫痪平面上升、肢体麻木、肌力减弱或不能活动时,应立即通知医师,及时处理。

3.引流管护理

观察引流量与引流液颜色,保持引流通畅,以防积血压迫脊髓。

4.活动

对于瘫痪肢体每日被动的全范围关节活动和肌肉按摩,以防止肌肉萎缩和关节僵硬,减少截瘫后并发症。对于未瘫痪部位,可以通过举哑铃和拉拉力器等方法增强上肢力量,通过挺胸和俯卧撑等增加背部力量,为今后的自理活动准备,增强患者的信心和对生活的热爱。

(三)并发症的预防与护理

1.呼吸衰竭与呼吸道感染

(1)病情观察:观察患者的呼吸功能,如呼吸频率、节律、深浅,有无异常呼吸音、呼吸困难等。若患者呼吸>22次/分、鼻翼翕动、摇头挣扎、嘴唇发绀等,则立即吸氧,寻找和解除原因,必要时协助医师气管插管、气管切开或呼吸机辅助呼吸等。

(2)给氧:给予氧气吸入,根据血气分析结果调整给氧浓度、流量和持续时间,改善机体的缺氧状态。及时处理肠胀气、便秘,不用沉棉被压盖胸腹,以免影响患者呼吸。

(3)减轻脊髓水肿:遵医嘱给予地塞米松、甘露醇、甲泼尼龙等治疗,以避免因进一步脊髓损伤而抑制呼吸功能。

(4)保持呼吸道通畅:预防因气道分泌物阻塞而并发坠积性肺炎和肺不张。指导患者深呼吸和咳嗽咳痰,每2小时协助翻身叩背1次,遵医嘱雾化吸入,经常做深呼吸和上肢外展运动,以促进肺膨胀和有效排痰。对不能自行咳嗽咳痰或有肺不张者,应及时吸痰。对气管插管或气管切开者,应做好相应护理。

(5)控制感染:已经发生肺部感染者应遵医嘱选用合适的抗生素,注意保暖。

2.高热和低温

颈脊髓损伤后,自主神经系统功能紊乱,受伤平面以下毛细血管网舒张而无法收缩,皮肤不能出汗,对气温的变化丧失了调解和适应能力。室温>32 ℃时,闭汗使患者容易出现高热(>40 ℃);若未有效保暖,大量散热也可使患者出现低温(<35 ℃),这些都是病情危险的征兆。

患者体温升高时,以物理降温为主,如冰敷、乙醇或温水擦浴、冰盐水灌肠等,必要时给予输液和人工冬眠合剂。夏季将患者安置在阴凉或设有空调的房间。对低温患者以物理复温为主,如使用电热毯、热水袋或电烤架等逐渐复温,但要防止烫伤,同时注意保暖。

3.泌尿系统感染

(1)留置导尿管或间歇导尿管:在脊髓休克期间应留置导尿管,持续引流尿液并记录尿量,以防膀胱过度膨胀。2~3 周后改为每 4~6 小时开放 1 次尿管,或白天每 4 小时导尿 1 次,晚间 6 小时导尿 1 次,以防膀胱萎缩。

(2)排尿训练:根据脊髓损伤部位和程度不同,3 周后部分患者排尿功能可逐渐恢复,但是脊髓完全损伤者则需要进行排尿功能训练。当膀胱胀满时,鼓励患者增加腹压,用右手由外向内按摩下腹部,待膀胱缩成球状,紧按膀胱底向前下方挤压,在膀胱排尿后用左手按在右手背上加压,待尿不再排出时,可松手再加压 1 次,待尿排尽,训练自主性膀胱排尿,争取早日拔去导尿管,这种方法对马尾神经损伤者特别有效。同时,根据患者病情训练膀胱的反射排尿功能。

(3)预防感染:鼓励患者每日饮水量最好达 3 000 mL 以上,以稀释尿液;尽量排尽尿液,减少残余尿;每日清洁会阴部;根据需要更换尿袋及导尿管;必要时做膀胱冲洗,以冲出膀胱中积存的沉渣;定期检查残余尿量、尿常规和中段尿培养,及时发现泌尿系统感染征象。一旦发生感染,抬高床头,增加饮水或输液量,持续开放导尿管,遵医嘱使用广谱抗生素。需长期留置尿管而又无法控制泌尿系统感染者,教会患者遵循无菌操作方法进行间歇导尿,也可做永久性耻骨上膀胱造瘘术。

4.便秘

指导患者多食富含膳食纤维的食物、新鲜水果和蔬菜,多饮水。在餐后 30 分钟做腹部按摩,从左到右,沿大肠行走的方向,以刺激肠蠕动。对顽固性便秘者可遵医嘱给予灌肠或缓泻剂。部分患者通过持续的训练可逐渐建立起反射性排便,方法为用手指按压肛门周围或者扩张肛门,刺激括约肌,反射性引起肠蠕动。当反射建立后用手指按压肛门时即可有大便排出。

5.压疮预防

保持皮肤清洁,使用减压床垫,定时翻身。

(四)心理护理

帮助患者掌握正确的应对技巧,提高其自我护理能力,发挥其最大潜能。家庭成员和医护人员相信并认真倾听患者的诉说。可让患者和家属参与制订护理计划,帮助患者建立有效的社会支持系统,包括家庭成员、朋友、医护人员和同事等。

(五)健康教育

(1)指导患者出院后继续康复锻炼,并预防并发症的发生。

(2)指导患者练习床上坐起,使用轮椅、拐杖或助行器等移动工具,练习上下床和行走方法。

(3)指导患者和家属应用清洁导尿术进行间歇导尿,预防长期留置导尿管而引起泌尿系统感染。

(4)告知患者需定期返院检查,进行理疗,有助于刺激肌肉收缩和功能恢复。

五、护理效果评估

(1)患者能否保持呼吸道通畅,维持正常呼吸功能。

(2)患者的体温能否维持在正常范围。

(3)患者是否能有效排尿或建立膀胱的反射性排尿功能。

(4)患者是否能有效排便。

(5)患者的皮肤是否清洁、完整,未发生压疮。

(6)患者是否能接受身体及生活改变的现实。

第三节　颈椎病

一、疾病概述

(一)概念

颈椎病指因颈椎间盘退行性变及其继发性改变,刺激或压迫相邻脊髓、神经、血管和食管组织,并引起相应症状和体征。颈椎病是50岁以上人群的常见病,男性居多,好发部位依次为$C_{5\sim6}$,$C_{6\sim7}$。

(二)相关病理生理

颈椎病的发生和发展必须具备以下条件:一是以颈椎间盘为主的退行性变;二是退变的组织和结构必须对颈部脊髓或血管或神经或气管等器官或组织构成压迫或刺激,从而引起临床症状。椎间盘是无血运的组织,由于软骨板营养代谢的改变,致使髓核、纤维环发生退变。一方面退变的髓核后突,穿过破裂的纤维环直接压迫脊髓;另一方面髓核脱水使椎间隙高度降低,椎体间松动,刺激椎体后缘骨赘形成;而且椎节的松动还使钩椎关节、后方小关节突及黄韧带增生。

从病理角度看,颈椎病是一个连续的病理反应过程,可将其分为3个阶段:椎间盘变性阶段、骨刺形成阶段和脊髓损害阶段。

(三)病因与分型

1.病因

(1)颈椎间盘退行性变:是颈椎病发生和发展的最基本原因。颈椎活动度大,随年龄增长,椎间盘逐渐发生退行性变,使椎间隙狭窄,关节囊、韧带松弛,脊柱活动时稳定性下降,进一步发展引起椎体、椎间关节及其周围韧带发生变性、增生、钙化,最后致相邻脊髓、神经、血管受到刺激或压迫。

(2)先天性颈椎管狭窄:颈椎管的矢状内径对颈椎病的发病有密切关系。椎管矢状内径<正常(14～16 mm)时,即使退行性变比较轻,也可产生临床症状和体征。

(3)损伤:急性损伤可使原已退变的椎体,椎间盘和椎间关节损害加重而诱发颈椎病;慢性损伤可加速其退行性变的过程。

2.分型

根据受压部位的临床表现不同，一般分为以下4型。但有些患者以某型为主，同时伴有其他型的部分表现，称为复合型颈椎病。

(1)神经根型颈椎病：在颈椎病中发病率最高，占50%～60%。由于椎间盘向后外侧突出，致钩椎关节或椎间关节增生、肥大，刺激或压迫单侧或双侧神经根所致。

(2)脊髓型颈椎病：占颈椎病的10%～15%。由于后突的髓核、椎体后缘的骨赘、增生肥厚的黄韧带及钙化的后纵韧带等压迫或刺激脊髓所致。

(3)椎动脉型颈椎病：由于颈椎横突孔增生狭窄、颈椎稳定性下降、椎间关节活动移位等直接压迫或刺激椎动脉，使椎动脉狭窄或痉挛，造成椎基底动脉供血不足所致。

(4)交感神经型颈椎病：由于颈椎各种结构病变的刺激或压迫颈椎旁的交感神经节后纤维所致。

(四)临床表现

根据颈椎病的类型可有不同表现。

1.神经根型颈椎病

(1)症状：患者常先有颈痛及颈部僵硬，短期内加重并向肩部及上肢放射。用力咳嗽、打喷嚏及颈部活动时疼痛加剧。皮肤可有麻木、过敏等感觉改变；上肢肌力减退、肌肉萎缩，以大小鱼际肌和骨间肌最为明显，手指动作不灵活。

(2)体征：颈部肌痉挛，颈肩部有压痛，颈部和肩关节活动有不同程度受限。上肢肌腱反射减弱或消失，上肢牵拉试验阳性。

2.脊髓型颈椎病

(1)症状：手部麻木，运动不灵活，特别是精细活动失调、握力减退、下肢无力、步态不稳、有踩棉花样的感觉、躯干有紧束感等；后期出现大小便功能障碍，表现为尿频或排尿、排便困难。

(2)体征：肌力减退，四肢腱反射活跃或亢进，腹部反射、提睾反射和肛门反射减弱或消失。霍夫曼(Hoffmann)征、髌阵挛及巴宾斯基(Babinski)征等阳性。

3.椎动脉型颈椎病

(1)症状。①眩晕：最常见，多伴有复视、耳鸣、耳聋、恶心呕吐等症状，头颈部活动或姿势改变可诱发或加重眩晕。②猝倒：本型特有的症状，表现为四肢麻木、软弱无力而跌倒，多在头部突然活动后姿势改变时发生，倒地后再站立起来可继续正常活动。③头痛：表现为发作性胀痛，以枕部、顶部为主，发作时可有恶心、呕吐、出汗、流涎、心慌、憋气及血压改变等自主神经功能紊乱症状。

(2)体征：颈部疼痛，活动受限。

4.交感神经型颈椎病

表现为一系列交感神经症状。①交感神经兴奋症状：如头痛或偏头痛、视物模糊、眼球胀痛、耳鸣、听力下降、心前区疼痛、心律失常、血压升高等。②交感神经抑制症状：如畏光、流泪、头晕、眼花、血压下降等。

(五)辅助检查

1.影像学检查

(1)X线检查：神经根型颈椎病患者和脊髓型颈椎病患者，X线正侧位摄片可显示颈椎生理前凸减小、消失或反常，椎间隙变窄，椎体后缘骨赘形成，椎间孔狭窄。

(2)脊髓造影、CT、MRI：可显示颈椎间盘突出，颈椎管矢状径变小，脊髓受压情况。

2.实验室检查

脑脊液动力学试验：脊髓型颈椎病患者显示椎管有梗阻现象。

(六)治疗原则

神经根型、椎动脉型和交感型颈椎病以非手术治疗为主；脊髓型颈椎病由于疾病自然史逐渐发展使症状加重，故确诊后应及时行手术治疗。

1.非手术治疗

原则是去除压迫因素，消炎止痛，恢复颈椎稳定性。

(1)颌枕带牵引：取坐位或卧位，头前屈10°左右，牵引重量2～6 kg，每日2次，每次1～1.5小时，也可做持续牵引，每日6～8小时，2周为1个疗程。脊髓型颈椎病一般不宜做此牵引。

(2)颈托或颈领：限制颈椎过度活动。如充气型颈托除可固定颈椎，还有牵张作用。

(3)推拿按摩：可减轻肌痉挛，改善局部血液循环。脊髓型颈椎病不宜采用此疗法。

(4)理疗：采用热疗、磁疗、超声疗法等，可改善颈部血液循环，促进局部水肿消退和肌肉松弛。

(5)药物治疗：目前无治疗颈椎病的特效药物，所用药物皆属对症治疗，如非甾体抗炎药、肌松弛剂及镇静剂等。

2.手术治疗

诊断明确，且出现以下情况时考虑手术治疗。①保守治疗半年无效或影响正常生活和工作。②神经根性剧烈疼痛，保守治疗无效。③上肢某些肌肉，尤其手内在肌无力、肌肉萎缩，经保守治疗4～6周后仍有发展趋势。

手术的目的是通过切除对脊髓、神经造成压迫的组织、骨赘、椎间盘和韧带，或椎管扩大成形，使脊髓和神经得到充分减压；或通过植骨，内固定行颈椎融合，获得颈椎稳定性。手术可分前路、前外侧和后路手术。常用的术式有颈椎间盘摘除、椎间植骨融合术、前路侧方减压术、颈椎半椎板切除减压或全椎板切除术、椎管成形术等。

二、护理评估

(一)术前评估

1.健康史

(1)一般情况：了解患者的性别、年龄、职业、营养状况、生活自理能力、大小便情况等。

(2)既往史：有无颈肩部急慢性损伤和肩部长期固定史，既往的治疗方法和效果。是否有高血压以及糖尿病等病史。

(3)家族史：家中有无类似病史。

2.生命体征

按护理常规监测生命体征。

3.患者主诉

有无颈肩痛，肢体麻木、无力，大、小便障碍等症状。

4.相关记录

疼痛部位及程度，疼痛与活动、体位有无明显关系，有无颈部活动受限，四肢感觉运动情况等。

有无眩晕、头痛、视物模糊、耳鸣、心跳加速或猝倒等,导致症状加重或减轻的因素。

(二)身体评估

1.术前评估

(1)视诊:观察步态有无跛行、摇摆步态等;椎旁皮肤有无红肿、破损;脊柱有无畸形。

(2)触诊:棘突、椎旁有无压痛,评估患者躯干、四肢感觉功能。

(3)叩诊:局部有无叩击痛,肢体腱反射。

(4)动诊:颈椎及肢体活动度、肌力、肌张力情况,观察对比双侧有无差异。

(5)特殊试验:臂丛牵拉试验,压颈试验,椎间孔挤压、分离试验,病理征(Hoffmann 征,Babinski 征等)。

2.术后评估

(1)视诊:手术切口、步态。

(2)触诊:评估患者躯干、四肢感觉功能。

(3)叩诊:四肢腱反射。

(4)动诊:肢体肌力、肌张力情况。

(三)心理-社会评估

患者及家属对该病的认识、心理状态,有无焦虑及焦虑的原因,家庭及社会对患者的支持程度。

(四)辅助检查阳性结果评估

X 线摄片显示颈椎曲度改变、椎间隙变窄、椎间孔狭窄等。CT、MRI 显示椎间盘突出的部位、程度及有无神经根受压。

(五)治疗效果的评估

1.非手术治疗评估要点

(1)病史评估:了解与患者相关的情况,例如职业、有无外伤、发病时间、治疗经过等。

(2)影像资料评估:查看 CT、MRI,了解椎管形态、观察颈椎间盘突出、颈椎管狭窄、脊髓受压情况。

2.手术治疗评估要点

(1)心理评估:向患者介绍与疾病相关的知识,说明手术的重要性,解释手术的方式、术前术后的配合事项及目的,耐心解答问题,消除不良心理,使其增加战胜疾病的信心,积极配合治疗。

(2)既往史:了解患者全身的情况,是否有心脏病、高血压、糖尿病等,如有异常积极治疗,减少术后并发症的发生。

(3)疼痛评估:评估患者疼痛诱发因素、部位、性质、程度和持续时间,并进行疼痛评分。

(4)神经功能评估:严密观察四肢感觉运动及会阴部神经功能情况,并进行术前术后对比,可了解神经受压症状有无改善或加重。

三、常见护理问题

(一)低效型呼吸型态

与颈髓水肿、植骨块脱落或术后颈部水肿有关。

(二)有受伤害的危险

与肢体无力及眩晕有关。

(三)潜在并发症

术后出血、脊髓神经损伤。

(四)躯体活动障碍

与颈肩痛及活动受限有关。

四、主要护理措施

(一)术前护理

1.心理护理

向患者解释病情,告知其治疗的周期较长,术后恢复可能需要数月甚至更长时间,让患者做好充分的思想准备。对患者焦虑的心情表示理解,向患者介绍治疗方案及手术的必要性、手术目的及优点、目前医院的医疗护理情况和技术水平,使其产生安全感,愉快地、充满信心的接受手术。重视社会支持系统的影响,尤其是亲人的关怀和鼓励。

2.术前训练

(1)呼吸功能训练:术前指导患者练习深呼吸、进行吹气泡或吹气球等训练,以增加肺的通气功能。

(2)气管食管推移训练:适用于颈椎前路手术患者。指导患者用自己的2～4指插入切口侧的内脏鞘与血管神经鞘间隙处,持续将气管、食管向非手术侧推移。用力要缓和,如出现头晕、恶心、呕吐等不适,可休息后再继续。

(3)俯卧位训练:适用于后路手术的患者,以适应术中长时间俯卧位并预防呼吸受阻。开始每次30～40分钟,每日3次;以后逐渐增至每次3～4小时,每日1次。

3.安全护理

患者存在肌力下降致四肢无力时,应防烫伤和跌倒,指导患者不要自行倒开水,穿防滑鞋,在干燥地面、有人陪同的情况下行走。

(二)术后护理

1.密切监测生命体征

注意呼吸频率、深度的改变,脉搏节律、速率的改变,保持呼吸道通畅,低流量给氧。呼吸困难是前路手术最危急的并发症,多发生在术后1～3日内。因此,颈椎手术患者床旁应常规准备气管切开包。

2.体位护理

行内固定植骨融合的患者,应加强颈部制动。患者取平卧位,颈部稍前屈,两侧颈肩部置沙袋以固定头部,侧卧位时枕与肩宽同高,在搬动或翻身时,保持头、颈和躯干在同一平面上,维持颈部相对稳定。下床活动时,需行头颈胸支架固定颈部。

3.并发症的观察与护理

(1)术后出血:注意观察生命体征、伤口敷料及引流液。如24小时出血量超过200 mL,检查是否有活动性出血;若引流量多且呈淡红色,考虑脑脊液漏发生,及时报告医师处理。注意观察颈部情况,检查颈部软组织张力。若发现患者颈部明显肿胀,并出现呼吸困难、烦躁、发绀等表现时,报告并协助医师剪开缝线、清除血肿。若血肿清除后,呼吸仍不改善应行气管切开术。

(2)脊髓神经损伤:手术牵拉和周围血肿压迫均可损伤脊髓及神经,患者出现声嘶、四肢感觉运动障碍及大小便功能障碍。手术牵拉所致的神经损伤为可逆的，一般在术后 1～2 日内明显好转或消失；血肿压迫所致的损伤为渐进的，术后应注意观察，以便及时发现问题并处理。

(3)植骨块脱落、移位：多发生在术后 5～7 日内，因颈椎活动不当时椎体与植骨块间产生界面间的剪切力使骨块移位、脱落。所以，颈椎术后应重视体位护理。

4.功能训练

指导肢体能活动的患者做主动运动，以增强肢体肌肉力量；肢体不能活动者，病情许可时，协助并指导其做各关节的被动运动，以防肌肉萎缩和关节僵硬。一般术后第 1 日，开始进行各关节的主动和被动功能锻炼；术后 3～5 日，引流管拔出后，可戴支架下地活动，进行坐位和站立位平稳训练及日常生活能力的训练。

(三)健康教育

1.纠正不良姿势

在日常生活、工作、休息时注意纠正不良姿势，保持颈部平直，以保护头、颈、肩部。

2.保持良好睡眠体位

理想的睡眠体位应该是使头颈部保持自然仰伸位、胸部及腰部保持自然曲度、双髋及双膝略呈屈曲，使全身肌肉、韧带及关节获得最大限度的放松和休息。

3.选择合适枕头

以中间低两端高、透气性好、长度超过肩宽 10～16 cm、高度以颈部压下一拳头高为宜。

4.避免外伤

行走或劳动时注意避免损伤颈肩部。一旦发生损伤，尽早诊治。

5.加强功能锻炼

长期伏案工作者，宜定期远视，以缓解颈部肌肉的慢性劳损。

五、护理效果评估

(1)患者维持正常、有效的呼吸。

(2)患者安全，未产生眩晕和意外伤害，能陈述预防受伤的方法。

(3)患者术后未发生相关并发症，或并发症发生后得到及时的治疗处理。

(4)患者肢体感觉和活动能力逐渐恢复正常。

第四节　肩关节周围炎

一、概述

肩关节周围炎简称肩周炎，是肩关节周围肌肉、肌腱滑膜囊及关节囊的慢性损伤性炎症，以肩部疼痛，肩关节活动受限或僵硬等为临床特征。肩周炎的发生与发展大致可分为急性期、粘连期、缓解期。①急性期：病程约为 1 个月，主要表现为肩部疼痛，肩关节活动受限，但有一定的活动度。②粘连期：病程为 2～3 个月，本期患者疼痛症状已明显减轻，主要表现为肩关节活动严重受限，肩关节因肩周软组织广泛性粘连，活动范围极小，以外展及前屈运动时，肩胛骨随之摆动而出现耸肩现象。③缓解期：病程为 2～3 个月，患者疼痛减轻，肩关节粘连逐渐消除而恢复正常功能。

二、治疗原则

主要采取非手术治疗。治疗方法:推拿、中药熏洗、封闭、理疗、小针刀、针灸、药物治疗、功能锻炼。

三、护理措施

(一)心理护理

肩周炎因病程长,患者畏痛而不敢活动,首先护理人员以亲切的语言同患者交谈,介绍肩周炎的发生发展及形成机制,使患者对自己的病情有所了解,鼓励患者树立战胜疾病的信心,积极配合治疗护理。

(二)侵入性治疗的护理

环境宜保持温暖,防止局部暴露受凉,同时要严格消毒,防止感染,注意观察患者面色、神志,防止晕针。封闭、针刺后 24 小时以内不宜熏洗,小针刀治疗 1 周内局部保持干燥。熏洗时,按中药熏洗护理常规护理。

四、功能锻炼

护士亲自示范讲解,教会患者主动行肩关节功能锻炼的方法,与患者一起制订锻炼计划和工作量。

(一)手指爬墙

双足分开与肩同宽,面向墙壁或侧向墙壁站立,在墙壁画一高度标志,用患手指沿墙徐徐上爬。使上肢抬举到最大限度,然后沿墙回位,反复进行。每日 2~3 次,每次 10~15 分钟。

(二)手拉滑车

患者坐位或站立,双手拉住滑轮上绳子的把手,以健肢带动患肢,慢慢拉动绳子一高一低,两手轮换进行,逐渐加力,反复运动 5~10 分钟。

(三)弯腰划圈

两足分开与肩同宽站立,向前弯腰,上肢伸直下垂做顺逆时针方向划圈,幅度由小到大,速度由慢到快,每日 2 次,每次 5~10 分钟。

(四)其他

梳头,摸耳,内收探肩,后伸揉背,外展指路。

五、出院指导

(1)继续肩部功能锻炼,预防关节粘连,防止肌肉萎缩。

(2)日常生活中注意颈肩部保暖防寒,夏季防止肩部持续吹风,避免受凉,在阴凉处过久暴露。防止过猛过快,单调重复的肩部活动,提重物,承受应力时要有思想准备,防止肩损伤。

(3)加强营养,积极锻炼身体,多晒太阳,打太极拳,做好预防保健。

第五节　肩袖损伤

一、概述

肩袖为包绕于肩关节周围的冈上肌、冈下肌、小圆肌和肩胛下肌 4 块肌肉的总称,肩袖损伤指此 4 块肌肉损伤。肩袖的作用主要为参与肩关节外展、内收、上举等活动。肩袖损伤后，患者出现肩关节功能障碍，外展上举困难，出现疼痛弧。肩部疼痛或酸困不适，夜间疼痛尤甚，姿势不对时疼痛加重不能入睡，常放射至三角肌止点、大结节处及上臂中段外侧，肱二头肌肌间沟压痛。多发生于创伤后，并发有骨折或脱位。

二、治疗原则

(一)非手术治疗

肩袖不完全损伤，可采用保守治疗，如外展架或石膏固定于外展位，理疗，口服非类固醇抗炎药、活血药等，1 个月后进行肩关节功能锻炼；关节镜治疗只对一些小撕裂、不全层撕裂有效。

(二)手术治疗

肩袖撕裂较重或肩袖全层断裂，或陈旧性肩袖损伤患者，采用手术切开肩袖修补术。

三、护理措施

(一)入院评估

患者入院后，认真观察患者疼痛性质、部位及肢体感觉、运动情况。

(二)心理护理

加强心理护理，了解患者心理所需，解除心理障碍。

(三)半卧位训练

入院后即给予患肢外展架固定，床头抬高半卧位训练，每日 2 次，1 次 30～120 分钟，以适应术后体位。

(四)中药熏洗

术前 4～7 日给予中药熏洗，将中药加水 2 000 mL 煮沸，煎 30 分钟后，取药汁放入中药熏洗机中，打开电源继续加热保持温度在 70 ℃左右。让患者仰卧在熏洗床上并充分暴露患肩，肩部用双层治疗巾覆盖，保持药液的蒸汽能充分蒸到患者的肩部。每次熏蒸30 分钟，每日 2 次。熏蒸 30 分钟后关闭电源停止加热，待药液温度在 40～45 ℃时，给患者洗患肩，在熏洗的过程中配合关节功能锻炼，活动肩关节，主动询问患者的适应程度，熏蒸时注意保持药液温度，不可过热防止烫伤皮肤，也不可过凉影响治疗效果。

(五)饮食护理

手术前尊重患者的生活习惯，建议进食高蛋白质、高维生素、高纤维等易消化饮食，每日饮鲜牛奶 250～500 mL，手术当天根据麻醉方式选择进食时间，术前 4～6 小时禁食，术后第 2 日根据患者饮食习惯，宜食高维生素、清淡可口易消化食物，如新鲜蔬菜、香蕉、米粥、面条等；忌食生冷、辛辣、油腻、煎炸、腥发之食物，如辣椒、鱼、牛羊肉等。以后根据患者食欲及习惯进食高蛋白、高营养的食物，如牛奶、鸡蛋、水果新鲜蔬菜等，中后期多食滋补肝肾之品，如动物肝脏、排骨汤、鸡汤等，注意饮食节制。

(六)体位护理

手术前 3 日指导患者进行抬肩练习，每日 2 次，每次 10～15 分钟，且可在患者平卧时于患肢下垫棉垫或软枕。手术后患者取半卧位，患肢置于外展 60°，前屈 30°，保持床铺清洁、平整，防止压伤(石膏固定者按石膏固定的护理措施)术后第 2 日下床时(石膏干后)，先坐起 30 分钟，站立 2 分钟，再活动，防止因手术后体质虚弱或直立性低血压而致晕倒。

(七)病情观察

手术及石膏、外展架固定后,如发现指端严重肿胀、发绀、麻木、剧痛、发凉、桡动脉搏动异常,及时报告医师处理。观察手术部位有无渗血情况,对于术后采用管型肩胸石膏固定的患者,观察石膏上血迹的范围是否扩大或渗血是否从石膏的边际流出。

四、功能锻炼

手术当天麻醉消失后,做伸屈手指、握拳及腕关节功能锻炼。术后第 2 日可做易筋功,主动收缩肱二头肌及前臂肌肉,做握拳、伸指、伸掌等活动。术后第 3 日开始,做掌屈背伸、上翘下钩、五指增力、左右摆掌等,活动要循序渐进,每日 2～3 次,每次 5～10 分钟。6～8 周石膏及外展架固定拆除后,进行肩、肘关节全方位功能锻炼,加大活动强度,如屈肘耸肩,托手屈肘,肘关节的屈伸活动,也可做弯腰划圈、后伸探肩等,逐渐做提重物等活动。活动要循序渐进,逐渐增加次数,以不疲劳为度。必要时做后伸探背,手指爬墙,肩关节的外展、内收、上举。

五、出院指导

(1)嘱患者加强营养,增强机体抵抗力,多食胡桃、瘦肉、骨头汤、黑芝麻等补肝肾强筋骨的食物。

(2)肩袖损伤保守治疗外展架固定最少 4 周,术后固定最少 6 周,固定期间勿随意调节松紧、高度,勿随意拆除。

(3)继续进行手、腕、肘部功能锻炼,持之以恒,忌盲目粗暴活动。

(4)慎起居,避风寒,保持心情愉快,生活有规律,按时用药。

(5)出院 1 周后门诊复查,不适时来诊。

(6)3 个月可恢复正常活动,并逐渐恢复工作。

第六节　急性腰扭伤

一、概述

急性腰扭伤是腰部肌肉、筋膜、韧带、椎间小关节及腰骶关节的急性损伤,多是突然遭受间接外力所致。俗称“闪腰”“岔气”,损伤可使腰部肌肉、筋膜、韧带、关节囊等组织,受到过度牵拉、扭转,甚至撕裂。急性腰扭伤临床常见于急性腰肌筋膜损伤、急性腰部韧带损伤和急性腰椎后关节紊乱等。其临床表现为受伤后腰部立即出现剧烈疼痛,疼痛为持续性,休息后可减轻但不能消除,咳嗽、喷嚏、用力大便时可使疼痛加剧,腰部不能挺直,行走不便;严重者卧床不起,辗转困难,压痛明显,压痛最明显的部位多为损伤之处。

二、治疗原则

(一)物理治疗

磁疗、TDP 照射、中药离子导入。

(二)药物治疗

活血化瘀、理气止痛、醋治疗、消炎止痛。

(三)康复治疗

加强腰背肌功能锻炼。

(四)其他治疗

手法治疗、针灸治疗、局部注射治疗。

三、护理措施

(一)心理护理

协助患者做好各项生活所需，介绍本病的有关知识、治疗方法及康复的过程，解除思想顾虑，增加患者战胜疾病的信心。

(二)休息

绝对卧硬板床休息1～2周，以减轻疼痛，缓解肌肉痉挛，防止继续损伤。

(三)疼痛

观察患者疼痛的性质、部位、发作时间、发作规律，伴随症状及诱发因素评估疼痛程度，及时正确应用药物，观察用药的反应，消除患者疼痛。

(四)预防感染

局部封闭时，保持针眼处干燥清洁，防止感染。

(五)健康教育

患者掌握正确的劳动姿势，如扛、抬重物时，要尽量让胸部挺直，提重物时，应取半蹲位，使物体尽量贴近身体，在做扛、抬、搬、提等体力劳动时，应佩戴腰围。

(六)加强腰背肌功能锻炼

治疗2周后指导患者做功能锻炼。

1.燕飞式

取俯卧位两手后伸把上身和两腿同时后伸抬起，膝部不能弯曲，尽量在一种姿势下维持一段时间约半分钟，每日2次，每次5～10分钟，不疲劳为度。

2.拱桥式

取仰卧位，以头、双肘、双足为着力点，用力将躯干和下肢离开床面做过伸锻炼，维持1分钟，每日2～3次，每次5～10分钟。

四、出院指导

(1)掌握日常生活中扛、抬、搬、提的正确姿势，保护腰部，减少慢性腰部损伤的发生。

(2)佩戴腰围1个月。

(3)继续腰背肌锻炼。

(4)加强营养，增强机体抵抗力，根据患者不同体质进行饮食调护。一般患者可食核桃、黑芝麻等补肾之品；阳虚者嘱其多食温补之品，如羊肉、狗肉、鳝鱼、桂圆等；肝肾阴虚者可嘱其多食滋补肝肾之品，如山药、鸭肉、百合、枸杞等。

第七节　腰肌劳损

一、概述

腰肌劳损是指腰部肌肉、筋膜、韧带等软组织的慢性损伤，是由于长期下蹲，弯腰工作，腰背肌经常性的过度负重与疲劳，或工作时姿势不正确，或有腰部解剖特点缺陷等所致，也可因腰部急性损伤治疗不及时或治疗不当，反复受伤后，遗留为慢性腰痛。临床表现为腰背疼痛，多为隐痛，时轻时重，反复发作，休息后疼痛减轻，劳累后或阴雨日疼痛加重，喜用双手捶腰。

二、治疗原则

一般采用非手术疗法，手法治疗包括揉按、捏拿、理筋，从而达到舒筋活血、解痉止痛的目的。针灸配合艾灸、火罐、封闭疗法、穴位注射疗法、理疗、中药熏洗、药物治疗等。

三、护理措施

(一)休息

急性腰痛患者宜卧硬板床休息，平时可佩戴腰围保护。

(二)观察病情变化

深入病房，观察患者的疼痛性质、部位、规律，缓解或加重的原因，给予心理安慰，必要时口服活血化瘀或通络止痛的药物，观察药物作用及不良反应。

(三)推拿按摩

治疗前让患者排空大小便，稳定情绪，全身放松；在治疗过程中随时观察患者病情，如有不良反应，应停止治疗。

(四)理疗护理

(1)保持室内清洁、安静、空气流通，遮挡患者，保护隐私。

(2)加强巡视，注意倾听患者的主诉，观察患者面色、呼吸等。

(3)注意温热度，以患者舒适为宜，以防烫伤。

(4)根据个体的耐受能力，调节电流强度。

(5)使用电极者，应观察安放电极处皮肤的反应，有无接触性皮炎，治疗完毕后除去电极片，清洁皮肤。

(五)中药熏洗

中药熏洗时，按中药熏洗护理措施护理。

(六)加强腰背部肌锻炼

如拱桥式、燕飞式，每日2～3次，每次5～10分钟，以不疲劳为度。

四、出院指导

(1)继续腰背肌锻炼。

(2)慎起居避风寒，禁止吸烟。

(3)掌握正确搬重物的姿势，弯腰搬重物时，屈髋屈膝。

(4)工作中避免久坐，适当活动。工作一段时间后应站起来活动变换姿势。

(5)长时间站立时，避免将身体的重心放在一侧肢体上。

(6)专业体育运动者，每日剧烈运动前要做充分的准备活动，活动后不宜立即行冷水浴。

(7)睡眠姿势以侧卧为宜，让髋膝处于适当的屈曲位。使腰部肌肉，韧带处于松弛状态，床垫不宜过软。

第八节　腰椎间盘突出症

一、疾病概述

(一)概念

腰椎间盘突出症是腰椎间盘变性,纤维环破裂,髓核突出刺激或压迫神经根、马尾神经所表现的一种综合征,是腰腿疼痛最常见的原因之一。腰椎间盘突出中以腰4～5、腰5～骶1间隙发病率最高,占90%～96%,多个椎间隙同时发病者仅占5%～22%。

(二)分型及病理

腰椎间盘突出症的分型方法较多,各有其根据及侧重面。从病理变化及CT、MRI发现,结合治疗方法可做如下分型。

1.膨隆型

纤维环有部分破裂,而表层完整,此时髓核因压力而向椎管局限性隆起,但表面光滑。这一类型经保守治疗大多数可缓解或治愈。

2.突出型

纤维环完全破裂,髓核突向椎管,但有后纵韧带或一层纤维膜覆盖,表面高低不平或呈菜花状。常需手术治疗。

3.脱垂游离型

破裂突出的椎间盘组织或碎块脱入椎管内或完全游离。此型不单可引起神经根症状,还易压迫马尾神经。非手术治疗往往无效。

4.施莫尔(Schmorl)结节及经骨突出型

前者是指髓核经上、下软骨终板的发育性或后天性裂隙突入椎体松质骨内;后者是髓核沿椎体软骨终板和椎体之间的血管通道向前纵韧带方向突出,形成椎体前缘的游离骨块。这两型临床上仅出现腰痛,而无神经根症状,无须手术治疗。

(三)病因

1.椎间盘退行性变

椎间盘退行性变是椎间盘突出的基本病因。随年龄增长,纤维环和髓核含水量逐渐减少,使髓核张力下降,椎间盘变薄。同时,透明质酸钠及角化硫酸盐减少,低分子量糖蛋白增加,原纤维变性及胶原纤维沉积增加,髓核失去弹性,椎间盘结构松弛、软骨板囊性变。

2.损伤

积累伤力是椎间盘变性的主要原因,也是椎间盘突出的诱因。积累伤力中,反复弯腰、扭转动作最易引起椎间盘损伤,故本症与某些职业、工种有密切关系,例如:驾驶员、举重运动员和从事重体力劳动者。

3.遗传因素

有色人种本症发病率较低,小于20岁的青少年患者中约32%有阳性家族史。

4.妊娠

妊娠期盆腔、下腰部组织充血明显，各种结构相对松弛，而腰骶部又承受较平时更大的重力，这样就增加了椎间盘损害的机会。

5.其他

如遗传、吸烟及糖尿病等诸多因素。上腰段椎间盘症少见，其发生多存在下列因素：①脊柱滑脱症。②病变间隙原有异常。③过去有脊柱骨折或脊柱融合术病史。

(四)临床表现

腰椎间盘突出症常见于20～50岁患者，男女之比为4～6∶1。20岁以内占6%左右，老人发病率最低。患者多有弯腰劳动或长期坐位工作室，首次发病常是半弯腰持重或突然扭腰动作过程中，其症状、体征如下所述。

1.症状

(1)腰痛：是大多数本症患者最先出现的症状，发生率约91%。由于纤维环外层及后纵韧带受到突出髓核刺激，经窦椎神经而产生的下腰部感应痛，有时也影响到臀部。

(2)坐骨神经痛：虽然高位腰椎间盘突出(腰2～3，腰3～4)可引起股神经痛，但其发病率不足5%。绝大多数患者是腰4～5、腰5～骶1间隙突出，故坐骨神经痛最为多见，发生率达97%左右。典型坐骨神经痛是从下腰部向臀部、大腿后方、小腿外侧直到足部的放射痛。约60%患者在喷嚏或咳嗽时由于增加腹压而使疼痛加剧。早期为痛觉过敏，病情较重者出现感觉迟钝或麻木。少数患者可有双侧坐骨神经痛。

(3)马尾神经受压：向正后方突出的髓核或脱垂、游离椎间盘组织可压迫马尾神经，出现大小便障碍、鞍区感觉异常。发生率为0.8%～24.4%。

2.体征

(1)腰椎侧凸：是一种为减轻疼痛的姿势性代偿畸形，具有辅助诊断价值。如髓核突出在神经根外侧，上身向健侧弯曲，腰椎侧凸向患侧可松弛受压的神经根；当突出的髓核在神经根内侧时，上身向患侧弯曲，腰椎凸向健侧可缓解疼痛。如神经根与脱出的髓核已有粘连，则无论腰椎凸向何侧均不能缓解疼痛。

(2)腰部活动受限：几乎全部患者都有不同程度的腰部活动受限。其中以前屈受限最明显，是由于前屈位时进一步促使髓核向后移位并增加对受压神经根的牵张。

(3)压痛及骶棘肌痉挛：89%患者在病变间隙的棘突间有压痛，其旁侧1 cm处压之有沿坐骨神经的放射痛。约1/3患者有腰部骶棘肌痉挛，使腰部固定于强迫体位。

(4)直腿抬高试验及加强试验：患者仰卧、伸膝、被动抬高患肢。正常人下肢抬高到60°～70°始感腘窝不适。本症患者神经根受压或粘连，下肢抬高在60°以内即可出现坐骨神经痛，成为直腿抬高试验阳性。其阳性率约90%。在直腿抬高试验阳性时，缓慢降低患肢高度，待放射痛消失，这时再被动背屈患肢踝关节以牵拉坐骨神经，如又出现放射痛为加强试验阳性。有时因突出髓核较大，抬高健侧下肢也可因牵拉硬脊膜而累及患侧诱发患侧坐骨神经发生放射痛。

(五)辅助检查

1.X线检查

单纯X线检查不能直接反应是否存在椎间盘突出。检查所见脊柱侧凸，椎体边缘增生及椎间隙变窄等均提示退行性变。如发现腰骶椎结构异常(移行椎、椎弓根崩裂、脊椎滑脱等),说明相邻椎间盘将会由于应力增加而加快变性,增加突出的机会。

2.CT和MRI检查

CT可显示骨性椎管形态,黄韧带是否增厚及椎间盘突出的大小、方向等,对本病有较大诊断价值,目前已普遍采用。MRI可全面地观察各腰椎间盘是否病变,也可在矢状面上了解髓核突出的程度和位置,并鉴别是否存在椎管内其他占位性病变。

3.其他检查

电生理检查(肌电图、神经传导速度及诱发电位)可协助确定神经损害的范围及程度,观察治疗效果。

(六)治疗原则

1.非手术治疗

腰椎间盘突出症中多数患者可经非手术疗法缓解或治愈。其目的是使椎间盘突出部分和受到刺激的神经根的炎性水肿加速消退,从而减轻或解除对神经根的刺激或压迫。非手术治疗主要适用于:①年轻、初次发作或病程较短者。②休息后症状可自行缓解者。③X线检查无椎管狭窄。方法包括:绝对卧床休息,持续牵引,理疗、推拿、按摩,封闭,髓核化学溶解法等。

2.经皮髓核切吸术

经皮髓核切吸术是通过椎间盘镜或特殊器械在X线监视下直接进入椎间隙,将部分髓核搅碎吸出,从而减轻了椎间盘内压力达到缓解症状的目的。主要适用于膨出或轻度突出型的患者,且不合并侧隐窝狭窄者。

3.手术治疗

已确诊的腰椎间盘突出症患者,经严格非手术治疗无效,马尾神经受压者或伴有椎管狭窄者可考虑行髓核摘除术。手术治疗有可能发生椎间盘感染、血管或神经根损伤,以及术后粘连症状复发等并发症,故应严格掌握手术指征及提高手术技巧。近年来采用微创外科技术使手术损伤减小,取得良好效果。

(七)预防

由于腰椎间盘突出症是在退行性变基础上受到积累伤力所致,而积累伤又是加速退变的重要因素,故减少积累伤就显得非常重要。长期坐位工作者需注意桌、椅高度,定时改变姿势。职业工作中常弯腰劳动者,应定时伸腰、挺胸活动,并使用宽腰带。治疗后患者在一定期间内佩戴腰围,但应同时加强腰背肌训练,增加脊柱的内在稳定性。长期使用腰围而不锻炼腰背肌,反可因失用性肌萎缩带来不良后果。如需弯腰取物,最好采用屈髋、屈膝下蹲方式,减少对椎间盘后方的压力。

二、护理评估

(一)一般评估

1.健康史

(1)一般情况:了解患者的性别、年龄、职业、营养状况、生活自理能力等。

(2)既往史:是否有先天性的椎间盘疾病、既往有无腰部外伤、慢性损伤史,是否做过腰部手术。

(3)外伤史:评估患者有无急性腰扭伤或损伤史。询问受伤时患者的体位、外来撞击的着力点,受伤后的症状和腰痛的特点和程度、致腰痛加剧或减轻的相关因素、有无采取制动和治疗措施。

(4)家族史:家中有无类似病史。

2.生命体征

按护理常规监测生命体征。

3.患者主诉

有无腰背痛、下肢痛、麻木、大小便障碍等症状。

4.相关记录

疼痛部位及程度,疼痛与腹压、活动、体位有无明显关系,有无跛行、脊柱畸形及活动受限,有无压痛、反射痛,双下肢肢体感觉运动情况等。

(二)身体评估

1.术前评估

(1)视诊:观察步态有无跛行、摇摆步态等;椎旁皮肤有无破损,肢体有无肿胀或肌肉萎缩;脊柱有无畸形。

(2)触诊:棘突、椎旁有无压痛,下肢、肛周感觉有无减退,肛门括约肌功能等。

(3)动诊:腰椎活动范围,腰部有无叩击痛,双下肢的运动功能、肌力、肌张力的变化,对比双侧有无差异等。

(4)量诊:肢体长度测量、肢体周径测量及腰椎活动度测量。

(5)特殊检查试验:直腿抬高试验、股神经牵拉试验、肛门反射等。

2.术后评估

(1)视诊:患者手术切口、步态、肢体有无肿胀或肌肉萎缩等。

(2)触诊:切口周围皮温有无增高,下肢有无肌肉萎缩,下肢、肛周感觉情况。

(3)动诊:双下肢的运动功能、肌力的变化,双侧有无差异,腰椎活动范围。

(4)量诊:肢体长度测量、肢体周径测量。

(5)特殊检查试验:直腿抬高试验、股神经牵拉试验、肛门反射等。

(三)心理-社会评估

观察患者的情绪变化,了解其对疾病的认知程度及对手术的了解程度,有无紧张、恐惧心理;评估患者的家庭及支持系统对患者的支持帮助能力等。

(四)辅助检查阳性结果评估

X线检查显示腰椎生理曲度消失,侧突畸形、椎间隙变窄及椎体边缘骨质增生等。CT、MRI显示椎间盘突出的部位、程度及有无神经根受压。

(五)治疗效果的评估

1.非手术治疗评估要点

(1)病史评估:了解与患者相关的情况,例如职业、有无外伤、发病时间、治疗经过等。

(2)影像资料评估:查看CT、MRI,了解椎管形态、观察腰椎间盘髓核突出的程度和位置等,分析是否需要手术治疗。

2.手术治疗评估要点

(1)心理评估:向患者介绍与疾病相关的知识,说明手术的重要性,解释手术的方式、术前术后的配合事项及目的,耐心解答问题,消除不良心理,使其增加战胜疾病的信心,积极配合治疗。

(2)既往史:了解患者全身的情况,是否有心脏病、高血压、糖尿病等,如有异常,积极治疗,减少术后并发症的发生。

(3)疼痛评估:评估患者疼痛诱发因素、部位、性质、程度和持续时间,并进行疼痛评分。

(4)神经功能评估:严密观察双下肢感觉运动及会阴部神经功能情况,并进行术前术后对比,可了解神经受压症状有无改善或加重。

三、常见护理问题

(一)疼痛

与髓核受压水肿、神经根受压及肌痉挛有关。

(二)躯体移动障碍

与椎间盘突出或手术有关。

(三)便秘

与马尾神经受压或长期卧床有关。

(四)知识缺乏

与对疾病的认识有关。

(五)潜在并发症

脑脊液漏、椎间隙感染。

四、主要护理措施

(一)减轻疼痛

1.休息

长时间站立或坐位使腰椎负荷增加,神经根受压症状加重,故减轻腰椎负荷的方法是卧床休息,卧硬板床,采取舒适、腰背肌放松体位。翻身时保持脊柱成一条直线。

2.心理护理

指导患者放松心情,可让患者听音乐、看电视或与人聊天,分散其注意力。

3.药物镇痛

根据医嘱使用镇痛药或非甾体抗炎药。

(二)患者活动能力改善、舒适度增加

(1)体位护理:术后平卧 2 小时后即可协助患者轴线翻身,四肢成舒适体位摆放。

(2)按摩受压部位,避免压疮发生,更换床单时避免拖、拉、推等动作。指导患者进行功能锻炼。

(3)协助患者做好生活护理。

(三)预防便秘

1.排便训练

多数患者不习惯床上排便而导致便秘,应指导患者床上使用便盆,床上排便。

2.饮食指导

指导患者多饮水,给予富含膳食纤维的易消化饮食,多食新鲜蔬菜、水果。

3.药物通便

根据医嘱使用开塞露、麻仁软胶囊等通便药物。

4.适宜环境及心理疏导

可在患者排便时挡上屏风,尽可能减少病房人员,并给患者予心理支持,给其提供适宜的环境

和充足的时间。

(四)功能锻炼

向患者说明术后功能锻炼对预防深静脉血栓、防止神经根粘连及恢复腰背肌功能的重要性。功能锻炼的原则:幅度由小到大、次数由少到多,以身体无明显不适为宜。

1.术后第 1 日

(1)踝泵运动:全范围地伸屈踝关节或 360°旋转踝关节,在能承受的范围内尽可能多做,每日 200～300 次,以促进血液循环,防止深静脉血栓的形成。

(2)股四头肌舒缩运动:主动收缩和放松大腿肌肉,每次持续 5～10 秒,如此反复进行,每日 100～200 次,锻炼下肢肌力。

2.术后第 2 日

(1)直腿抬高运动:患者平卧于床上,伸直膝关节并收缩股四头肌后抬高患肢,抬到最高点时停留10～15 秒,再缓慢放下,双下肢交替进行,每日 3～4 次,每次 20 分钟。

(2)屈膝屈髋运动:患者平卧于床上,下肢屈曲,双手抱住膝关节,使其尽可能向胸前靠近。

3.术后 1 周

腰背肌锻炼:采用 5 点支撑法,患者仰卧,屈肘伸肩,然后屈膝伸髋,以双脚双肘及头部为支点,使腰部离开床面,每日坚持数十次。

(五)并发症的护理

1.脑脊液漏

表现为恶心、呕吐和头痛等,伤口引流量大、色淡。给予去枕平卧、头低脚高位,伤口局部用沙袋压迫,同时放松引流负压,将引流瓶放置于床沿水平,遵医嘱补充大量液体。必要时探查伤口,行裂口缝合或修补硬膜。

2.椎间隙感染

椎间隙感染是椎节深部的感染,表现为腰背部疼痛和肌肉痉挛,并伴有体温升高。一般采用抗生素治疗。

(六)用药护理

遵医嘱按时、按量口服止痛药、神经营养药物。

(七)健康教育

1.起卧方法

术后坐位或下床时需戴腰围,起床时先平卧戴好腰围,然后侧卧,用双上肢慢慢撑起身体坐立。禁止平卧位突然起床的动作。由坐位改为卧位时先双手支撑慢慢侧卧,然后平卧,松开腰围。

2.维持正常体重

因肥胖会加重腰椎的负荷,超重或肥胖者必要时应控制饮食和减轻体重。

3.休息

术后注意劳逸结合,避免长时间坐位或站立,三个月内避免弯腰负重、提重物等活动,戴腰围6～8 周。

五、护理效果评估

(1)患者舒适度增加,疼痛症状减轻或消失。

(2)患者躯体活动能力改善。

(3)患者下肢肌力增强。

(4)患者无并发症发生,或发生后得到及时处理。

第七章　耳鼻喉科护理

第一节　外耳疾病

一、外耳道炎

外耳道炎是外耳道皮肤或皮下组织广泛的急性、慢性炎症。由于在潮湿的热带地区发病率高，因而又被称为热耳病。根据病程可将外耳道炎分为急性弥漫性外耳道炎和慢性外耳道炎，较为常见的是急性弥漫性外耳道炎。

（一）病因

1.温度与湿度

温度升高，空气湿度大，影响腺体分泌，降低局部防御能力。

2.外耳道局部环境改变

外耳道局部环境的改变，如游泳、洗头或沐浴时水进入外耳道，浸泡皮肤，角质层被破坏，微生物侵入。同时改变了外耳道酸性环境使外耳道抵抗力下降。

3.外耳道皮肤损伤

挖耳时损伤外耳道皮肤，引起感染。

4.中耳炎

中耳炎分泌物的持续刺激使皮肤损伤感染。

5.全身性疾病

全身性疾病使身体抵抗力下降，引起外耳道感染，如糖尿病、慢性肾炎、内分泌紊乱、贫血等。

（二）治疗原则

清洁外耳道，使局部干燥和引流通畅，并使外耳道处于酸性环境；合理使用敏感抗生素；外耳道红肿严重时，可用消炎消肿纱条置于外耳道；耳痛剧烈时可适当给予止痛剂。

（三）护理评估

1.健康史

(1)评估患者耳部不适及疼痛、分泌物流出发生和持续的时间。

(2)有无明显诱因如挖耳损伤皮肤，游泳、洗头时污水进入外耳道等。

(3)有无全身性疾病史，如糖尿病、慢性肾炎、内分泌紊乱、贫血等。

2.身体状况

(1)急性外耳道炎：①发病初期耳内有灼热感，随后疼痛剧烈，甚至坐卧不宁，咀嚼、说话、牵拉耳郭、按压耳屏时加重，伴有外耳道分泌物。②外耳道皮肤弥漫性肿胀、充血。③可伴发热，耳周淋巴结肿大。

(2)慢性外耳道炎：①自觉耳痒不适，可有少量分泌物流出。游泳、洗头或耳道损伤可使之转为急性。②检查可见外耳道皮肤增厚，有痂皮附着，去除后皮肤呈渗血状。耳道内可有少量稠厚或豆腐渣样分泌物。

3.辅助检查

(1)耳窥镜检查，了解外耳道皮肤肿胀及鼓膜情况。

(2)分泌物细菌培养和药物敏感试验。

4.心理-社会状况

评估患者的文化层次、职业、卫生习惯、居住环境等。

(四)护理措施

1.心理护理

向患者简单说明发病的原因和治疗的情况，并告知患者不要担心，密切配合医师治疗，使病情得到控制。

2.用药护理

根据医嘱使用敏感抗生素，全身或局部使用，控制炎症。外耳道红肿可根据医嘱局部敷用鱼石脂甘油，消炎消肿。耳痛剧烈影响睡眠时，按医嘱给予止痛药和镇静剂。进食流质或半流质食物，减少咀嚼引起的疼痛。

3.耳道清洁

仔细清除耳道内分泌物，可用无菌棉签蘸生理盐水擦拭，并教会患者或家属正确擦拭的方法，以保持局部清洁干燥，减少刺激，又不会损伤外耳道。

4.健康指导

(1)教会患者或家属正确滴耳药的方法。

(2)用药后如有耳部症状加重，应及时就医，确定是否局部药物过敏。

(3)无论慢性或急性外耳道炎，均应坚持治疗至完全治愈，防止复发或迁延不愈。

(4)加强个人卫生，经常修剪指甲，避免挖耳损伤皮肤。

(5)炎症期间不要从事水上运动。

(6)保持外耳道清洁干燥。游泳、洗头、沐浴时不要让水进入外耳道，如有水进入外耳道内，可用无菌棉签或柔软纸巾放在外耳道口将水吸出，或患耳向下，蹦跳几下，让水流出后擦干。

(7)如有中耳疾病，应积极治疗。

(8)积极治疗全身性疾病。

二、外耳湿疹

外耳湿疹是发生在外耳道、耳郭、耳周皮肤的变态反应性皮炎。

(一)病因

病因不清，可能与变态反应因素、神经功能障碍、内分泌功能失调、代谢障碍、消化不良等因素有关。引起变态反应的因素可为食物(如牛奶、海鲜等)、吸入物(如花粉、动物的皮毛、油漆等)、接触物(如药物、化妆品、化纤织物、助听器的塑料外壳、眼镜架、肥皂、化学物质等)等，也可从头面部和颈部皮炎蔓延而来，潮湿和高温常是诱因。外耳道湿疹还可由化脓性中耳炎的脓性分泌物持续刺激引起。

(二)治疗原则

去除变应原,口服抗过敏药,局部对症治疗。有继发感染加用抗生素。

(三)护理评估

1.健康史

(1)评估患者外耳不适和出现红斑、丘疹、水疱等症状的时间及发作的频次。

(2)了解患者有无上述诱因或过敏体质等。

2.身体状况

急性期主要表现为外耳奇痒、灼热感、有渗液,外耳皮肤红肿、红斑、粟粒状丘疹、小水疱等;慢性期患处皮肤增厚、粗糙、皲裂、有脱屑和色素沉着。易反复发作。

3.心理-社会状况

评估患者的年龄、性别、文化层次、职业、生活习惯、饮食习惯、生活和工作环境等。

(四)护理措施

1.用药护理

根据医嘱指导患者服用抗过敏药和抗生素,减轻不适反应。

2.局部用药

根据医嘱指导患者局部用药的方法,如下。

(1)急性期渗液较多时,用炉甘石剂清洗渗液和痂皮后,用3%硼酸溶液湿敷1～2日。干燥后可用10%氧化锌软膏涂擦。

(2)亚急性湿疹渗液不多时局部涂擦2%甲紫溶液。

(3)慢性湿疹局部干燥时,局部涂擦10%氧化锌软膏、抗生素激素软膏或糠酸莫米松软膏等。干痂较多时先用过氧化氢溶液清洗局部后再用上述膏剂。皮肤增厚者可用3%水杨酸软膏。

3.饮食护理

进清淡饮食,禁忌食用辛辣、刺激或有较强变应原食物,如牛奶、海鲜类等。

4.心理护理

向患者讲解发病原因和治疗方法、效果及预防再次发作的措施,使患者情绪稳定,密切配合医师治疗。

5.耳道清洁

对慢性化脓性中耳炎患者尤应注意清除外耳道脓液,减少刺激。保持耳郭清洁干燥。

6.健康指导

(1)嘱患者不要搔抓挖耳,不用热水肥皂擦洗患处。

(2)根据医嘱坚持用药和复诊,积极治疗慢性化脓性中耳炎、头颈面部湿疹。

(3)加强个人卫生,经常修剪指甲,避免挖耳损伤皮肤。

(4)不进行水上运动,洗头洗澡时注意保护耳郭。

(5)避免食用鱼、虾、牛奶等易过敏食物,不吃辛辣、刺激性食物。

(6)避免接触变应原物质,如化妆品、耳环、油漆和化纤织物等。

(7)锻炼身体,均衡营养,充足睡眠,提高机体抵抗力。

三、外耳道异物

外耳道异物多见于小儿，以学龄前儿童居多。

(一)病因

(1)儿童将豆类、小珠粒等塞入外耳道。

(2)成人挖耳时将纸条、棉花球等不慎留在外耳道内。

(3)工作中因意外事故发生，将小石块、铁屑、木屑等飞入耳内。

(4)医师在对患者治疗时误留棉花或纱条在耳内。

(5)小飞虫等误入耳内。

(二)治疗原则

据异物大小、形状、性质和部位，采用不同的取出方法，并以不造成感染和损伤为原则。

(三)护理评估

1.健康史

(1)评估患者耳内不适和疼痛发生的时间，有无异物进入及何种异物，它的形状和性质等。

(2)询问患者有无挖耳习惯或耳外伤史。

2.身体状况

(1)小的非生物性异物可无症状，也可引起轻度耳内不适。

(2)遇水膨胀的异物在耳道内会很快引起胀痛或感染，疼痛剧烈，小儿会哭闹不停，并常以手抓挠患耳。

(3)昆虫等进入耳道，可引起疼痛、奇痒、噪声，甚至损伤鼓膜。

(4)异物刺激外耳道和鼓膜会引起反射性咳嗽或眩晕。

3.辅助检查

耳镜检查了解异物的大小、性质、形状和位置。

4.心理-社会状况

评估患者的年龄、性别、文化层次、职业、生活习惯、生活环境、卫生习惯、对疾病的认知等。

(四)护理措施

1.心理护理

向患者或患者家属简单说明取异物的过程，可能出现的不适及如何与医师密切配合，对儿童应采取鼓励亲切的语言，减轻其恐惧感。

2.异物取出

协助医师用合适的器械和正确的方法取出异物。如对活动的昆虫类异物，可先用油类滴入耳道内，将其杀死，再行取出或冲出。对较大或嵌顿的异物，需在全身麻醉下取出。取异物的过程尽量避免损伤外耳道，如损伤无法避免，根据医嘱局部使用抗生素。

3.健康指导

(1)提示家长不要把容易误塞入耳内的小玩具或小球类物品放在小孩容易拿到的地方。

(2)因工作场所容易飞入铁屑或木屑者，应有保护意识，戴防护帽。

(3)如有小飞虫飞入耳内，应及时到专科医院取出，不要自行挖耳，防止残体遗留耳内引起感染。

(4)成人挖耳时不要将棉签等放入外耳道过深。

四、耵聍栓塞

由于耵聍在外耳道内积聚较多，形成较硬的团块，阻塞外耳道，称为耵聍栓塞。

（一）病因

(1)尘土杂物进入外耳道构成耵聍的核心。

(2)习惯性挖耳，反复将耵聍块推向外耳道深部。

(3)外耳因各种刺激如炎症等致耵聍腺分泌过多。

(4)外耳道畸形、狭窄、肿瘤、异物等妨碍耵聍向外脱落。

(5)老年人肌肉松弛，下颌关节运动无力，外耳道口塌陷影响耵聍向外脱落。

(6)油性耵聍或耵聍变质。

（二）治疗原则

根据耵聍阻塞的部位、大小及性质采取不同的取出方法，并以保护外耳道和鼓膜为原则。常用方法：①耵聍钩取出法；②外耳道冲洗法；③吸引法。

（三）护理评估

1.健康史

(1)评估患者耳部不适、闷胀感持续的时间。

(2)了解患者有无挖耳、异物飞入耳内、外耳道畸形、狭窄、外伤史等。

2.身体状况

(1)耳内不适，局部瘙痒感。

(2)耵聍完全阻塞外耳道，引起耳闷胀不适，伴听力下降，可有与脉搏一致的搏动性耳鸣。

(3)耳道内进水后，耵聍膨胀引起耳道胀痛。

(4)耳镜检查可见外耳道内棕黑色团块，质地不一。

3.辅助检查

听力检查示传导性听力损失。

4.心理-社会状况

评估患者的年龄、文化层次、卫生习惯、饮食习惯、对疾病的认知状况等。

（四）护理措施

1.耵聍取出

向患者解释耳部不适的原因及处理方法，配合医师采用正确方法将耵聍取出，取出过程预防外耳道和鼓膜损伤。

2.滴耳指导

对需先用滴耳剂软化耵聍的患者，应教会患者或家属正确滴耳的方法，并告知患者，滴软化剂后，耳部胀痛感会加重，是正常反应，不必紧张。

3.外耳道冲洗

耵聍软化后按外耳道冲洗法将耵聍冲洗干净。患者取坐位，解释操作目的和注意事项，取得配合。检查耵聍的位置、大小，确定耳膜完整，中耳无炎症，可以冲洗。将弯盘置于患耳耳垂下方，紧贴皮肤，头稍向患侧倾斜，协助医师固定弯盘。左手向后上方牵拉耳郭(小儿向后下方)，右手将吸满温生理盐水、装有塑料管的橡皮球对准外耳道后上壁方向冲洗，使水沿外耳道后上壁进入耳道深部，借回流力量冲出耵聍。用纱布擦干耳郭，用铁棉签擦净耳道内残留的水，检查外耳道内是否清洁，如有耵聍残留，可再次冲洗至彻底冲净为止。

4.健康指导

(1)养成良好的卫生习惯，避免用手挖耳。

(2)耵聍聚积较多，不易脱落时，应及时到专科医院取出，防止外耳道堆积过多，形成胆脂瘤。

(3)耵聍取出之后的短时期内，如有声响过高时，可用无菌棉球塞在外耳道口，半天到一天后取出。

(4)对皮脂腺分泌旺盛的患者，建议其减少食物中油脂的摄入。

(5)外耳道炎症患者积极治疗。

第二节　鼻炎

一、急性鼻炎

急性鼻炎是由病毒感染引起的鼻黏膜急性炎症性疾病。

(一)病因

主要为病毒感染，继之合并细菌感染。最常见的是鼻病毒，其次是流感和副流感病毒、腺病毒等。病毒主要经飞沫传播，其次是通过被污染的物体或食物进入鼻腔或咽部而传播。病毒常于人体处在某种不利的因素下侵犯鼻黏膜。

1.全身因素

受凉、过劳、烟酒过度、维生素缺乏、内分泌失调或其他全身性慢性疾病等。

2.局部因素

鼻中隔偏曲、慢性鼻炎等鼻腔慢性疾病，邻近的感染灶如慢性化脓性鼻窦炎、慢性扁桃体炎及小儿腺样体肥大或腺样体炎等。

(二)治疗原则

以支持和对症治疗为主，同时注意预防并发症。全身应用抗生素和抗病毒药物，局部使用血管收缩剂滴鼻。

(三)护理评估

1.健康史

(1)了解患者有无与感冒患者密切接触史。

(2)了解患者最近有无受凉、过劳、烟酒过度等诱因。

(3)了解患者有无全身慢性病或鼻咽部慢性疾病。

2.身体状况

(1)发病初期鼻内有灼热感、打喷嚏，接着出现鼻塞、水样鼻涕、嗅觉减退及闭塞性鼻音。

(2)继发细菌感染后鼻涕变为黏液性、黏脓性，进而为脓性。

(3)大多有全身不适、倦怠、发热(37～40 ℃)和头痛等。小儿全身症状较成人重，多有高热(39 ℃以上)，甚至惊厥，常出现消化道症状，如呕吐、腹泻等。

(4)鼻腔检查可见鼻黏膜充血、肿胀、总鼻道或鼻底有较多分泌物。

3.辅助检查

实验室检查可见合并细菌感染者可出现白细胞计数升高。

4.心理-社会状况

评估患者及家属对疾病的认知程度、文化层次、卫生习惯、饮食习惯、有无不良嗜好、情绪反应等。

(四)护理措施

1.饮食护理

嘱患者多饮水,清淡饮食,疏通大便,注意休息。可用生姜、红糖、葱白煎水热服。

2.用药护理

指导患者正确使用解热镇痛药、抗生素和抗病毒药物。

3.滴鼻护理

指导患者正确滴鼻,改善不适,也可按摩迎香、鼻通穴,减轻鼻塞。告知患者注意血管收缩剂的连续使用不宜超过 7 日。

4.健康指导

(1)告知患者急性鼻炎易传播给他人,指导其咳嗽、打喷嚏时用纸巾遮住口鼻,急性炎症期间餐具与家人分开。室内经常通风换气,不与他人共用毛巾,不到人多的公共场合,与他人接触时尽量戴口罩等,防止传播给他人。

(2)嘱患者平时养成良好的生活习惯,注意保暖,不过度熬夜,应戒烟酒,不挑食,保证营养均衡,适当锻炼身体,讲卫生,积极治疗局部和全身其他疾病,提高机体抵抗力。

(3)指导患者锻炼对寒冷的适应能力,提倡冷水洗脸,冬季增加户外活动。

二、慢性鼻炎

慢性鼻炎是发生在鼻腔黏膜和黏膜下层的慢性炎症,可分为慢性单纯性鼻炎和慢性肥厚性鼻炎。

(一)病因

1.局部因素

(1)急性鼻炎反复发作或未获彻底治愈。

(2)鼻腔解剖变异及鼻窦慢性疾病。

(3)邻近感染病灶如慢性扁桃体炎、腺样体肥大或腺样体炎。

(4)鼻腔用药不当或过久等。

2.职业及环境因素

长期或反复吸入粉尘(如水泥、石灰、煤尘、面粉等)或有害化学气体,生活或生产环境中温度和湿度的急剧变化等。

3.全身因素

全身因素包括全身慢性疾病如贫血、糖尿病、风湿病、慢性便秘等,营养不良如维生素 A、维生素 C 缺乏,内分泌疾病等。

4.其他因素

烟酒嗜好、长期过度疲劳、先天或后天性免疫功能障碍。

(二)治疗原则

根除病因,合理应用鼻腔减充血剂,恢复鼻腔通气功能。慢性肥厚性鼻炎可行下鼻甲激光、射频消融术或部分切除术。

(三)护理评估

1.健康史

(1)评估患者有无鼻咽部的慢性炎症性疾病,有无鼻部长期不当用药等。

(2)了解患者有无贫血、风湿病、慢性便秘等慢性疾病。

(3)评估患者有无长期过劳等诱因。

2.身体状况

(1)慢性单纯性鼻炎表现为间歇性或交替性鼻塞,较多黏液性鼻涕,继发性感染时有脓涕。鼻黏膜充血、下鼻甲肿胀,表面光滑、柔软而富有弹性,探针轻压可现凹陷,但移开探针则凹陷很快复原,对血管收缩剂敏感。

(2)慢性肥厚性鼻炎呈单侧或双侧持续性鼻塞,通常无交替性。鼻涕呈黏液性或黏脓性,不易擤出。有闭塞性鼻音、耳鸣和耳堵塞感,并伴有头痛、头昏沉、咽干、咽痛。少数患者可能有嗅觉减退。下鼻甲黏膜肥厚、充血,严重者黏膜呈紫红色,黏膜表面不平,探针轻压凹陷不明显,触之有硬实感。对血管收缩剂不敏感。

3.心理-社会状况

评估患者的性别、年龄、文化层次、对疾病的认知程度;患者的心理状况、职业、工作环境及生活习惯等。

(四)护理措施

(1)指导患者正确用药,改善鼻塞、头痛等不适。

(2)嘱患者及时治疗原发病,如全身慢性疾病、鼻窦炎、邻近感染病灶和鼻中隔偏曲等。

(3)增加营养、补充维生素,禁烟、酒,锻炼身体,增强机体的抵抗力。

(4)注意休息,勿过度劳累,远离粉尘或有害化学气体。

第三节　鼻窦炎

鼻窦炎是鼻窦黏膜的炎症性疾病,多与鼻炎同时存在,发病率为 15%左右,是鼻科常见的疾病之一。

一、急性鼻窦炎

(一)病因

1.局部因素

鼻腔疾病(如急或慢性鼻炎、鼻中隔偏曲、鼻部异物或肿瘤等)、邻近器官的感染病灶(如扁桃体炎、上列第 2 双前磨牙和第 1、第 2 磨牙的根尖感染、拔牙损伤上颌窦等)、直接感染(鼻窦外伤骨折、异物进入窦腔、跳水不当或游泳后用力擤鼻导致污水进入窦腔)、鼻腔填塞物留置过久、气压骤变(航空性鼻窦炎)等。

2.全身因素

全身因素如过度疲劳、营养不良、维生素缺乏、变应性体质、贫血及糖尿病、内分泌疾病(甲状腺、脑垂体或性腺功能不足)等。

(二)治疗原则

消除病因,清除鼻腔、鼻窦分泌物,促进鼻腔和鼻窦的通气引流,控制感染,防止并发症或病变迁延成慢性鼻窦炎。

1.全身治疗

全身治疗包括对症处理、抗感染治疗、中医治疗等。

2.局部治疗

局部治疗包括鼻内用药、上颌窦穿刺冲洗、物理疗法等。

(三)护理评估

1.健康史

(1)评估患者有无上呼吸道感染史,有无鼻部疾病。

(2)了解患者以往健康状况,有无全身其他疾病。

(3)了解患者最近有无乘坐飞机、潜水或跳水等。

2.身体状况

(1)全身症状:畏寒、发热、食欲减退、周身不适等,儿童可出现咳嗽、呕吐、腹泻等。

(2)局部症状:①持续性鼻塞,常有闭塞性鼻音。②大量黏液脓性或脓性涕,牙源性上颌窦炎有恶臭脓涕。③涕中带血或自觉有腥臭味。④局部疼痛和头痛。不同鼻窦炎疼痛的程度、位置和规律不同。急性上颌窦炎疼痛部位在颌面部或上列牙,晨起时不明显,后逐渐加重,至午后最明显;急性额窦炎为前额部疼痛,晨起后明显,渐加重,中午最明显,午后渐减轻;筛窦炎为内眦或鼻根处疼痛,程度较轻,晨起明显,午后减轻;蝶窦炎表现为枕后痛或眼深部痛,晨起轻,午后重。

(3)体征:鼻镜检查可见鼻黏膜充血肿胀,中鼻道或嗅裂有脓性分泌物。局部压痛,额窦炎压痛点在眶内上壁,筛窦压痛点在内眦,上颌窦压痛点在犬齿窝。

3.辅助检查

(1)实验室检查。

(2)鼻内镜检查、鼻窦X线或CT检查了解炎症程度和范围。

4.心理-社会状况

评估患者的年龄、性别、文化层次、对疾病认知程度、职业、情绪状态、生活方式、饮食习惯等。

(四)护理措施

1.用药护理

向患者解释疼痛的原因和缓解方法,遵医嘱指导患者正确用药,尤其是抗生素的使用要及时、足量、足够时间,不可随意停药,并教会患者正确的点鼻和擤鼻的方法,同时告知患者不宜长期使用鼻内血管收缩剂类药物。

2.饮食护理

嘱患者注意休息，多饮水，多食柔软易消化、富含维生素的食物，避免辛辣刺激性食物。

3.健康指导

(1)嘱患者注意生活环境的卫生，保持适宜的温度和湿度，多开窗通风。

(2)治疗期间要定期随访至痊愈。

(3)对于抵抗力低下或者年老、体弱、婴幼儿，应当注意预防上呼吸道感染，增强体质。

(4)养成良好的生活和饮食习惯，不熬夜，不过度疲劳，饮食均衡，保证营养全面摄入。

(5)对于有鼻部或全身疾病的患者，应嘱其积极治疗原发病。

(6)对于飞行员、乘务员、潜水员，应指导其及时保持鼻窦内外压力平衡的方法。

二、慢性鼻窦炎

急性鼻窦炎反复发作或急性鼻窦炎、鼻炎治疗不当，病程超过 2 个月，即为慢性鼻窦炎，以筛窦和上颌窦最为多见。

(一)病因

主要发病因素有细菌感染、变态反应、鼻腔和鼻窦的解剖变异、全身抵抗力差、鼻外伤、异物、肿瘤等。

(二)治疗原则

控制感染和变态反应导致的鼻腔鼻窦黏膜炎症，改善鼻腔鼻窦的通气、引流。病变轻者及不伴有解剖畸形者，采用药物治疗(包括全身和局部药物治疗)即可取得较好疗效；否则应采取综合治疗手段，包括内科和外科治疗。

1.全身用药

抗生素、糖皮质激素、黏液稀释及改善黏膜纤毛活性药、抗组胺药物。

2.局部用药

鼻腔减充血剂、局部糖皮质激素、生理盐水冲洗。

3.局部治疗

上颌窦穿刺冲洗、额窦环钻引流、鼻窦置换治疗、鼻内镜下吸引。

4.手术治疗

手术治疗以解除鼻腔鼻窦解剖学异常造成的机械性阻塞、结构重建、通畅鼻窦的通气和引流、黏膜保留为主要原则。

(三)护理评估

1.健康史

(1)了解患者有无急性鼻窦炎反复发作史，了解其治疗过程。

(2)了解患者有无鼻部其他疾病或全身性疾病。

2.身体状况

(1)全身症状：可有头昏、易倦、精神抑郁、记忆力减退、注意力不集中等现象。

(2)局部症状：鼻塞；流脓涕，牙源性鼻窦炎时，脓涕多带腐臭味；嗅觉障碍；局部疼痛及头痛，多在低头、咳嗽、用力或情绪激动时症状加重。

(3)后组筛窦炎和蝶窦炎偶可引起视力减退、视野缺损或复视等。

(4)检查可见鼻黏膜充血、肿胀,中鼻道、嗅裂及鼻咽部有脓。

3.辅助检查

(1)鼻内镜检查和鼻窦 CT 扫描可帮助了解鼻腔解剖学结构异常、病变累积的位置和范围。

(2)细菌培养或免疫学检查可进一步确定鼻窦炎的主要致病因素和特征。

4.心理-社会状况

评估患者年龄、性别、文化层次、对疾病的认知程度、职业、性格特点、生活方式、情绪反应等。

(四)护理措施

1.鼻腔冲洗指导

向患者讲解鼻腔冲洗的目的及操作方法,协助并指导患者进行鼻腔冲洗,使患者熟练掌握正确的冲洗方法。

2.病情观察

注意观察患者体温变化,有无剧烈头痛、恶性、呕吐等,鼻腔内有无清水样分泌物流出,如发现应及时报告医师处理。

3.饮食护理

饮食要清淡易消化,禁烟酒,禁辛辣刺激性食物。

4.健康指导

(1)告知患者尽量克制打喷嚏,如果克制不住,打喷嚏时一定把嘴张大。

(2)告知患者不用手挖鼻,防止损伤鼻黏膜。

(3)防止感冒,避免与患感冒的人接触。冬春季外出时应戴口罩,减少花粉、冷空气对鼻黏膜的刺激。

(4)保持大便通畅,勿用力排便。

(5)定期门诊随访鼻腔黏膜情况,清理痂皮。

第四节　咽部炎症

一、急性咽炎

急性咽炎是咽黏膜、黏膜下组织及其淋巴组织的急性炎症。可为原发性也可继发于上呼吸道感染,春、秋与冬季交替之际多见。

(一)病因

病毒或细菌感染引起,以柯萨奇病毒、腺病毒、副流感病毒或链球菌、葡萄球菌及肺炎链球菌多见。理化刺激,如高温、粉尘、烟雾、刺激性气体等也可导致本病。

(二)治疗原则

感染较重,全身症状较明显者,选用抗病毒药和抗生素等治疗,并给予对症支持处理。全身症状较轻者,可采用漱口液含漱或口服含片等局部治疗。另外,可辅以中药治疗。

(三)护理评估

1.健康史

(1)了解患者发病前有无感冒、劳累或烟酒过度。

(2)了解有无与上呼吸道感染患者的接触史。

(3)询问咽痛的时间和程度,有无发热、头痛、食欲缺乏和四肢酸痛等全身症状。

2.身体状况

起病较急,起初患者有咽部干燥、灼热、粗糙感,继有咽痛,吞咽时加重,疼痛可放射至耳部。全身症状一般较轻,但因年龄、免疫力及病毒、细菌毒力不同而表现不一,严重者可有发热、头痛、食欲缺乏和四肢酸痛等症状。

3.辅助检查

(1)鼻咽镜检查:可观察口咽及鼻咽黏膜的急性炎症反应。

(2)血常规检查:可见白细胞总数和中性粒细胞增多。

(3)咽部细菌培养及血抗体测定:可明确病因。

4.心理-社会状况

患者可能对该病危害性认识不足,不及时就医或治疗不彻底,因此,要注意评估患者对疾病的认知程度。另外,应注意评估患者的职业和生活环境。

(四)护理措施

1.饮食护理

嘱患者注意休息,多饮水。饮食以清淡易消化的流质或半流质为宜,并注意补充维生素,保持大便通畅。

2.口腔护理

保持口腔清洁,遵医嘱给予含漱剂漱口、超声雾化吸入及含片含服,以利局部清洁消炎。

3.病情观察

观察患者体温的变化及局部疼痛、红肿情况,注意有无关节疼痛、水肿、蛋白尿等症状出现。体温升高者可给予物理降温。注意观察患者呼吸,必要时吸氧。对合并会厌炎呼吸困难者,应做好行气管切开术的准备,以防发生窒息。

4.用药护理

遵医嘱给予抗病毒药和抗生素等治疗,并观察药物疗效及可能出现的不良反应。

5.健康教育

(1)指导患者正确的含漱方法,用含漱液含漱时头后仰、张口发“啊”音,使含漱液能清洁咽后壁,但注意勿将药液吞下。

(2)注意锻炼身体,增强体质。

(3)防止与有害气体接触,季节交替时注意预防上呼吸道感染。

(4)发病期间,注意适当隔离,戴口罩,勤洗手,防止传播给他人。

(5)告诫患者抗生素疗程要足够,不宜过早停药,以免产生并发症。

二、慢性咽炎

慢性咽炎为咽部黏膜、黏膜下及淋巴组织的慢性炎症,常为上呼吸道慢性炎症的一部分。按病理可分为慢性单纯性咽炎和慢性肥厚性咽炎。

(一)病因

大多由急性咽炎反复发作转为慢性,其他与上呼吸道慢性炎症刺激和烟酒、粉尘、有害气体刺激及全身性慢性疾病所致的身体抵抗力下降有关。

(二)治疗原则

病因治疗为主,如戒烟酒,治疗鼻炎、气管支气管炎等其他慢性疾病,辅以局部治疗,如单纯性咽炎用漱口液含漱,肥厚性咽炎可用冷冻或激光治疗。

(三)护理评估

1.健康史

(1)询问患者发病前是否有反复的急性咽炎发作及各种慢性疾病史,如牙病、鼻病、全身慢性疾病等。

(2)了解有无烟酒嗜好。

2.身体状况

一般无明显全身症状,咽部可有异物感、痒感、灼热感、干燥感或微痛感等。常在晨起出现刺激性干咳,严重时伴恶心。用嗓过度、受凉或疲劳时加重。

3.辅助检查

以鼻咽镜检查为主。

4.心理-社会状况

若该病长期迁延不愈,容易造成患者心理上的压力,引起紧张、烦躁等情绪,应注意评估患者的心理状况。另外,注意评估患者的职业、工作环境和职业防护等。

(四)护理措施

1.心理护理

耐心向患者介绍疾病的发生、发展及转归过程,帮助患者树立信心,坚持治疗,减轻烦躁焦虑心理,促进康复。

2.口腔护理

坚持局部用药,保持口腔清洁,遵医嘱给予含漱剂漱口、超声雾化吸入及含片含服,以利局部清洁消炎。

3.用药护理

遵医嘱给予抗生素治疗,并注意观察药物的不良反应。

4.饮食护理

进食清淡、富含蛋白质、维生素的饮食,以补充营养。多饮水,适当休息。

5.健康教育

(1)积极治疗全身及邻近组织的慢性炎症,戒烟酒,少食辛辣、油煎等刺激性食物。

(2)改善生活环境,保持室内空气清新;注意职业防护,避免接触有害气体。

(3)坚持户外锻炼,以增强体质,提高抵抗力。

三、急性扁桃体炎

急性扁桃体炎为腭扁桃体的急性非特异性炎症,伴有程度不等的咽黏膜和淋巴组织炎症。临床将急性腭扁桃体炎分为两类,即急性卡他性扁桃体炎和急性化脓性扁桃体炎,后者包括急性滤泡性扁桃体炎和急性隐窝性扁桃体炎。

(一)病因

主要致病菌为乙型溶血性链球菌。受凉、潮湿、过度劳累、烟酒过度等可诱发本病。

(二)治疗原则

首选青霉素治疗,局部可用复方氯己定含漱液或 1∶5 000 呋喃西林液漱口。反复发作或伴有并发症者,应在急性炎症消退后行扁桃体切除术。

(三)护理评估

1.健康史

(1)询问患者发病前是否有上呼吸道感染史,有无受凉、劳累、过度烟酒、有害气体刺激等。

(2)询问咽痛的时间及程度,有无发热、头痛、食欲下降等全身症状。

2.身体状况

急性化脓性扁桃体炎起病急,全身可有畏寒、高热、头痛、食欲下降等不适,小儿可因高热而引起抽搐、呕吐及昏睡。局部咽痛剧烈,吞咽困难,通常放射至耳部。可有下颌角淋巴结肿大,转头不便。幼儿还可引起呼吸困难。急性卡他性扁桃体炎的全身及局部症状均较轻。

3.辅助检查

(1)咽部检查:可见腭扁桃体的急性炎症反应。

(2)触诊:下颌角淋巴结肿大。

(3)实验室检查:涂片多为链球菌,血液中白细胞明显增多。

4.心理-社会状况

注意评估患者年龄、职业、文化层次、对疾病的认知程度,以及工作、居住环境。

(四)护理措施

1.咽部护理

局部可选用适当含漱液,教会正确方法,以保持咽部清洁,按医嘱全身使用抗生素,注意观察疗效。

2.疼痛护理

评估局部红肿及疼痛程度。注意倾听患者主诉,给予心理护理,尽量分散患者注意力以缓解疼痛。局部可选用各种含片含服,以消炎止痛。疼痛较重者可根据医嘱使用镇痛药。

3.饮食护理

注意休息,鼓励进食高营养、易消化的软食或冷流质饮食,少量多餐,进食前后漱口,多饮水,注意评估患者的摄入状况,若较差,及时通知医师给予液体补充。

4.体温护理

观察患者体温变化,体温过高者给予物理降温,如用25%～30%的乙醇溶液擦浴、冰袋冷敷等,必要时遵医嘱给予退热剂或静脉补液。

5.病情观察

注意观察患者有无一侧咽痛加剧、言语含糊、张口受限、一侧软腭及腭舌弓红肿膨隆、腭垂偏向对侧等扁桃体周围脓肿表现,还应注意尿液的变化,发现异常及时与医师联系,给予相应处理。

6.健康教育

(1)该病容易传染,患者应适当隔离。对频繁发作或有并发症的患者,建议在急性炎症消退2～

3 周后行扁桃体摘除手术。

(2)加强身体锻炼，提高机体抵抗力，避免过度劳累，预防感冒，保持大便通畅，减少急性扁桃体炎的诱发因素。

(3)戒除烟酒，少食辛辣刺激性食物，保持口腔卫生。

四、慢性扁桃体炎

慢性扁桃体炎是腭扁桃体的慢性炎症，多由急性扁桃体炎反复发作或扁桃体隐窝引流不畅演变而来。

(一)病因

链球菌和葡萄球菌为本病的主要致病菌。急性扁桃体炎反复发作可导致本病的发生，也可继发于鼻腔鼻窦感染及猩红热、白喉、流感、麻疹等急性传染病。

(二)治疗原则

应用有效的抗生素，可结合免疫疗法或抗变应性措施，同时辅以局部涂药和体育锻炼。当出现以下情况时，可行扁桃体切除术。①慢性扁桃体炎反复发作或多次并发扁桃体周围脓肿。②扁桃体过度肥大，影响吞咽、呼吸及发声功能。③慢性扁桃体炎已成为引起邻近器官或其他脏器病变的病灶。

(三)护理评估

1.健康史

(1)询问患者发病前是否有急性扁桃体炎、呼吸道炎症反复发作病史。

(2)了解是否有风湿热、急性肾炎等全身性疾病的表现。

2.身体状况

患者常有咽痛，易感冒及急性扁桃体炎发作史，平时自觉症状少，可有咽内发干、发痒、异物感、刺激性咳嗽等轻微症状。若扁桃体隐窝内潴留干酪样腐败物或有大量厌氧菌感染，则出现口臭。小儿扁桃体过度肥大，可能出现呼吸不畅、睡时打鼾、吞咽或言语共鸣的障碍。有时可伴有全身反应，如消化不良、头痛、乏力、低热等。

3.辅助检查

(1)咽部检查：可见腭扁桃体慢性炎症表现。

(2)触诊：下颌角淋巴结肿大。

(3)实验室检查：检查尿液、抗链球菌溶血素“O”、血沉等，以观察有无并发症发生。

4.心理-社会状况

应注意评估患者及家属对疾病的认知程度，了解患者的年龄、饮食习惯、生活及工作环境，有无物理、化学因素的刺激。

(四)护理措施

1.用药护理

指导患者按医嘱正确用药，注意观察药物的疗效和不良反应。

2.病情观察

注意观察有无发热、关节酸痛、尿液变化等，警惕风湿热、急性肾炎等并发症的发生。

3.术前护理

(1)安慰患者做好心理护理，向患者解释手术的目的及注意事项，以减轻患者紧张心理，争取配合。主动关心患者，听取患者主诉，为患者创建舒适的休息环境，减轻患者焦虑。

(2)协助医师进行必要的术前检查。询问患者有无急性炎症、造血系统疾病、凝血机制障碍及严重的全身性疾病等，有无手术禁忌证，女性经期、妊娠期不宜手术。

(3)保持口腔清洁，术前 3 日开始用漱口液含漱，每日 4～6 次；如有病灶感染，术前应用抗生素治疗 3 日。

(4)术日晨禁食，遵医嘱术前用药。

4.术后护理

(1)防止出血：术后嘱患者注意休息，少说话，避免咳嗽。密切观察口中分泌物的色、质、量，全身麻醉未醒者，注意有无频繁吞咽动作，清醒后及局部麻醉者取半卧位，嘱轻吐出口腔分泌物，不要咽下。如有活动性出血，立即通知医师并协助止血；术后观察患者的生命体征、意识及面色的变化等，若出现神情淡漠、血压下降、出冷汗及面色苍白等休克早期症状时，应怀疑出血量大，须通知医师紧急处理。

(2)疼痛护理：安慰患者切口疼痛为术后正常现象，教会患者分散注意力减轻疼痛的有效方法，如听音乐、看电视等。也可行颈部冷敷，必要时遵医嘱给予止痛剂。

(3)饮食护理：局部麻醉患者术后 2 小时、全身麻醉患者术后 3 小时可进冷流质饮食，次日改为半流质饮食，两周内禁忌硬食及粗糙食物。患者因切口疼痛常进食较少，应加强宣教，鼓励进食，并注意评估患者的摄入情况，必要时遵医嘱给予液体补充。

(4)预防感染：观察患者的体温变化情况，以发现早期感染征象。术后次日起给予漱口液漱口，并告知患者注意口腔卫生。向患者解释次日创面会形成一层白膜，具有保护作用，勿触动，以免出血和感染。遵医嘱应用抗生素控制及预防感染。

5.健康教育

(1)术后两周内避免进食硬的、粗糙食物，应进营养丰富的清淡软食。

(2)进食前后漱口，保持口腔清洁。

(3)注意休息和适当的锻炼，劳逸结合，提高机体抵抗力。

(4)告知患者，有白膜从口中脱出属正常现象，不必惊慌。

(5)避免感冒咳嗽等；若出现体温升高、咽部疼痛、口中有血性分泌物吐出等症状及时就诊。

第五节　喉炎

一、急性喉炎

急性喉炎是喉黏膜的急性卡他性炎症，好发于冬春季，是一种常见的急性呼吸道感染性疾病。

(一)病因

主要为感染，常发生于感冒之后，先由病毒入侵，再继发细菌感染；用声过度也可引起急性喉炎；吸入有害气体、粉尘等；烟酒过度、受凉、疲劳也可诱发。

(二)治疗原则

全身应用抗生素和激素治疗;使声带休息;超声雾化吸入治疗;结合中医治疗。

(三)护理评估

1.健康史

了解患者最近有无感冒史,有无用声过度、吸入有害气体、机体抵抗力下降等诱因。

2.身体状况

声嘶是急性喉炎的主要症状,患者可出现咳嗽、咳痰但不严重,喉部不适或疼痛,不影响吞咽。喉镜下可见喉部黏膜呈弥漫性红肿。

3.辅助检查

间接喉镜检查。

4.心理-社会状况

评估患者的年龄、性别、职业、工作环境、文化层次、有无不良生活习惯,评估患者的心理状态及对疾病的认知程度。

(四)护理措施

1.心理护理

向患者解释引起声音嘶哑和疼痛的原因、治疗方法和预后,使患者理解并坚持治疗。

2.用药护理

根据医嘱指导患者及时用药或应用超声雾化吸入。

3.健康指导

(1)告知患者多饮水,避免刺激性食物,禁烟酒,保持大便通畅。

(2)保持室内温湿度适中。

(3)养成良好的生活习惯,均衡营养,劳逸结合,不熬夜,避免过度劳累。

(4)嘱尽量少说话或禁声,使声带休息。避免发声不当和过度用声等。

二、慢性喉炎

慢性喉炎是指喉部黏膜慢性非特异性炎症。

(一)病因

(1)继发于鼻、鼻窦、咽部感染、下呼吸道感染和脓性分泌物刺激。

(2)急性喉炎反复发作或迁延不愈。

(3)用声过度,发声不当。

(4)长期吸入有害气体,烟酒刺激。

(5)胃食管反流。

(6)全身性疾病,如糖尿病、心脏病、肝硬化等使血管收缩功能紊乱,喉部长期处于充血状态,可继发本病。

(二)治疗原则

祛除病因,积极治疗局部或全身疾病;避免过度用声,使用正确发声方法;避免在粉尘或有害气体环境中工作;局部用抗生素和糖皮质激素雾化吸入;中药治疗等。

(三)护理评估

1.健康史

(1)询问患者发病前是否有各种局部和全身慢性病史及长期接触有害气体等。

(2)了解喉部不适发生的时间。

2.身体状况

(1)声音嘶哑,喉部不适、干燥感或喉痛感。

(2)间接喉镜可见喉黏膜弥漫性充血,有黏稠分泌物附着。

3.辅助检查

喉镜检查。

4.心理-社会状况

了解患者的年龄、性别、性格特点,对疾病的认知程度,生活、工作环境和职业,有无烟酒嗜好等情况。

(四)护理措施

1.心理护理

耐心向患者介绍疾病的发生、发展及转归过程,坚持治疗,放松心情,促进康复。

2.用药护理

根据医嘱给予抗生素和糖皮质激素治疗,并注意观察患者的用药效果。

3.健康指导

(1)积极治疗全身及鼻、咽、喉部的慢性疾病,嘱患者合理用声,避免疲劳。

(2)改善生活和工作环境,避免接触有害气体。

(3)避免辛辣饮食,禁烟酒,进食营养丰富的饮食,增强体质,提高免疫力。

第六节　喉外伤

一、疾病概述

喉外伤分为喉外部外伤和喉内部外伤两类。喉外部外伤指喉部的皮肤、肌肉、黏膜、血管、神经等组织的损伤。损伤的种类包括钝挫伤、切割伤、刺伤及混合伤等。喉内部外伤包括喉内烫伤、烧灼伤及器械损伤,常见于麻醉插管、化学腐蚀剂及火灾时烟尘等误吞或吸入。引起咽喉部及呼吸道黏膜充血、水肿、糜烂、溃疡及坏死。严重喉外伤如急救不及时或治疗护理不当可发生喉阻塞、气管-食管瘘、瘢痕性上呼吸道狭窄,严重时可危及生命,治疗原则积极采取抢救措施,控制出血,解除呼吸困难、防止休克。可手术治疗恢复喉功能。应尽量避免出现喉狭窄。

二、临床护理

(一)术前护理

由于喉部血管丰富,多来自喉动脉、甲状腺动脉及甲状腺组织,出血较严重。易发生休克,应用力压住颈部大血管,减少出血并将伤口出血部位用血管钳夹住。快速建立静脉通道、遵医嘱给予输液、输血、用药等抗休克抗感染治疗。保持呼吸道通畅,喉是呼吸的通道,上通咽腔下连气管。喉外伤造成组织移位、出血、分泌物阻塞呼吸道等都会引起窒息。应迅速将伤口撑开恢复呼吸道通畅，及时清除口内分泌物、呕吐物，血液、唾液流入下呼吸道造成阻塞，必要时先行环甲膜切开或高位气管切开术。使患者保持头低位，同时高流量吸入氧气。常规做破伤风抗毒素内皮试验、普鲁卡因皮试、对局部皮肤进行清洗备皮，在抢救的同时将病情，手术有关事项、危险性、并发症向家属说明，取得患者家属的配合，详细记录抢救过程，以便在抢救的同时尽快施行手术。

(二)术后护理

(1)全身麻醉术后进病房监护室，因喉外伤行喉整复术，需保持颈部伤口无张力，所以体位需平卧后头垫枕，使头前倾 30°，禁止左右摆动，避免将吻合口撕裂。观察伤口有无出血、渗血、气管切开周围皮下气肿。

(2)保持呼吸道通畅：喉腔整复术的患者先行气管切开，整复后喉腔放置扩张子关闭伤口。呼吸改为颈部气管切开造瘘口，因此做好气管切开护理保持呼吸道通畅尤为重要。

(3)严密观察生命体征及血氧饱和度的动态变化，根据病情调节氧流量，及时吸除气管内分泌物，一般术后 2 周左右拔除扩张子。伤口愈合拔除气管套管。

(4)保持室内清洁、安静，定期进行空气消毒。及时换药，保持伤口干燥，密切观察有无感染，应用足量广谱抗生素，防止伤口感染引起喉狭窄，给患者痊愈后的生活及治疗带来困难。

(5)喉外伤患者术后均需插鼻饲胃管，减少喉部活动及伤口污染，保证伤口愈合。在鼻饲期间做好口腔护理，保持口腔清洁，预防口腔黏膜糜烂。食物种类多选用米汤、牛奶、果汁，2 日后改为面食、骨头汤等，用食品加工机加工成为糊状，由胃管注入。每日注入 4～5 次，在鼻饲期间要观察患者的胃部反应，随时调整食物种类。

三、康复护理

喉部手术伤口愈合后，嘱患者预防上呼吸道感染，避免咳嗽，禁止烟酒刺激，少说话，多做深呼吸运动锻炼喉功能，保持室内空气湿润、新鲜，适当锻炼身体，提高机体免疫力和抵抗力。如出现咳嗽给予庆大霉素 16 万单位加地塞米松 5 mg 雾化吸入，每日 1～2 次，5 日 1 个疗程。

参考文献

[1] 赵金垣.临床职业病学[M].3版.北京:北京大学医学出版社,2017.

[2] 李智民,刘璐,张健杰.尘肺病的护理与康复[M].北京:人民卫生出版社,2017.

[3] 陈明瑶,于兰.基础护理技术[M].西安:第四军医大学出版社,2014.

[4] 丁淑贞.妇产科临床护理[M].北京:中国协和医科大学出版社,2016.

[5] 付学娟.临床妇产科护理学[M].西安:陕西科学技术出版社,2015.

[6] 刚海菊,刘宽浩.外科护理:临床案例版[M].武汉:华中科技大学出版社,2015.

[7] 关梅菊.新编临床实用护理学指南[M].西安:西安交通大学出版社,2015.

[8] 何俐,赵远芳.妇科护理学[M].北京:人民卫生出版社,2016.

[9] 胡月琴,章正福.内科护理[M].南京:东南大学出版社,2015.

[10] 贾爱芹,郭淑明.常见疾病护理流程[M].北京:人民军医出版社,2015.

[11] 姜广荣,黄运清.护理应急预案与工作流程[M].武汉:华中科技大学出版社,2013.

[12] 黎梅,黄爱松.妇产科护理[M].北京:科学出版社,2016.

[13] 李俊华,程忠义,郝金霞.外科护理[M].武汉:华中科技大学出版社,2013.

[14] 刘江华.现代临床护理学[M].北京:科学技术文献出版社,2015.

[15] 柳韦华,刘晓英,王爱华.妇产科护理学[M].武汉:华中科技大学出版社,2017.

[16] 母传贤,刘晓敏.外科护理[M].郑州:河南科学技术出版社,2012.

[17] 饶和平.卫生法规及护理管理[M].杭州:浙江大学出版社,2015.

[18] 桑未心,杨娟.妇产科护理[M].武汉:华中科技大学出版社,2016.

[19] 施雁,张佩雯.内科护理[M].上海:复旦大学出版社,2015.

[20] 谭文绮,于蕾,姚月荣.妇产科护理技术[M].武汉:华中科技大学出版社,2015.

[21] 宛淑辉,汪爱琴,周更苏.基础护理技术[M].武汉:华中科技大学出版社,2013.

[22] 王惠琴.专科护理临床实践指南[M].杭州:浙江大学出版社,2013.

[23] 王霞.常用临床护理技术[M].郑州:郑州大学出版社,2015.

[24] 王晓丽.实用临床妇产科护理学[M].昆明:云南科技出版社,2016.

[25] 王雪鹰,徐玉兰.妇产科护理[M].西安:第四军医大学出版社,2016.

[26] 徐筱萍,赵慧华.基础护理[M].上海:复旦大学出版社,2015.

[27] 徐鑫芬,熊永芳.妇产科护理手册[M].北京:人民卫生出版社,2016.

[28] 杨惠花,眭文洁,单耀娟.临床护理技术操作流程与规范[M].北京:清华大学出版社,2016.

[29] 姚美英,姜红丽.常见病护理指要[M].北京:人民军医出版社,2015.

[30] 叶志霞,皮红英,周兰姝.外科护理[M].上海:复旦大学出版社,2016.

[31] 阴俊,杨昀泽,李金娣,等.外科护理[M].案例版.北京:科学出版社,2013.

[32] 于红.临床护理[M].武汉:华中科技大学出版社,2016.